LEÇONS THÉORIQUES ET CLINIQUES

SUR

LA SYPHILIS ET LES SYPHILIDES

OUVRAGES DU MÊME AUTEUR

QUI SE TROUVENT CHEZ LE MÊME ÉDITEUR.

Leçons sur la scrofule considérée en elle-même et dans ses rapports avec la syphilis, la dartre et l'arthritis. 1 vol. in-8, 2e édition, revue et considérablement augmentée. Paris, 1861.................. 7 fr. 50

Leçons théoriques et cliniques sur les affections cutanées parasitaires, professées à l'hôpital Saint-Louis par le docteur Bazin, rédigées et publiées par A. Pouquet, interne des hôpitaux, revues et approuvées par le professeur. 2e édition, revue et augmentée. 1 vol. in-8 orné de 5 pl. sur acier, 1862.. 5 fr.

Leçons théoriques et cliniques sur les affections cutanées de nature arthritique et dartreuse considérées en elles-mêmes et dans leurs rapports avec les éruptions scrofuleuses, parasitaires et syphilitiques, professées à l'hôpital Saint-Louis par le docteur Bazin, rédigées et publiées par L. Sergent, interne des hôpitaux, revues et approuvées par le professeur. Paris, 1860. 1 vol. in-8......................... 5 fr.

Leçons théoriques et cliniques sur les affections cutanées artificielles et sur la lèpre, les diathèses, le purpura, les difformités de la peau, etc., professées à l'hôpital Saint-Louis par le docteur Bazin, recueillies et publiées par le docteur Guérard, ancien interne de l'hôpital Saint-Louis, revues et approuvées par le professeur. Paris, 1862. 1 vol. in-8.. 6 fr.

Leçons théoriques et cliniques sur les affections génériques de la peau, professées par le docteur Bazin, médecin de l'hôpital Saint-Louis, chevalier de la Légion d'honneur, etc., rédigées et publiées par les docteurs E. Baudot et L. Guérard, anciens internes de l'hôpital Saint-Louis, revues et approuvées par le professeur. Paris, 1862 et 1865. 2 vol. in-8... 11 fr.

PARIS. — TYPOGRAPHIE HENNUYER ET FILS, RUE DU BOULEVARD, 7.

LEÇONS THÉORIQUES ET CLINIQUES

SUR

LA SYPHILIS ET LES SYPHILIDES

PROFESSÉES

Par le Docteur E. BAZIN

Médecin de l'hôpital Saint-Louis, Chevalier de la Légion d'honneur, etc.

RECUEILLIES, RÉDIGÉES ET PUBLIÉES

PAR

Le Docteur L.-Alfred DUBUC

Ancien interne lauréat des hôpitaux de Paris,
Lauréat de la Faculté de médecine, Membre de la Société anatomique;

REVUES ET APPROUVÉES PAR LE PROFESSEUR

DEUXIÈME ÉDITION
considérablement augmentée.

Ouvrage orné de quatre planches gravées sur acier
et coloriées.

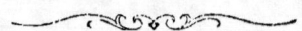

PARIS
ADRIEN DELAHAYE, LIBRAIRE-ÉDITEUR,
PLACE DE L'ÉCOLE-DE-MÉDECINE.

1866
Tous droits réservés.

PRÉFACE DE LA PREMIÈRE ÉDITION.

Les livres et brochures de toutes sortes sur la syphilis ne manquent assurément pas; il suffit pour s'en convaincre de compulser un instant les archives de la science, ou même seulement de jeter les yeux sur les divers catalogues des librairies médicales. Je pense toutefois que ces leçons sur la syphilis en général et sur les syphilides en particulier trouveront leur place.

Je vais plus loin : j'ai la prétention de croire qu'elles sont destinées à remplir une lacune importante; mais il est nécessaire de donner au lecteur quelques explications propres à justifier, ou du moins à excuser une pareille présomption.

N'est-il pas de toute évidence qu'un des points les plus obscurs, dans l'histoire de la syphilis, est l'exposé des signes qui distinguent les éruptions vénériennes des éruptions dartreuses, scrofuleuses ou parasitaires avec lesquelles elles ont tant de caractères communs que le praticien est souvent fort embarrassé pour se prononcer sur leur nature et établir son diagnostic? Circonscrire le champ des syphilides, en tracer les limites exactes, exposer leurs signes distinctifs, tel est le problème difficile dont la solution a fait le sujet principal de mes leçons.

J'ai essayé de répandre la lumière sur ce point important de séméiotique : au lecteur de dire si j'ai atteint mon but.

Les difficultés, si grandes et parfois inextricables, que fait naître le diagnostic des éruptions vénériennes, s'expliquent par la multiplicité des formes que présentent ces éruptions. On trouve, en effet, dans les syphilides, toutes les formes des éruptions cutanées ; on y retrouve toutes les variétés que peuvent produire le siége élémentaire, le mode pathogénique et le cachet diathésique.

Dans certaines syphilides, on ne saurait élever le moindre doute sur le siége anatomique de l'éruption; exemple, l'*acné syphilitique*, dans laquelle il est de toute évidence que l'inflammation occupe la glande sébacée ou le crypte pilifère.

Quant aux diversités du mode pathogénique, elles ne sont que trop manifestes dans les éruptions cutanées d'origine vénérienne. La pustule, mode essentiellement inflammatoire, s'y rencontre à côté du tubercule, simple vice de nutrition; l'inflammation résolutive à côté de l'inflammation ulcéreuse. Ici l'on constate une hypertrophie cutanée avec des éléments fibro-plastiques, ailleurs de véritables gommes de la peau.

Enfin, sous le rapport du cachet diathésique, ai-je besoin de rappeler la couleur propre, le siége topographique, la forme, la disposition des éléments éruptifs, l'absence de prurit?

Ainsi, l'on peut dire de la syphilis, sans crainte de se tromper, qu'elle présente la variété dans l'unité.

On peut donc prendre pour modèle la dermopathie syphilitique, et lui comparer toutes les autres dermopathies constitutionnelles.

Mais, d'abord, quelles sont les preuves de l'identité de nature entre la dermopathie syphilitique et les autres accidents de la vérole?

Eh bien! ces preuves, nous les trouvons:

1° Dans la loi de coïncidence des affections entre elles;

2° Dans les caractères objectifs qui distinguent la dermopathie syphilitique des autres dermopathies constitutionnelles;

3° Dans l'action du mercure, car, tout en refusant à ce médicament le titre de spécifique, on ne peut s'empêcher d'admettre que sa puissance ne s'étende, jusqu'à un certain point, par delà les surfaces tégumentaires.

Partant, toute affection de la peau qui n'offre pas ce triple caractère d'apparaître à la deuxième période de la maladie, d'offrir un ensemble de caractères spécifiques, de céder au mercure, n'est point une affection syphilitique.

C'est donc à tort, selon nous, que M. Hardy, dont personne d'ailleurs n'apprécie plus que moi le remarquable savoir, a fait de la végétation une syphilide, puisqu'elle appartient à diverses périodes de la maladie, et qu'elle ne subit aucune modification de la part des préparations mercurielles. C'est à tort qu'il reconnaît une syphilide pigmentaire, puisque cette prétendue syphilide survient indistinctement dans toutes les périodes de la maladie, ne présente aucun des signes objectifs des autres syphilides, et ne disparaît en aucune façon sous l'influence du mercure.

Je ferai remarquer que les mêmes considérations sont applicables à la scrofule, à l'arthritis, à la dartre, à toutes les maladies constitutionnelles.

On le voit donc, il ne faut pas dire, comme on l'enseigne dans l'école, que la syphilis se traduit sur la peau par des affections qui lui sont propres, parce que les accidents syphilitiques, cutanés ou autres, résultent de la pénétration, dans le corps, d'un virus qui infecte tous les tissus de l'économie; car on substitue, de cette façon, une explication tout hypothétique à la simple constatation d'un fait. Ce qui est plus grave encore, c'est qu'on s'appuie sur cette hypothèse pour nier les rapports des affections entre elles dans les autres maladies constitutionnelles.

Poser la question de cette manière : Existe-t-il un virus scrofuleux, un virus arthritique ou herpétique, comme il existe un virus syphilitique? c'est faire un anachronisme, c'est reculer la science de cinquante années. Le problème, aujourd'hui, doit être formulé en ces termes : Chercher la relation des affections d'un système anatomique avec celles des autres systèmes, faire connaître un ensemble de caractères objectifs qui suffise à différencier le groupe de ces affections, indiquer le médicament sous l'influence duquel disparaîtront également les affections coïncidantes ou successives, quels que soient leur siége et leur mode pathogénique. La solution de ces questions suffit à la détermination de l'unité pathologique constitutionnelle.

Je l'ai dit ailleurs, on n'arrive pas du premier coup à la connaissance des maladies constitutionnelles. L'histoire de la science est là pour nous démontrer que nous acquérons successivement la connaissance des symptômes, puis celle des affections et celle, enfin, des rapports des affections entre elles. Ce travail de synthèse ne se fait pas en un jour.

Aussi ne devons-nous pas nous étonner que l'histoire de la scrofule, de la dartre, de l'arthritis, soit encore si loin d'être complète.

A propos de la syphilis, qui emprunte toutes les formes des éruptions cutanées, il m'a semblé que c'était le cas de revenir sur un sujet à peine ébauché en 1855, la Séméiotique de la peau.

Dans un temps où la confusion règne comme aujourd'hui dans les esprits, on ne saurait trop s'arrêter sur des questions de méthodologie médicale : il est nécessaire avant tout de bien fixer les limites des diverses parties de la pathologie. Il était impossible de faire l'histoire des syphilides sans la faire précéder de celle de la syphilis en général et d'une courte esquisse de séméiotique cutanée.

Je me suis attaché à donner un tableau de la maladie vénérienne aussi simple et aussi fidèle que possible. J'ai fait en sorte de dégager son histoire de toutes les hypothèses qui l'obscurcissent, dans le plus grand nombre des écrits des syphiliologues.

Sans doute, on ne trouvera pas, dans ces leçons, autant d'aperçus nouveaux que dans nos précédentes leçons sur les affections parasitaires et les scrofulides : le sujet, plus étudié, mieux connu des auteurs, ne se prêtait pas à un pareil travail.

Qu'il me soit permis d'adresser des remercîments à M. Louis Fournier, mon interne, qui s'est chargé de la rédaction de mes leçons et s'est acquitté de sa tâche avec une grande distinction.

E. Bazin.

Janvier 1859.

PRÉFACE DE LA DEUXIÈME ÉDITION.

Je soumets à l'appréciation du public médical cette seconde édition des syphilides.

Ce sont les leçons de 1863, recueillies et rédigées avec le plus grand soin par l'interne du service, M. le docteur Dubuc, qui, loin d'en donner un simple résumé, comme l'avait fait M. le docteur Fournier en 1858, les a au contraire étendues, augmentées de notes extraites des meilleurs ouvrages de syphiliographie, enrichies des documents les plus précieux qu'on possède aujourd'hui sur l'histoire de la vérole, de manière à en faire une véritable monographie de la syphilis et des syphilides.

Le lecteur trouvera, dans ce livre, des variétés de syphilides qui n'ont pas été décrites, comme la syphilide tuberculo-gangréneuse et l'acné ulcéreuse. Il y trouvera une *classification* des syphilides fondée sur l'évolution naturelle de la maladie.

Je lui dois, cependant, quelques mots d'explication sur le sens de cette expression, CLASSIFICATION DES SYPHILIDES.

Dans quel ordre, en nosographie, doit-on exposer les symptômes d'une maladie? Evidemment, il faut s'astreindre à suivre l'ordre de l'évolution; on n'en peut pas suivre un autre. C'est, pour la syphilis, le tableau de la syphilis cutanée qu'il s'agit de tracer; et, décrire les syphilides tardives avant les syphilides primitives, c'est intervertir l'ordre d'évolution et manquer aux règles de la plus simple logique. Il n'y a pas, à proprement parler, de classement ou de classification des syphilides. Il ne peut y avoir qu'un exposé de ces affections dans l'ordre où elles se déroulent, depuis le chancre jusqu'aux manifestations les plus tardives de la syphilis tégumentaire.

Or, l'observation nous a fait connaître plusieurs modes d'évolution de la syphilis cutanée qui sont :

PREMIER MODE.

Début : CHANCRE INDURÉ.

3 groupes successifs.
- Syphilides exanthématiques ou généralisées,
- Syphilides circonscrites résolutives,
- Syphilides circonscrites ulcéreuses.

DEUXIÈME MODE.

Début : PSEUDO-CHANCRE OU PLAQUE INITIALE.

Formes diverses quant au siége et à l'étendue.
- Plaques consécutives sur les parties sexuelles, — sur l'isthme du gosier, — à la paume des mains et à la plante des pieds, — généralisées.

TROISIÈME MODE.

Début : CHANCRE INDURÉ OU PLAQUE INITIALE.

Mélange de plaques et de syphilides.
Syphilides polymorphes.

QUATRIÈME MODE.

Début : CHANCRE PHAGÉDÉNIQUE. — CHANCRE MOU.

Pas d'accident initial constaté. — *Mystère du début.*

Syphilides malignes précoces,

Variétés de formes. { Tuberculo-gangréneuse, Tuberculo-ulcéreuse, Pustulo-ulcéreuse.

On voit que ce n'est pas là une classification : c'est une simple énumération des symptômes de la syphilis dans l'ordre où ils se présentent, soit dans les formes communes, soit dans les formes exceptionnelles.

Toute classification doit être considérée comme un guide pour le diagnostic et l'on nous a objecté que nos divisions ne menaient pas directement au diagnostic. Cela est très-juste; mais ne confondons pas ce qui est du ressort de la nosographie avec ce qui appartient au diagnostic. A l'article *Diagnostic* nous exposons les caractères généraux des syphilides et les caractères particuliers des groupes que nous avons établis, ce qui permet de reconnaître la nature de l'affection et la place qu'elle occupe dans le cadre de l'évolution syphilitique. Quant à la variété de l'affection, c'est par l'application au diagnostic de la méthode willanique, qui nous apprend à reconnaître et la lésion élémentaire et le genre, que nous arrivons à la déterminer.

Une autre objection, qui nous a été adressée, n'a pas plus de valeur : Vous vous exposez à des répétitions, nous a-t-on dit, en décrivant séparément les syphilides tuberculeuses généralisées, les syphilides tuberculeuses circonscrites et les syphilides tuberculo-ulcéreuses, les syphilides vésiculeuses exanthématiques et les syphilides vésiculeuses circonscrites, etc. A cette objection nous répondons que l'on confond les caractères des lésions élémentaires, des genres et des affections spéciales; que dans la description de ces dernières, il ne doit être nullement question des lésions élémentaires (papules, vésicules, pustules, etc.), ni des genres, (impétigo, ecthyma, etc.) qui restent les mêmes quelle que soit la nature de l'affection, qu'elle soit syphilitique, scrofuleuse ou dartreuse.

Dans ces nouvelles leçons sur la syphilis je me suis aussi appliqué, comme on le verra, à faire connaître les modifications qu'un traitement mercuriel préventif imprime aux affections syphilitiques de la peau. Il importait de faire la part du mercure et celle de la maladie dans ces éruptions spécifiques parfois si bizarres et d'un aspect si pittoresque.

Ainsi que je l'ai déjà dit, M. le docteur Dubuc m'a puissamment aidé dans ce travail; je ne saurais trop l'en remercier. Il est évident que si l'ouvrage est favorablement accueilli du public, une large part du succès reviendra naturellement au rédacteur de ces leçons.

Je dois aussi des remercîments à M. Delahaye pour les planches gravées et coloriées représentant certaines variétés de syphilides non décrites ou mal appréciées, dont il a bien voulu illustrer cet ouvrage. On sait que tout atlas entraîne l'éditeur à des frais considérables ; cette considération n'a pas arrêté M. Delahaye, qui s'est acquis de la sorte des droits à notre reconnaissance.

E. BAZIN.

Avril 1866.

INTRODUCTION.

De 1855 à 1862, j'ai fait connaître et développé, dans mes leçons théoriques et cliniques, toutes mes idées sur la pathologie cutanée. Les leçons de l'an dernier, qui devaient être publiées par mon interne, M. Bouglé, le seront prochainement par un de mes anciens élèves, M. le docteur Guérard, le même qui a rédigé avec talent mes leçons sur les affections cutanées artificielles; je puis donc dire que mon enseignement doctrinal est complet.

Quel était le but de cet enseignement? a-t-il été utile? a-t-il exercé de l'influence sur les errements de la médecine contemporaine? La réponse à ces questions sera l'objet de la première partie de cette leçon.

Quel était le but?

Le but est facile à préciser et à concevoir; il s'agissait de rattacher à l'ensemble de la pathologie une branche intéressante d'affections qui en avaient été arbitrairement distraites.

Pour bien comprendre le progrès accompli, il faut se reporter à l'époque de mon entrée à l'hôpital Saint-Louis. Le drapeau de Willan flottait victorieux, à l'exclusion de tout autre; la dermatologie était alors enseignée par MM. Gibert et Cazenave, tous deux disciples de Biett et par

M. Devergie, un des plus purs représentants de l'organicisme moderne.

Eh bien, je le demande aux médecins, ne trouvaient-ils pas fastidieux et d'une faible utilité pratique de graver dans leur mémoire toutes ces formes multiples d'affections cutanées dont ils ne connaissaient pas la nature et qui semblaient n'avoir aucun lien entre elles, non plus qu'avec les affections des autres systèmes anatomiques ?

Avant 1847, tout était confondu ; affections de cause externe, c'est-à-dire affections parasitaires, artificielles, pathogénétiques, etc., et affections de cause interne. Il était impossible d'asseoir sur ce chaos les bases d'une thérapeutique rationnelle.

Les doctrines de Willan, enseignées par Biett, MM. Cazenave et Gibert ont cependant rendu d'importants services à la dermatologie, il serait injuste de le méconnaître.

Avec Poupart, Lorry, Alibert lui-même, les formes cliniques n'étaient pas même distinguées ; grâce à la méthode de Willan, propagée en France par Biett et ses élèves, on put séparer nettement les affections génériques de la peau les unes des autres ; je n'en veux citer d'autre preuve que l'eczéma.

Pour les willanistes, l'eczéma est une affection caractérisée par l'existence de vésicules petites, acuminées, agglomérées, lesquelles ne tardent pas à se rompre et à exhaler un liquide séreux, transparent, qui empèse le linge et se concrète sous forme de lamelles plus ou moins épaisses, suivies elles-mêmes d'une simple exfoliation épidermique.

Pour M. Hardy, disciple d'Alibert :

« L'eczéma est une affection de l'enveloppe cutanée ou

muqueuse, qui se caractérise à son début, soit par des *taches exanthématiques, soit par des vésicules, soit par des fissures, soit par des squames, soit par des papules*, qui plus tard provoque habituellement le suintement d'une sécrétion séreuse ou séro-purulente de quantité fort variable et qui se termine enfin par desquamation. »

Rapprochez les deux définitions de l'eczéma, et décidez vous-mêmes de quel côté est la clarté.

Où veut donc en venir M. Hardy avec cette manière de définir l'eczéma? Ne vous semble-t-il pas que sa méthode entraîne la confusion de toutes les affections génériques de la peau?

Il est vrai que M. Hardy repousse les genres en pathologie cutanée ; comment s'expliquer alors qu'il décrive un psoriasis syphilitique et un psoriasis dartreux, ce qui implique l'existence du genre psoriasis et le met en contradiction avec lui-même.

Si nous voulons comprendre en quoi la méthode de Willan devait mener à une clarté relative et celle d'Alibert à la confusion, il est nécessaire que nous comparions entre eux Willan et Alibert.

Willan et Alibert étaient tous deux des organiciens ; les termes *maladie* et *affection* avaient dans leur esprit une valeur identique; aussi admettaient-ils indistinctement des maladies ou des affections de la peau, sans essayer de subordonner l'un des termes à l'autre. Ils ont divisé, tous deux, les *maladies de la peau* en familles, genres, espèces ; mais les bases sur lesquelles sont fondées leurs divisions et subdivisions diffèrent.

La classification de Willan repose exclusivement sur la

considération des lésions élémentaires, en un mot, sur les caractères objectifs des affections. Alibert, plus médecin que Willan, sentait bien que la délimitation des genres en dermatologie n'était pas tout, et que l'affection cutanée n'était bien souvent qu'une partie de la maladie. Il compara la classification de Willan aux systèmes de classification botanique établis sur la considération d'un seul organe, et lui eut la prétention de faire pour la dermatologie ce que de Jussieu avait fait pour la botanique, d'établir une méthode naturelle d'après les causes, les phénomènes prédominants, la marche, les indications curatives.

Il importe d'autant plus de montrer par où pèche le raisonnement d'Alibert, qu'il compte encore des disciples et même des disciples chargés de l'enseignement officiel de la dermatologie.

Alibert compare la maladie à la plante, mais cette comparaison manque de justesse : la plante est un être concret, tangible ; la maladie, au contraire, est un être abstrait, caractérisé par des effets sensibles, qui peuvent ne se manifester qu'à de longs intervalles.

Alibert, aussi bien que Willan et les disciples de ce dernier, Biett, MM. Cazenave, Gibert, etc., isolait, quoi qu'on en ait pu dire, la dermatologie du reste de la pathologie. Il suffit, pour s'en convaincre, de jeter un regard sur sa classification, qu'il compare à un arbre, l'arbre des dermatoses, dont le tronc figure la peau, les branches représentent les genres, les rameaux les espèces, et les ramuscules les variétés ; que signifie, en effet, cette comparaison, sinon qu'Alibert ne va pas chercher au delà de l'appareil tégumentaire la raison des altérations morbides qu'on y observe?

Se demande-t-il si les altérations ne seraient pas, dans la plupart des cas, le reflet d'un état morbide de l'économie entière? Nullement; il les considère comme autant d'unités pathologiques distinctes, qui affectent la peau, on ne sait trop pourquoi et qui sont sans racines profondes dans l'organisme; il isole, pour ainsi dire, la peau du reste de l'économie vivante.

Et de fait, l'idée de maladie comme je l'entends, pouvait seule conduire à subordonner les affections cutanées à un principe morbide général. Or, jamais l'esprit d'Alibert n'a atteint cette hauteur de conception, puisqu'il faisait deux termes synonymes des mots maladie et affection.

Je l'ai déjà dit dans mes leçons sur la scrofule, et je le répète ici: la classification d'Alibert n'est ni une classification nosographique, ni une classification de symptômes; c'est un rapprochement arbitraire de maladies dans le cours desquelles on observe des lésions très-variées du tégument externe. Elle ne remplit aucun but, ne saurait aider au diagnostic des symptômes ou des lésions, ni au diagnostic des maladies.

Willan, du moins, est resté fidèle à son rôle d'organicien pur; sa classification, fondée sur la considération de la lésion élémentaire, a permis de tracer un tableau très-fidèle des altérations anatomiques de la peau; elle envisage, je le sais bien, la question par son plus petit côté et même, à ce point de vue, elle est insuffisante et incomplète, puisqu'elle ne mentionne ni l'hypertrophie crypteuse, ni les tumeurs de la peau, grosses comme des tomates, décrites sous le nom de pian, de mycosis fongoïdes, ni le furoncle, ni le godet favique, mais encore a-t-elle une supériorité marquée sur la classification d'Alibert, qui n'est que de la fantaisie pure. Alibert rapprochait dédaigneusement la classification de Willan des systèmes botaniques fondés sur la considération d'un seul organe, du système de Linné, qui repose principalement sur les étamines et accessoirement sur les pistils et sur les fruits ; mais il se faisait une étrange illusion en se donnant comme le Jussieu de la dermatologie. Qu'il ait appliqué une méthode naturelle à la classification d'un certain nombre de maladies, peut-être ; mais des maladies de la peau, assurément non.

Non-seulement la comparaison que faisait Alibert de sa méthode avec la méthode naturelle de Jussieu est fausse, parce que la maladie est un être abstrait et non un être concret ; elle est fausse encore, parce que la dermatose n'est pas une maladie, mais seulement une partie de maladie, et que pour la séparation et la distinction de ces parties de maladies ou symptômes, les systèmes de Tournefort et de Linné, auxquels Alibert comparait la méthode de Willan, sont plus exacts et plus justes que la méthode de Jussieu.

De même qu'en botanique, Tournefort, pour le classement des feuilles, Linné, pour le classement des fleurs, Jussieu, pour le classement des êtres complets ou des plantes, sont des modèles qu'il faut suivre ; de même, en pathologie, il convient d'adopter la méthode de Willan pour la classification des lésions et des affections cutanées ; celle d'Alibert, pour la classification des maladies en général, mais non des dermatoses.

Celui qui adopte les principes du pathologiste anglais pour le classement des affections de peau qu'il transforme en maladies, est willaniste; celui qui applique à la classification des prétendues maladies de la peau les principes d'Alibert, est alibertiste.

MM. Gibert, Cazenave, Devergie sont willanistes; M. Hardy est alibertiste; et moi, je ne suis ni l'un ni l'autre, parce que j'applique la classification d'outre-mer aux affections de la peau, considérées seulement comme symptômes, et le mode de coordination d'Alibert, non pas aux dermatoses, mais seulement aux maladies dans lesquelles on les observe.

Classer les affections cutanées par la méthode analytique plus ou moins perfectionnée de Willan; classer les maladies par la méthode naturelle d'Alibert, ce n'était pas tout pour la pathologie cutanée : restait un troisième problème à résoudre.

Telle forme clinique d'affection cutanée étant reconnue par la méthode analytique de Willan, il fallait dire à quelle maladie elle appartient, dans le cadre nosologique dressé d'après la méthode naturelle d'Alibert.

C'est la solution de cet important problème qui constitue la pierre angulaire, la partie fondamentale de notre enseignement doctrinal et clinique.

Comment suis-je parvenu à cette solution? par les considérations qui suivent :

J'ai démontré que toute affection de peau, quelle qu'elle fût, réunissait trois sortes de caractères objectifs:

1° Ceux tirés du siège élémentaire; 2° ceux qui dépendent du mode pathogénique; 3° et enfin, ceux qu'imprime à l'affection cutanée la maladie ou l'unité pathologique.

Un exemple va de suite vous faire comprendre ma pensée :

Prenons une affection acnéique. La forme du bouton, son ombilication, son siége sur les régions où abondent les glandes sébacées : voilà des caractères qui dépendent du siége élémentaire.—La rougeur du bouton, la suppuration, la teinte jaunâtre du sommet, etc., ce sont là des caractères qui dépendent de l'état congestif ou de l'état inflammatoire de la glande, c'est-à-dire du mode pathogénique; — enfin, la rougeur cuivrée du pourtour ; l'étendue et la coloration noirâtre des croûtes acnéiques, le groupement des pustules, le siége topographique particulier..... : voilà des caractères qui révèlent le cachet diathésique ou mieux, la maladie, c'est-à-dire la syphilis.

Il était de la plus haute importance de faire connaître et de bien séparer les uns des autres, dans toutes les affections de la peau, les caractères communs qui dépendent du siége anatomique et du mode pathogénique, et les caractères pécifiques ou spéciaux qui décèlent l'origine de l'affection cutanée ou la maladie dont elle n'est qu'une traduction sur l'enveloppe tégumentaire.

Et maintenant, Messieurs, quand on nous dit qu'une affection générique est partout identique à elle-même, nous répondons : Oui, quant au siége anatomique et au mode pathogénique ; mais non, quant aux caractères spéciaux imprimés par la maladie.

Pour arriver à la solution du problème de la détermination de la nature d'une affection cutanée, et par nature, j'entends ici, remarquez-le bien, l'origine, c'est-à-dire la maladie d'où elle procède, dont elle fait partie, il faut avoir égard, non-seulement aux caractères objectifs, mais encore à des signes puisés à d'autres sources. C'est ainsi qu'il faut tenir compte du numéro d'ordre de l'évolution, des affections coexistantes et préexistantes, des antécédents de famille, des résultats thérapeutiques ; jamais il ne m'est venu à la pensée d'enseigner qu'on dût se contenter des indications puisées à l'une de ces cinq sources pour établir le diagnostic de la nature des affections ; toujours, au contraire, j'ai répété qu'il était nécessaire d'associer et de combiner ensemble les renseignements fournis par chacune d'elles.

Passons maintenant en revue nos cinq sources d'indications.

1° Les caractères objectifs ont certainement une importance capitale, ils sont souvent assez tranchés pour permettre à un homme expérimenté d'établir le diagnostic à première vue ; mais il est d'autres cas où la difficulté ne peut être résolue d'après cette seule considération, c'est alors qu'on doit avoir recours aux autres sources d'indication.

Prenons les syphilides, si vous voulez, qui se distinguent par un ensemble de caractères objectifs des plus accentués ; eh bien, il peut se présenter tel cas où le médecin le plus exercé hésitera avec raison et ne se prononcera qu'après les résultats d'un traitement spécifique institué à titre d'essai.

2° La connaissance de ce fait que les maladies constitutionnelles ont une évolution, qu'elles se composent d'une série d'affections qui se succèdent dans un ordre déterminé, peut encore servir au diagnostic.

Un individu, je suppose, se présente à vous avec de l'eczéma, et vous hésitez entre un eczéma herpétique ou un eczéma scrofuleux ; puis, en interrogeant le malade, en l'examinant, vous découvrez qu'il a eu dans son enfance des gourmes, des maux d'yeux, des glandes au cou, et un peu plus tard, un lupus ou une arthropathie scrofuleuse ; vous en concluez que l'eczéma qu'il porte actuellement est de nature herpétique, car la période des scrofulides bénignes est passée. Ce renseignement indirect vient ainsi donner un haut degré de probabilité à votre diagnostic, puisque les maladies constitutionnelles ne reviennent jamais à leur point de départ.

C'est en raisonnant de la même façon que vous rejeterez la nature spécifique d'une affection cutanée superficielle chez un individu qui aura été atteint antérieurement d'une nécrose syphilitique.

3° Vous trouverez une troisième source d'indications pour le diagnostic dans les affections coexistantes ou préexistantes de votre malade, qu'elles siégent ou aient siégé sur le système cutané ou sur les autres systèmes de l'économie. Si, en même temps que de la couperose, un malade vous présente un eczéma sec, circonscrit, insymétrique, et que de plus il vous raconte qu'il est sujet à des douleurs rhumatismales, vous admettrez, non sans apparence de raison, que l'eczéma dont il est atteint est de nature arthritique.

N'oubliez pas, toutefois, pour l'arthritis en particulier, que plus l'attaque de rhumatisme ou de goutte est intense, moins les arthritides sont prononcées ; au contraire, les affections cutanées sont tenaces et opiniâtres lorsque le rhumatisme articulaire n'existe pas ou se montre à un faible degré.

4° Vous comprenez sans peine toute l'importance que peut avoir relativement au diagnostic la connaissance détaillée des antécédents de famille, lorsqu'il s'agit de maladies essentiellement héréditaires, comme le sont les maladies constitutionnelles.

5° Le traitement peut constituer, dans certains cas difficiles, une véritable pierre de touche, comme on l'a répété bien souvent pour les affections syphilitiques. Prenons l'exemple suivant, qui n'est point une fiction :

Un individu était atteint d'un eczéma sec de la paume des mains et de la plante des pieds; il alla consulter un de mes collègues de l'hôpital Saint-Louis, qui crut d'abord à une affection syphilitique, et traita son malade en conséquence. L'affection résista, et après plusieurs mois d'un traitement spécifique, on eut recours aux préparations arsenicales, qui furent continuées inutilement pendant six mois. Ennuyé de l'insuccès des médications entreprises, le malade vint me trouver, et, d'après le seul récit de ce qui s'était passé, je conclus que, puisque l'affection de la paume des mains et de la plante des pieds avait résisté au mercure et à l'arsenic, elle était probablement de nature arthritique, idée dans laquelle me confirmèrent l'examen de la lésion et les antécédents du malade. Je prescrivis un traitement alcalin, et, au bout de six semaines de ce traitement, toute trace de l'affection avait disparu.

N'y a-t-il pas dans ce résultat thérapeutique, je vous le demande, une confirmation éclatante de l'exactitude du diagnostic? Je pourrais multiplier les citations à l'infini, mais il n'y aurait à cela aucune utilité, puisque la proposition énoncée plus haut n'est contestée de personne.

C'est en me basant sur ces considérations de différents ordres, que j'ai pu établir ma division des affections cutanées en affections stationnaires (difformités congénitales et acquises), et affections en voie d'évolution, ces dernières comprenant les affections artificielles et pathogénétiques, les affections constitutionnelles et diathésiques.

Est-ce à dire que j'aie établi une classification parfaite dans tous ses détails? Je n'oserais le prétendre; il existe sans doute encore des *desiderata* portant sur des divisions d'ordre secondaire, qui disparaîtront avec le temps. Mais ce qui me paraît défier toutes les attaques, ce sont les bases mêmes de ma classification, parce qu'elles reposent sur la véritable nature des choses.

Non content d'avoir indiqué la voie, je l'ai moi-même parcourue, j'ai traité toutes les questions se rattachant à la pathologie cutanée, et sauf la seconde partie de mes leçons sur les affections génériques de la peau, qui ne tardera pas à paraître, grâce au concours du docteur Guérard, j'ai publié un cours complet de dermatologie, en me conformant de tous points au programme renfermé dans ma classification.

Le public médical est donc à même d'apprécier les caractères de mon enseignement.

Y avait-il de l'utilité à entreprendre cet enseignement? Mais il me semble que poser cette question, c'est la résoudre.

Évidemment, si le but à atteindre était utile, et qui

pourrait le nier après les développements dans lesquels je suis entré, il y avait mérite et utilité à essayer de l'atteindre.

Maintenant, mon enseignement a-t-il été fécond ? Je réponds oui, sans fausse modestie ; je n'en veux d'autres preuves que la façon toute nouvelle dont l'étude de la dermatologie est actuellement envisagée, et que le nombre considérable de thèses présentées depuis quelques années à la Faculté de Paris, sous l'inspiration des idées que j'ai cherché à faire prévaloir. Je parle, bien entendu, des thèses inaugurales librement choisies et non des thèses d'agrégation, dont le sujet imposé reflète toujours les préférences officielles.

LEÇONS

SUR

LES SYPHILIDES

CONSIDÉRATIONS GÉNÉRALES.

Je me propose, maintenant que mon enseignement doctrinal est complet, de reprendre l'histoire des différents groupes d'affections cutanées, de ceux qui, dans mon opinion, n'ont pas été traités avec tous les développements désirables. Ce sera, pour ainsi dire, une seconde édition des leçons déjà publiées par mes élèves, mais une édition sérieusement remaniée et non pas seulement une réimpression.

De tous les sujets que j'ai successivement étudiés, ce sont es syphilides qui me paraissent laisser le plus à désirer sous le rapport du développement. Refaire leur histoire aussi complète, aussi détaillée que possible, telle est la tâche que je me suis imposée cette année.

Le mot *syphilide* a été créé par Alibert pour désigner les dermatoses développées sous l'influence de la syphilis. Prise dans son acception littérale, cette dénomination est mauvaise, puisqu'elle veut dire : qui a la forme de syphilis; mais comme elle est passée dans le langage médical avec la signification que lui donnait Alibert, et que le temps en a consacré l'usage, je crois devoir l'adopter.

J'ai créé depuis les noms *scrofulides*, *herpétides* et *arthritides*, pour désigner les trois autres grandes classes d'affections cutanées constitutionnelles.

Le mot scrofulides est maintenant adopté par la généralité des auteurs. M. Hardy, il est vrai, lui donne une signification restreinte, en ne l'appliquant qu'aux affections malignes de la peau qui dépendent de la scrofule, le lupus, par exemple, tandis que, pour moi, il sert à désigner également d'autres affections superficielles qui, sans amener la destruction des téguments, n'en sont pas moins des manifestations scrofuleuses.

Les herpétides ne sont pour moi que les manifestations cutanées d'une maladie constitutionnelle à laquelle je donne le nom d'herpétisme; elles forment une classe d'affections qui ont pris rang définitivement dans la science avec la signification que je leur ai attribuée.

Quant aux arthritides, le mot et l'idée qu'il représente ont plus de peine à se faire accepter; mais c'est le sort des créations nouvelles de provoquer des résistances tenaces, par cela même qu'elles dérangent les idées reçues; j'ai la ferme conviction, d'ailleurs, que la classe des arthritides sera adoptée des médecins au même titre que les autres, quand une expérience de tous les jours sera venue leur démontrer la réalité de son existence.

L'expression *syphilose*, proposée par Fuchs, pour désigner les éruptions syphilitiques; n'a pas prévalu, pas plus que celle de *syphilodermie*, que vous trouverez dans l'ouvrage d'Érasmus Wilson.

Pour Alibert, les syphilides comprenaient toutes les manifestations cutanées d'origine syphilitique; il en admettait trois espèces :

La syphilide *pustulante*, la syphilide *végétante* et la syphilide *ulcérante*.

De ces trois espèces, je n'accepte que la première. L'ulcération, en effet, n'est qu'un mode de terminaison qui peut se rencontrer dans plusieurs variétés d'éruptions syphilitiques ; le chancre lui-même, à sa première période, est caractérisé par une vésicule ou une pustule dont la durée très-courte peut échapper à l'observation, et d'ailleurs, le chancre n'est pas une syphilide.

Quant à la végétation, elle ne mérite pas, à proprement parler, le nom d'affection syphilitique, c'est un accident purement local, qui dépend de l'irritation produite par un fluide spécifique et contre lequel échouent constamment les préparations mercurielles. Les hommes qui professent en syphiliographie les doctrines les plus opposées, MM. Lagneau, Cazenave et Ricord, se sont tous accordés pour admettre le développement des végétations sous l'influence de l'irritation simple. Quant à moi, je pense que pour amener un pareil résultat, il faut que le liquide irritant possède des qualités spécifiques. Nous voyons bien souvent, en effet, dans nos salles, des eczémas des bourses avec suintement et excoriations, qui présentent, par conséquent, toutes les conditions favorables au développement des végétations par simple irritation, et pourtant nous n'avons jamais vu ces productions se développer en pareil cas.

M. Ricord dit avoir observé des masses végétantes à la vulve chez des filles vierges; mais c'est là, je crois, une virginité dont il faut singulièrement se défier. Et d'ailleurs, on conçoit très-bien que, malgré la persistance de la membrane hymen, il puisse y avoir contamination par un fluide spécifique. On a dit également que les végétations n'étaient pas rares chez les femmes enceintes; mais il est certain que les observateurs ont souvent confondu les varices et les hypertrophies caronculaires de la vulve avec ces productions. Dans tous les cas de véritables végétations que j'ai pu observer chez les femmes enceintes, j'ai constamment noté la coexistence d'une vaginite granuleuse.

Biett, en appliquant la méthode willanique à l'étude et à la division des syphilides, a répandu une très-grande clarté sur l'histoire de ces affections, et démontré d'une manière évidente l'existence du genre en pathologie cutanée, puisque dès qu'il existe un eczéma simple et un eczéma syphilitique, un impétigo simple et un impétigo syphilitique, un lichen simple et un lichen syphilitique, il existe une lésion commune, et, par conséquent, un genre. Ce que Biett a fait pour la syphilis, je l'ai fait pour la scrofule, la dartre et l'arthritis.

Qu'est-ce qu'une syphilide dans le sens le plus général?

Les syphiliographes appellent de ce nom toutes les manifestations cutanées développées spontanément sous l'influence de la vérole.

La blennorrhagie et le chancre ne sauraient être considérés comme des syphilides, ce sont des accidents primitifs qui méritent une place à part, qui, d'ailleurs, ne se développent jamais spontanément sous l'influence de la vérole.

Pour MM. Gibert et Auzias-Turenne, qui reconnaissent,

le premier un chancre constitutionnel, le second, une blennorrhagie constitutionnelle, expressions symptomatiques de la syphilis, certains chancres et certaines blennorrhagies pourraient être rangés parmi les syphilides. M. Gibert, toutefois, n'admet à titre de syphilides que les symptômes consécutifs proprement dits, c'est-à-dire les affections qui ne se montrent jamais sous la forme primitive.

Suivant M. Cazenave, les syphilides sont primitives ou consécutives.

« Dans le premier cas, expression de l'empoisonnement aigu, ou bien elles accompagnent un symptôme dit primitif, un chancre, une blennorrhagie, etc., ou bien, ce qui est plus fréquent, elles le remplacent immédiatement, surtout quand il a été traité par une méthode intempestive, par des moyens abortifs; ou bien encore, ce qui est plus rare, *elles constituent seules la manifestation au dehors de la syphilis; elles sont le seul phénomène qui traduise l'empoisonnement récent aigu.* »

« La plupart des syphilides sont consécutives, elle se manifestent après la disparition des symptômes primitifs. Elles apparaissent seulement alors que les symptômes sont complétement guéris et sont pour ainsi dire, au moins comme ordre ou cause d'apparition, indépendantes de l'action de la syphilis primitive. Expression d'une modification de l'économie entière, elles ne dépendent pas de la réaction que détermine l'empoisonnement aigu avec lequel elles n'ont rien de commun qu'une cause éloignée (1). »

Pour ma part, je divise les manifestations cutanées de

(1) Cazenave, *Traité des syphilides*, 1843, p. 206 et 207.

la syphilis en affections propres et en affections communes ou génériques.

Les affections propres sont caractérisées par des lésions anatomiques qui n'appartiennent qu'à la vérole ; telle est pour moi la plaque muqueuse, que je propose de désigner désormais sous le nom de *plaque syphilitique*, attendu qu'on la rencontre avec ses caractères essentiels sur la peau aussi bien que sur les muqueuses.

Les affections communes ou génériques se traduisent par des lésions élémentaires, qui appartiennent aux éruptions simples, mais qui, dans la syphilis, se présentent avec une physionomie particulière, avec un cachet tout à fait spécial. C'est à elles surtout que je réserve le nom de *syphilides*.

Les syphiliographes ont négligé d'établir cette division des affections cutanées syphilitiques en affections propres et en affections communes. Ils ne font pas rentrer, il est vrai, le chancre induré, la plaque syphilitique initiale, les végétations dans leur classe des syphilides, mais la plupart d'entre eux y placent la plaque muqueuse, dont ils font une papule ou un tubercule. La plaque muqueuse, pour moi, n'est pas une affection générique, je me range à l'opinion de Lagneau, de Vidal, de Legendre, etc., qui la considèrent comme un accident propre à la vérole, comme une lésion qui mérite d'être décrite à part.

C'est à Hunter qu'il faut faire remonter la responsabilité de cette confusion de la plaque muqueuse avec les lésions élémentaires qui appartiennent aux différentes éruptions cutanées ; suivant Hunter, dont la manière de voir est partagée par M. Ricord, la plaque muqueuse n'est autre chose que la papule des muqueuses et elle ne doit son cachet spécial, si différent de celui des papules de la peau, qu'aux conditions de siége anatomique où elle se développe.

Il suffit, pour faire justice de l'opinion de Hunter et de M. Ricord, de montrer que la plaque muqueuse existe avec ses caractères essentiels sur la peau, comme sur les muqueuses. C'est un point que je m'efforcerai d'établir dans le cours de ces leçons, aussi bien que de réfuter les erreurs des autres auteurs qui ont fait de la plaque muqueuse soit une vésicule, soit une pustule, soit une variété de roséole, qu'ils ont nommée roséole discoïde.

Les éruptions syphilitiques ont toutes une physionomie spéciale, qui frappe les observateurs même les moins attentifs ; cette physionomie, elles la doivent à un ensemble de caractères tels que la couleur, la forme, le mode de groupement des éléments éruptifs, qui permettent le plus souvent de les reconnaître sans qu'on ait besoin de remonter aux antécédents.

On ne concevrait pas, à vrai dire, s'il en était autrement, que le diagnostic des syphilides fût possible, puisqu'elles sont constituées par telle ou telle lésion élémentaire, qui se rencontre dans les différentes éruptions cutanées, quelle qu'en soit la nature.

Les éruptions syphilitiques se rencontrent fréquemment dans la pratique. Il ne faudrait pas conclure de ce qui précède que le diagnostic en soit toujours facile, car on voit tous les jours des médecins très-expérimentés les méconnaître, qu'elles existent seules ou qu'elles soient compliquées d'une affection de nature différente.

Au nombre des complications les plus fréquentes, je dois

citer les affections parasitaires, qui, s'accompagnant presque constamment de prurit, feraient croire à un observateur peu attentif que le prurit est un symptôme des syphilides. Rien ne serait plus erroné que cette conclusion ; je vous engage, quand un malade atteint de syphilide se plaindra à vous d'un prurit exagéré et étendu, à vous méfier de la gale ou des poux de corps ; la découverte de l'affection parasitaire viendra presque toujours vous donner la clef du symptôme anormal.

Parfois, c'est la forme même de l'éruption qui devient la source de l'erreur ; c'est un herpès circiné parasitaire, par exemple, qu'on prend pour une syphilide vésiculeuse cerclée. J'ai vu commettre cette méprise à l'hôpital Saint-Louis, et Vidal, dans son ouvrage, a figuré un herpès circiné parasitaire du gland qu'il a donné comme un herpès syphilitique.

Il arrive encore que les syphilides provoquent l'explosion d'affections d'une autre nature ou qu'elles leur fassent place. On voit assez souvent, par exemple, un psoriasis dartreux naître, ou tout au moins reparaître sous l'influence d'une poussée syphilitique et simuler une syphilide squammeuse pour des yeux peu exercés.

Au bubon syphilitique peut succéder un bubon scrofuleux qui ne disparaîtra pas sous l'influence du traitement mercuriel ; de même la syphilide acnéique du visage peut être remplacée par une couperose arthritique ; de même enfin, on voit une arthritide palmaire ou plantaire se substituer à une syphilide tuberculeuse herpétiforme de la paume des mains ou de la plante des pieds et déjouer tous les efforts de la thérapeutique antisyphilitique.

Je tenais à vous signaler les conversions sur place des syphilides en affections d'une autre nature, parce que, faute d'être prévenus, vous auriez pu insister sur les préparations mercurielles au grand détriment de vos malades et imputer au mercure des insuccès qu'il convient bien plutôt, en pareil cas, de rapporter au manque de sagacité du médecin.

L'étude des syphilides suppose la connaissance préalable de l'unité pathologique, c'est-à-dire de la maladie syphilitique elle-même et de la séméiotique cutanée. Il faut, en effet, connaître non-seulement les rapports des syphilides avec les autres manifestations de la vérole, mais encore savoir ce que c'est qu'une papule, un tubercule, une macule, etc.

La séméiotique cutanée est supposée connue, je ne m'y arrêterai pas.

Je divise en trois parties les leçons de cette année :

Dans la première partie, je ferai l'histoire de la syphilis considérée comme unité pathologique.

Dans la deuxième partie, j'étudierai la syphilis tégumentaire en général.

Enfin, dans la troisième partie, je décrirai en détail les plaques muqueuses ou *plaques syphilitiques* et les syphilides proprement dites.

Cette étude de la syphilis et de ses manifestations cutanées, je la ferai du point de vue de mes doctrines médicales, en tenant compte des faits et des opinions des différents auteurs.

PREMIÈRE PARTIE.

DE LA SYPHILIS CONSIDÉRÉE COMME UNITÉ PATHOLOGIQUE.

L'étude de la maladie syphilitique considérée comme unité pathologique comprend, comme celle de toute maladie :

L'historique,
La nosographie,
L'étiologie,
La séméiotique,
La thérapeutique.

CHAPITRE I.

HISTORIQUE.

Mon intention n'est pas de traiter avec détails les questions historiques et bibliographiques relatives à la syphilis; sans méconnaître l'intérêt qui s'attache à ces problèmes, je les trouve pour le moins oiseux et stériles dans un enseignement de la nature de celui-ci.

La syphilis a-t-elle existé de tout temps, ou bien est-elle d'origine récente? Dans cette dernière hypothèse, a-t-elle pris naissance en Europe à la fin du quinzième siècle, ou bien a-t-elle été rapportée d'Amérique par les compagnons de Colomb ?

Chacune de ces opinions a rencontré des défenseurs zélés et convaincus, qui n'ont pas manqué d'appuyer leur manière de voir sur des recherches bibliographiques et des citations sans nombre.

Pour moi, je pense aujourd'hui, comme en 1858, que la syphilis a existé de tout temps ; c'est parce qu'on a voulu la trouver formulée dans les auteurs anciens sous forme de doctrine plus ou moins analogue à celle qui existe de nos jours, qu'on a négligé un assez grand nombre de renseignements épars dans les livres et qui semblent se rattacher à son existence.

Ainsi, personne ne nie que certaines affections ulcéreuses et contagieuses des organes génitaux n'aient été décrites par Celse, Arétée, Oribaze, Aétius, etc.; seulement on rejette la nature syphilitique de ces lésions, parce que leur rapport avec les accidents constitutionnels avait échappé à la plupart des observateurs. Il n'en est pas moins vrai que les accidents constitutionnels existaient, mais ils étaient englobés sans étiquette spéciale dans les maladies de la peau, si communes dans l'antiquité et en particulier dans l'empire romain. Ce n'est que, lorsqu'est survenue la grande épidémie du quinzième siècle, que l'attention des médecins, éveillée par cette recrudescence du mal, leur a permis de rattacher à la syphilis les manifestations si variées par lesquelles elle se traduit.

La même chose, du reste, s'est passée pour la scrofule. On ne décrivait d'abord, sous ce nom, que les écrouelles cervicales; plus tard on y joignit les tumeurs ganglionnaires des autres régions, aisselles, aines, cavités splanchniques; plus tard encore, les tumeurs blanches, le lupus, etc., et l'unité scrofuleuse se trouva définitivement constituée.

L'opinion que je défends ici sur l'antiquité de la syphilis, est partagée par plusieurs auteurs contemporains, au nombre desquels il faut citer M. Cazenave, M. Follin et Melchior Robert, l'auteur d'un excellent traité sur les maladies vénériennes.

Voici comment s'exprime M. Cazenave, au sujet de l'hypothèse de l'origine américaine de la syphilis, émise par Oviedo y Valdez, historien espagnol, intendant d'Haïti :

« C'est en 1518 seulement qu'Oviedo émet cette dernière opinion sur la cause de l'épidémie qui régnait déjà depuis près de trente années; mais alors l'Europe était indignée des excès affreux commis en Amérique par les Espagnols; et Oviedo, pour justifier les crimes d'une politique infâme, ces crimes qui étaient les siens, crut sans doute arriver à ce but en soulevant, par sa fable ridicule, la colère du vieux monde contre le nouveau, en présentant ce dernier comme digne de tous les châtiments que les vainqueurs lui infligeaient. Quoi qu'il en soit, comme le retour de Christophe Colomb se rapportait à peu près avec l'apparition de l'épidémie, quelques auteurs adoptèrent cette explication, qui se répandit peu à peu dans le public et régna longtemps sans contrôle (1). »

Ajoutons que plus tard Astruc et Girtanner, reprenant l'opinion d'Oviedo, déployèrent pour l'accréditer toutes les

(1) Cazenave, *loc. cit.*, p. 35 et 36.

ressources d'une remarquable érudition et réussirent à la faire accepter du plus grand nombre des médecins.

De nos jours encore, cette opinion compte des partisans convaincus, au nombre desquels je citerai surtout M. Gibert et M. Auzias-Turenne.

M. Auzias-Turenne croit fermement que la syphilis nous vient d'Amérique ; voici quelques-unes des principales raisons sur lesquelles il fonde sa conviction, je cite textuellement (1) :

« Avant la découverte de l'Amérique, la syphilis y était l'objet d'un culte, on y célébrait ses fêtes et ses anniversaires. Les guerriers tenaient à honneur d'avoir affronté le virus, comme les nôtres se glorifient de leurs blessures. »

« Oviedo nous fournit des renseignements qu'il ne peut avoir inventés, parce que la syphilisation seule en donne la clef. Il assure notamment que les Indiens, très-sujets à la maladie, en souffraient moins que les Européens. André Thévet, qui n'avait pu se concerter avec lui, dit à peu près la même chose en plusieurs endroits de la *Cosmographie universelle* et du *Grand Insulaire*. Le R. P. Raymond Breton n'est pas moins explicite dans le *Dictionnaire caraïbe*, où l'on trouve des mots pour représenter la syphilis, ses divers symptômes et même les cicatrices qui résultent des ulcères (*yaya*, grosse vérole ; *yayaté, yaya louee,* vérolé ; *çaçagoutiichibou*, visage piqué de vérole, etc.). »

---

(1) Voir le *Courrier médical* du 2 juillet 1864, article Bibliographie. Cet article a été publié à l'occasion de ma thèse, alors que ces leçons étaient déjà rédigées depuis quelque temps ; les passages qu'on va lire ont paru assez intéressants à M. Bazin au point de vue de la question d'origine de la syphilis, pour qu'il ait cru devoir me recommander de les reproduire.

(*Note du Rédacteur.*)

Voici quelques passages traduits d'Oviedo :

« Plusieurs fois en Italie, j'ai ri en entendant les Italiens parler du mal français, et les Français, du mal de Naples, car ils auraient eu raison les uns et les autres, s'ils l'avaient appelé le mal des Indes.... »

« . . . . . La vérité est que l'île de Haïti, ou Hispaniola, a transmis cette maladie à l'Europe, comme il a été déjà dit : *Elle est là très-commune entre les Indiens*..... Elle fut transférée en Espagne et de là aux autres parties du monde. »

« *Entre les Indiens, elle n'est pas si forte ni si contagieuse qu'en Espagne.* »

« Peu de chrétiens ont échappé à ce mal, qui ont eu commerce charnel avec les femmes indigènes de cette race, parce que, pour vrai dire, c'est le fléau de cette terre, aussi *commun* aux Indiens et aux Indiennes que d'autres infirmités sont communes à d'autres régions. »

« Roderic Dias de Isla, continue M. Auzias-Turenne, donne aussi des détails précis et curieux. Il rapporte plaisamment, qu'au retour des compagnons de Colomb, les enfants de sa ville natale, en Andalousie, se collaient des bourgeons de choux sur la face, pour imiter la maladie des *buas* et tromper les passants. »

Enfin, voici un court fragment du *Dictionnaire caraïbe*, page 478 :

« Quand les grosses pustules crèvent, ils (les sauvages) appliquent des plumasseaux de coton crud, qui resserrent les lèvres des ulcères et en empêchent la déformité. Mais, autant que *cette grosse vérole est peu dangereuse chez eux, quoique fort commune*, et que les remèdes ci-dessus opèrent sans étusves ni vif-argent; d'autant plus la *petite vérole, qui est très-rare parmi eux, leur est-elle périlleuse et comme une sorte de peste*..... »

De ces différents témoignages, M. Auzias-Turenne croit pouvoir tirer les conclusions suivantes :

« 1° La syphilis nous est venue des Indes occidentales ;

« 2° Elle y était bénigne, parce qu'elle régnait de temps immémorial parmi les Indiens, qui se trouvaient être à moitié syphilisés par suite de la débauche ;

« 3° Si, au contraire, elle avait été portée chez eux par les Espagnols, elle y aurait été fort intense, comme dans tous les pays où elle a été nouvellement importée, comme se comportent toutes les maladies virulentes, et comme s'est notamment montrée chez eux la petite vérole ;

« 4° Le virus s'est bien vite régénéré en Europe, et la maladie, qui y était antérieurement inconnue, est bientôt devenue maligne au contact d'un sang nouveau ;

« 5° De temps en temps le virus syphilitique rencontre parmi nous des organismes plus ou moins purs, plus ou moins nouveaux pour lui. Il s'en empare, il s'y installe, il s'y développe et donne lieu à des retours plus ou moins complets vers le type primitif, c'est-à-dire à des syphilis malignes, susceptibles elles-mêmes de se transmettre telles quelles dans une certaine mesure. »

Bien que je n'accepte pas, pour ma part, comme fondée l'opinion qui assigne à la syphilis une origine américaine, j'ai cru néanmoins, dans l'intérêt de la découverte de la vérité, devoir reproduire les documents de M. Auzias-Turenne, parce qu'ils émanent d'un homme autorisé et dont l'érudition est du meilleur aloi. Je ferai remarquer, avant d'aller plus loin, que, fût-il prouvé que la syphilis a été donnée aux Espagnols par les Indiens, il resterait toujours à savoir, au point de vue de son origine réelle, où les Indiens eux-mêmes en avaient puisé le germe.

Je ne fais que signaler, en passant, l'opinion de Hensler et de Grüner, qui ont admis que la syphilis, née au quinzième siècle, avait été apportée en Italie en 1493, par les Maures chassés d'Espagne, et celle de plusieurs autres médecins qui croient que cette maladie s'est primitivement et spontanément montrée au quinzième siècle, sous forme épidémique.

Je dirai, pour terminer cet historique, que plusieurs écrivains des quinzième et seizième siècles ne voulurent voir, dans la syphilis, qu'une dégénérescence de la lèpre et des autres affections cutanées qui ont régné d'une manière si générale et si effrayante en Europe depuis le quatrième jusqu'au quinzième siècle.

M. Lagneau semble partager cette opinion, qui, à mon avis, ne peut soutenir le moindre examen. D'une part, la lèpre existe encore aujourd'hui avec tous les caractères que lui ont assignés les grands peintres de l'antiquité, Celse, Arétée, etc.; ces caractères diffèrent totalement de ceux de la syphilis; d'autre part, on voit fréquemment la lèpre et la syphilis se développer simultanément sur le même sujet et poursuivre leur évolution côte à côte sans exercer une influence appréciable l'une sur l'autre. Enfin, le mercure et l'iodure de potassium, si efficaces contre la syphilis, sont sans action sur les affections lépreuses.

CHAPITRE II.

ÉTUDE NOSOGRAPHIQUE DE LA SYPHILIS.

Cette étude comprend deux paragraphes ; dans le premier, nous nous occuperons de définir la syphilis; dans le second, nous décrirons l'évolution de la maladie syphilitique.

§ I. — DÉFINITION DE LA SYPHILIS.

Il existe, d'une manière générale, deux modes de définition : l'un, qui consiste à définir les choses par leur nature, était fort en honneur auprès des anciens médecins, qui encombraient ainsi la science d'hypothèses en rapport avec les idées physiologiques régnantes.

Un pareil procédé est fertile en déductions fausses ; aussi la science moderne, avec la méthode rigoureuse qui la caractérise, ne pouvait-elle l'accepter ; comprenant qu'il n'a pas été donné à l'homme de pénétrer la nature intime des choses, elle se contente de les définir par leurs rapports.

Ce second mode de définition, appliqué aux maladies, s'occupe de résumer les principaux caractères tirés de la marche, de la durée, etc., qui permettent de les reconnaître et de les distinguer les unes des autres.

C'est en partant de ce point de vue que je propose la définition suivante de la syphilis :

La syphilis est une maladie constitutionnelle, contagieuse, inoculable, essentiellement héréditaire, continue ou intermittente, d'une durée ordinairement fort longue, marchant de la périphérie vers le centre, de la peau vers les viscères et se traduisant par des affections résolutives d'une part, ulcéreuses de l'autre, et sur tous les systèmes anatomiques, par deux produits morbides, la gomme et l'élément fibro-plastique.

Cette définition, vous le voyez, marque la place que la syphilis doit occuper dans les cadres nosologiques; c'est une maladie constitutionnelle, mais une maladie constitutionnelle inoculable et contagieuse, ce qui la spécifie. Elle renferme de plus, comme toute bonne définition, les principaux caractères de la chose définie, une espèce de synthèse de la maladie.

Examinons maintenant la définition de l'école syphiliographique moderne, celle de l'école ancienne et celle de l'école éclectique.

Pour M. Ricord, le représentant le plus autorisé de l'école moderne, « la syphilis est une maladie contagieuse, engendrée par un virus et débutant par un accident particulier, le chancre. »

Cette définition est mauvaise. La syphilis n'est pas engendrée par un virus; elle « n'est pas contenue tout entière dans la gouttelette de pus virulent qui produit par inoculation le chancre induré, » car elle serait dans ce cas un être concret, et, comme nous l'avons établi plus haut, l'idée de maladie entraîne avec elle l'idée d'un être abstrait qui se révèle seulement par des effets sensibles, séparés par des intervalles plus ou moins longs.

.Ce qu'il faut dire, c'est que la syphilis est non pas engendrée, mais provoquée par un principe morbide spécial qui a reçu le nom de virus. Pour comprendre le développement de la syphilis comme celui des autres maladies constitutionnelles, il faut admettre l'existence d'une *prédisposition;* le principe morbide spécial, le virus n'agit qu'à titre de cause occasionnelle ; seulement pour la syphilis, la prédisposition est la règle, et l'immunité l'exception.

Il n'est pas exact non plus d'avancer, comme l'a fait M. Ricord, imité en cela par M. Rollet (de Lyon), que la syphilis débute toujours par un chancre. Je suis de ceux qui croient qu'on observe souvent la plaque muqueuse ou plaque syphilitique comme accident initial de la syphilis ; mais, en admettant avec M. Ricord, M. Rollet et d'autres auteurs, que cette plaque initiale exulcérée, dure à la base, soit un véritable chancre, ce que je ne saurais, pour ma part, concéder, il existe encore dans la science des faits qui échappent à la règle que ces auteurs ont eu la prétention d'établir.

Je doute, par exemple, qu'avec la meilleure volonté du monde, on puisse voir un chancre dans l'accident initial éprouvé par le quatrième des malades inoculés par M. Gibert pour prouver la contagion des accidents secondaires. Vous trouverez l'observation détaillée de ce malade dans le rapport présenté par M. Gibert à l'Académie de médecine, dans la séance du 24 mai 1859, et adopté dans la séance du 31 mai ; je me borne à vous citer ici le résumé qu'en donne mon savant collègue avant de la raconter en détail :

« Cette observation est beaucoup plus curieuse à cause du siége où a été puisé le virus (papule squammeuse du front); des apparences de celui-ci (la lancette n'était chargée que de sérosité sanglante) ; de la longue durée de l'incubation (trente-cinq jours environ); enfin de la forme du phénomène initial, qui n'a pendant toute sa durée offert d'autre lésion apparente qu'une papule étalée en plaque squammeuse sans aucune *exhalation* ni *excoriation ;* il n'y a pas moyen, par conséquent, d'admettre ici le sentiment de M. Rollet et de confondre une pareille lésion avec le chancre induré. »

M. Lagneau, qu'on peut considérer comme le représentant de l'école syphiliographique ancienne, s'exprime ainsi au sujet de la syphilis :

« La syphilis est une maladie éminemment contagieuse, caractérisée par divers symptômes qui se manifestent ordinairement aux parties génitales des deux sexes, après le coït avec une personne infectée. »

Cette définition est tout à fait incomplète ; elle ne donne aucune idée de la marche de la maladie, ni de la place qu'elle doit occuper dans les cadres nosographiques ; elle tend de plus à faire croire que la syphilis ne peut être contractée que pendant le coït, ce qui est tout à fait inexact. Il est juste d'ajouter que, dans son article SYPHILIS du *Dictionnaire en trente volumes*, M. Lagneau avoue son impuissance à définir convenablement la maladie qui nous occupe ; il pense même que, vu le nombre et la variété des symptômes qu'elle présente, il ne sera probablement jamais possible d'en donner une définition qui puisse, avec concision et clarté faire saisir tous les caractères qui la distinguent.

Si maintenant nous passons à l'école éclectique, nous trouvons la définition suivante, que nous empruntons aux auteurs du *Compendium de médecine*, et qui, de leur propre aveu, ne donne point une idée entièrement satisfaisante de la maladie à laquelle elle s'applique.

« La syphilis est une maladie spécifique, virulente, propre à l'espèce humaine, non spontanée, mais héréditaire ou transmise par voie de contagion, caractérisée à ses différentes périodes, soit par des accidents locaux, soit par des accidents généraux dont l'évolution suit le plus ordinairement une marche déterminée. »

J'ajouterai, pour terminer ce chapitre, que, dans beaucoup de traités de syphiliographie, vous ne trouverez point la syphilis définie. Les auteurs de ces ouvrages se sont contentés de décrire les différentes manifestations syphilitiques, en ayant soin d'indiquer qu'elles sont toutes reliées les unes aux autres par une même cause, le virus syphilitique.

§ II. — ÉVOLUTION DE LA SYPHILIS.

Quel ordre allons-nous suivre pour tracer un tableau d'ensemble de la syphilis? A cette question la réponse est facile ; nous allons suivre l'ordre de l'évolution naturelle, l'ordre chronologique de l'apparition des affections.

Quelle que soit l'opinion que l'on adopte relativement à l'origine de la syphilis, qu'on la considère comme ayant existé de toute antiquité en Europe, ou bien qu'on la fasse dater seulement de la fin du quinzième siècle, on est toujours obligé d'accepter comme démontrée cette proposition, que l'unité syphilitique n'a été connue qu'à partir du quinzième siècle. C'est à la fin du quinzième siècle et au commencement du seizième que l'unité pathologique a été réellement constituée. Dès cette époque, les historiens de la syphilis avaient parfaitement reconnu et signalé l'ordre de succession et la liaison des symptômes primitifs ou génitaux, et des symptômes consécutifs ou de la vérole confirmée.

Cette division si simple et si naturelle, qui représente l'enfance de la question, est encore la seule qui soit adoptée par quelques syphiliographes modernes, au nombre desquels je citerai M. Vidal, M. Lagneau, M. Gibert, M. Bassereau, etc. Tous les auteurs anciens cependant ne se sont pas contentés de cette classification ; ainsi, dès le seizième siècle, Thierry de Héry (1552) divisait les symptômes de la syphilis en trois périodes : les uns qui précèdent, les autres qui suivent, et les autres qui surviennent.

Malheureusement, à l'époque où écrivait Thierry de Héry, il existait une déplorable confusion entre les dartres et les éruptions syphilitiques, de sorte qu'il arrive quelquefois à cet auteur de ranger parmi les manifestations syphilitiques des affections qui présentent tous les caractères des éruptions dartreuses, telles que nous les connaissons aujourd'hui. Les affections squammeuses, les crevasses de la paume des mains et de la plante des pieds, par exemple, qu'il décrit comme des accidents tertiaires, doivent être rattachées au psoriasis dartreux palmaire et plantaire, qu'il se soit développé d'emblée avec les caractères du psoriasis, ou bien qu'il ait succédé *in situ* aux plaques syphilitiques des mêmes régions.

Vers la même époque, Fernel (1579) admit quatre périodes, au lieu de trois, dans l'évolution de la syphilis.

1° La première comprenait la pelade, caractérisée par la chute des cheveux et des poils de la barbe.

Aujourd'hui nous savons que, quand les cheveux et la barbe tombent dans le cours de la syphilis, c'est par suite d'éruptions qui ont leur siége sur les régions velues ; la chute des poils se fait dans ces cas sans aucune espèce de régularité. Lorsque, au contraire, la chute des cheveux ou des poils a lieu sur des surfaces régulières, arrondies, au niveau desquelles la peau conserve en apparence ses caractères normaux, ou bien prend une blancheur de lait, nous rattachons cet accident à une véritable affection parasitaire, la teigne pelade, qui n'a rien de commun avec la syphilis. Mais Fernel et les auteurs contemporains n'établissaient aucunement cette distinction, et pour eux la teigne pelade était une manifestation syphilitique.

2° La deuxième période de Fernel comprenait les taches et les boutons secs.

3° La troisième, les boutons humides, les croûtes et les ulcères.

4° La quatrième, les lésions plus profondes intéressant les tissus fibreux, les os, les muscles et les nerfs.

La quatrième forme de Fernel correspond à nos accidents tertiaires.

Cette nécessité d'établir des périodes dans l'évolution de la syphilis n'avait point échappé non plus à Hunter ; il avait parfaitement reconnu que « l'époque d'apparition des symptômes syphilitiques constitutionnels varie suivant les parties qui en sont le siége... les parties profondément situées manifestant l'action syphilitique plus tard que les parties superficielles. » De là, pour Hunter, des *parties du premier ordre*, la peau, les amygdales, le nez, la gorge, la surface interne de la bouche, et quelquefois la langue, qui sont affectées par la syphilis constitutionnelle quand elle est dans sa *première période*, et des *parties de second ordre*, le périoste, les aponévroses et les os, qui contractent l'action syphilitique quand la maladie est dans sa *seconde période*.

M. Ricord enfin a proposé, il y a longtemps déjà, une division qui présente beaucoup d'analogie avec les précédentes et qui a été généralement adoptée. Voici comment il s'exprime à ce sujet dans ses leçons sur le chancre :

« Le drame de la syphilis se divise naturellement en trois actes ou périodes.

« PREMIÈRE PÉRIODE : *Accidents primitifs*. — Le chancre, source obligée de la syphilis acquise ; le chancre avec son compagnon fidèle, le bubon que vous connaissez.

« DEUXIÈME PÉRIODE. *Accidents secondaires*, ouvrant la scène des symptômes constitutionnels de la syphilis, c'est-à-dire succédant au chancre dans les premiers mois. — Accidents des tissus superficiels.

« TROISIÈME PÉRIODE. *Accidents tertiaires,* ne se manifestant qu'à une époque déjà assez éloignée de l'accident originel, rarement avant le terme d'une demi-année, pouvant apparaître au delà, dans un espace presque illimité ; accidents affectant, comme vous le savez, les tissus profonds ; accidents tellement différents de ceux qui se produisent sur les parties externes, qu'ils semblent, comme le disait Hunter, constituer une autre maladie. »

En résumé, l'ordre de l'évolution naturelle de la syphilis est conforme à l'ordre anatomique; la maladie marche de la périphérie vers le centre, de la peau vers les viscères, semblable en cela aux autres maladies constitutionnelles. Vous savez que c'est en me fondant sur cette marche, révélée par l'observation, que j'ai pu, d'une manière générale, établir quatre périodes dans l'évolution symptomatique des maladies constitutionnelles. Cette division s'applique naturellement à la syphilis, pour laquelle j'admets les quatre périodes suivantes :

Première période. — La première période comprend des affections tégumentaires de la peau et des muqueuses : chancres et catarrhes spécifiques; puis des irritations sympathiques des ganglions voisins; des végétations ou excroissances sur la peau et les muqueuses; ces végétations, bien que se rattachant essentiellement à la maladie syphilitique, ne sont pas modifiées par le traitement mercuriel.

Deuxième période. — La seconde période est constituée par des affections tégumentaires sur le système cutané, d'une part, sur le système muqueux, de l'autre. Il faut, de plus, y rattacher des engorgements ganglionnaires, qui n'ont plus le même caractère que dans la première période.

Troisième période. — Les accidents de la troisième période ont tous pour siége le système fibro-musculaire et le système osseux. Ce sont :

Les arthropathies syphilitiques ;

La nécrose et la carie syphilitiques; les exostoses et les hyperostoses ;

Les abcès gommeux profonds, les périostoses, etc.;

Les rétractions et dégénérescences musculaires.

Quatrième période. — Enfin les accidents quaternaires de la syphilis sont des lésions des organes parenchymateux ou des viscères. Les gommes de la langue, des mamelles, des testicules ; puis les dégénérescences des organes contenus dans les cavités splanchniques.

A côté de cette division en quatre périodes, qui a trait à l'évolution de la syphilis, il en est une autre, fort importante, qui peut s'appliquer au groupe de manifestations contenues dans chaque période ; je veux parler de la division en affections spéciales et en symptômes communs ou généraux.

Les symptômes communs sont ceux qu'on trouve énumérés dans les traités de pathologie sous le titre d'*État général du malade*. Quand on a l'occasion d'observer l'évolution complète des maladies constitutionnelles, on est frappé de ce fait qu'au point de vue de l'état général, leur marche présente deux époques bien distinctes : une première époque où le consensus sympathique et morbide des fonctions existe à peine, et une seconde époque dite de *cachexie*, où ce consensus est parfaitement établi, de sorte qu'on ne peut, en quelque sorte, diminuer une manifestation morbide sans en augmenter une autre.

Pour en revenir à la syphilis, la fièvre prodromique, les douleurs rhumatoïdes, la courbature, etc., sont des symptômes communs, tandis que les *différentes affections syphilitiques* sont des affections spéciales.

C'est faute d'avoir établi cette distinction et de s'être placée sur le terrain de l'observation clinique, que l'école allemande a attaqué les doctrines que professent M. Ricord et la plupart des syphiliographes français relativement à l'évolution de la maladie syphilitique.

« De Baerensprung (j'emprunte ces détails à Virchow, *Syphilis constitutionnelle,* p. 7 et 8) n'adopte pas la classification de Ricord ; il lui en substitue une autre, qui repose exclusivement sur les données anatomo-pathologiques. Les symptômes secondaires, suivant lui, se manifestent par des inflammations limitées de la couche superficielle du chorion (macules et squames) ; ils amènent, en persistant, une hypertrophie plus ou moins grande du corps papillaire, et enfin une ulcération ayant le caractère du condylôme, c'est-à-dire une ulcération dont la base est le corps papillaire hypertrophié, occasionnant une cicatrice superficielle qui disparaît peu à peu.

« Les affections tertiaires partent du chorion lui-même, du tissu sous-muqueux et sous-cutané. Dans le tissu se produit un exsudat gélatineux, qui se tuberculise, se ramollit et s'ulcère, en laissant à sa place une cicatrice étoilée, à tout jamais indélébile. »

En un mot, dans l'opinion de Baerensprung, la syphilis secondaire se manifeste par des hypérémies et de simples exsudations, tandis que la syphilis tertiaire produit partout le tubercule.

Virchow, de son côté, n'admet pas pour la syphilis une évolution naturelle, semblable à celle que nous vous avons exposée. Il professe qu'il est impossible de tirer, dans chaque cas, de l'âge, de la nature et du siége, des circonstances extérieures, en un mot, de l'altération locale, des déductions suffisantes pour juger la période où se trouve l'affection générale d'un malade. « On ne peut, sur ces données, être autorisé à dire qu'il présente des accidents secondaires, tertiaires ou quaternaires ; ces divisions ne peuvent s'appliquer qu'aux altérations locales... Chacun des organes peut être affecté à sa manière, et les accidents primitifs de tel viscère peuvent exister en même temps que les lésions secondaires, tertiaires, etc., de tel autre (1). »

Au point de vue anatomique, le seul qu'envisage Virchow, les accidents syphilitiques sont passifs ou actifs.

« Les altérations passives sont de deux sortes :

« *a*. Les dégénérescences amyloïdes de la rate, des reins, du foie, de la muqueuse intestinale, ainsi que le marasme, l'anémie, l'hydroémie, l'albuminurie, l'hydropisie, la diarrhée, etc., qui en sont les conséquences;

« *b*. L'atrophie simple de la peau, la chute des cheveux (alopécie) et des ongles, l'atrophie de la graisse, des muscles (marasme), du sang (chloro-anémie).

« Les altérations actives se divisent aussi en deux groupes :

« *a*. Irritations légères (hypertrophies, hyperplasies), ou inflammations simples;

« *b*. Inflammations spécifiques graves, gommeuses. »

Pour Sigmund, de Vienne, qui adopte une classification purement chronologique, les symptômes secondaires précèdent toujours les symptômes tertiaires, et ne paraissent pas avant la sixième semaine, si l'on fait abstraction de l'induration, de l'ulcération primitive et du bubon; les tertiaires, les affections des os exceptées, ne se manifestent pas avant le sixième mois; mais, passé ce délai, tout symptôme observé serait tertiaire.

Que penser d'une classification qui repose sur un principe aussi exclusif? Evidemment elle ne saurait être exacte. Il

(1) Virchow, *Syphilis constitutionnelle*, trad. par P. Picard, p. 186. Paris, 1860. 1 vol. in-8º.

n'est pas besoin, en effet, d'une longue expérience pour voir, comme le dit Melchior Robert, que la période secondaire se prolonge au delà du terme assigné par M. Sigmund.

Cet exposé des doctrines de l'école allemande, relativement à l'évolution syphilitique, n'est pas fait pour donner une haute idée de son esprit d'observation.

Confusion, telle est, à mon avis, la caractéristique de cette école.

Pour ne parler que de Baerensprung et de Virchow, le mode pathogénique qu'ils ont adopté comme base de leur classification est un point de départ évidemment faux ; la preuve, je la trouve dans ce fait, signalé par Virchow, que l'induration chancreuse et la gomme se produisent suivant un mode pathogénique absolument identique, ce qui n'autorise pas, j'imagine, à les ranger dans la même période.

Si l'on veut rester dans le vrai, il ne faut demander au mode pathogénique que ce qu'il est susceptible de fournir, c'est-à-dire la détermination des lésions propres à chaque période.

La syphilis, qui produit des lésions si variées, ne procède en définitive que suivant trois modes pathogéniques différents : le mode inflammatoire, le mode plastique et le mode gommeux ; mais chacun de ces trois modes se retrouve dans les diverses périodes de l'évolution syphilitique. La gomme, par exemple, est un accident secondaire, tertiaire ou quaternaire, suivant qu'elle occupe la peau, le périoste ou les viscères. Voilà ce que nous apprend l'observation et ce que confirme la thérapeutique, en nous montrant que des lésions identiques, quant au mode pathogénique, réclament pourtant des agents médicamenteux différents.

Quand il s'agit d'établir la marche que suit une maladie, on doit s'adresser à l'observation clinique, et non point au mode pathogénique suivant lequel se produisent les lésions qui surviennent dans le cours de cette maladie. C'est affaire ici à la nosographie, et nullement à l'anatomie pathologique. Que signifie, par exemple, au point de vue de l'évolution syphilitique, ce fait, signalé par Virchow, et que je relevais tout à l'heure, que la gomme et l'induration du chancre présentent histologiquement la même composition? Devra-t-on, pour cette seule raison, ranger la gomme et l'induration chancreuse dans la même période? Mais une pareille conclusion mènerait tout droit à l'absurde.

L'étude clinique nous apprend qu'à une époque rapprochée de la contagion, la syphilis produit des manifestations tégumentaires superficielles, précédées ou accompagnées de phénomènes réactionnels variés, tels que fièvre, courbature, douleurs de tête et des membres, quelquefois, mais très-rarement, ictère, qui tiennent non pas à de véritables affections viscérales, mais à de simples troubles fonctionnels des organes. Il est impossible, en effet, par l'exploration minutieuse faite au lit des malades, de constater la moindre altération matérielle des viscères. A mesure qu'on s'éloigne du début (je parle, bien entendu, de la syphilis régulière, et non pas de certains cas exceptionnels de syphilis maligne), on voit survenir à la peau d'abord, et successivement dans les tissus plus profondément situés, tissu cellulaire, système osseux, système fibro-musculaire, etc., des altérations de plus en plus graves, qui laissent presque toujours des traces indélébiles de leur passage. S'il était vrai qu'on pût observer, dès le début et avant toute autre manifestation les graves altérations dont nous venons de parler, alors, de toute nécessité, l'évolution syphilitique telle que nous la comprenons serait fausse; mais l'observation de tous les jours démontre le contraire. Le tort de Virchow, c'est de vouloir appliquer à l'évolution générale de la maladie syphilitique ce qui ne concerne que l'évolution particulière des altérations syphilitiques dans chaque tissu. Nul doute que les modes pathogéniques se succèdent dans le même ordre pour tous les systèmes anatomiques, qu'il puisse y avoir dans tous les points du corps humain, comme le veut Virchow, tantôt des altérations syphilitiques légères, tantôt des modifications profondes; mais, encore une fois, ces données anatomiques ne sauraient infirmer notre manière de voir relative à l'évolution générale de la syphilis.

M. Bassereau se rapproche de l'école allemande en ce sens que la syphilis étant pour lui un empoisonnement, il considère l'infection générale comme se faisant en même temps sur tous les systèmes, les membranes tégumentaires aussi bien que les tissus osseux et fibreux. A l'appui de son opinion, il signale l'apparition simultanée des syphilides secondaires et des douleurs ostéocopes et rhumatoïdes. Mais on peut objecter à M. Bassereau qu'il confond, dans ce cas, les affections propres avec les symptômes communs; les céphalées, les douleurs ostéocopes et rhumatoïdes, vagues et sans siége bien déterminé doivent être rangées dans cette dernière classe.

Maintenant que nous avons justifié notre division de la syphilis en quatre périodes, passons rapidement en revue les accidents qui appartiennent à chacune de ces périodes.

§ I. — SYPHILIS PRIMITIVE.

L'école qu'on peut appeler ancienne, et qui compte au nombre de ses représentants Vidal (de Cassis), M. Lagneau, M. Gibert, etc., admet que la syphilis peut débuter par le *chancre*, le *bubon d'emblée*, la *plaque muqueuse*, les *végétations,* la *blennorrhagie.*

Dans l'école dite moderne, qui est beaucoup plus exclusive, on trouve les syphiliographes partagés en deux camps : les uns admettant que la syphilis peut débuter par *toutes les variétés décrites de chancres*, les autres ne reconnaissant comme accident primitif de la vérole qu'*un seul chancre particulier.:* le chancre qu'ils appellent *syphilitique* ou *infectant.*

A côté de ces deux écoles, dont la première maintient certaines vues trop arriérées, et dont la seconde est, à mon avis, trop systématique, j'en placerai une troisième, à laquelle j'appartiens, qui prend surtout pour guide l'observation clinique.

L'école de l'observation reconnaît :

Que, dans la syphilis *régulière*, *normale*, l'accident initial est ou bien *le chancre induré*, ou bien *la plaque muqueuse initiale;*

Que, dans certains cas exceptionnels de syphilis *irrégulière, anormale*, l'accident primitif peut être *le chancre mou ou la blennorrhagie ;*

Que, dans la syphilis *héréditaire*, les accidents qui se montrent les premiers sont *des accidents secondaires.*

A. — *Début de la syphilis normale.*

Pour ne parler d'abord que de la syphilis régulière, normale, nous reconnaissons donc qu'elle peut débuter par deux genres de lésions bien distinctes : le véritable chancre ou chancre huntérien et la plaque muqueuse initiale, que nous appelons, nous, la plaque syphilitique initiale.

Essayons de prouver que notre distinction est fondée, que nos deux lésions initiales existent en réalité, et, pour arriver à ce résultat, comparons-les dans leur évolution.

1° *Evolution du chancre induré.*—Après une incubation dont la durée moyenne varie de cinq à quatorze jours (cinq jours dans la statistique de M. A. Fournier, huit jours dans celle de M. Poncet, quatorze jours dans celle de M. Diday) (1), il survient au point contaminé une tache rouge plus ou moins animée, plus ou moins saillante ; dès le second ou le troisième jour de son apparition, cette saillie papuleuse présente à son centre un petit point suppurant, autour duquel existe une rougeur assez étendue ; vers le cinquième jour une véritable pustule a remplacé la papule enflammée. En crevant cette pustule, on aperçoit une ulcération arrondie, taillée à pic, à fond gris, à bords légèrement décollés, sans induration de la base, qu'il est impossible, même au doigt le plus exercé, de distinguer du chancre mou ; cet état de mollesse du chancre peut durer jusqu'à un mois et

---

(1) Cette durée moyenne de quatorze jours trouvée par M. Diday est probablement trop longue, puisque dans les vingt-neuf cas qui lui ont servi à l'établir, il y avait un certain nombre de faits qui se rapportaient, ainsi qu'il a eu soin de nous en prévenir lui-même, à la contamination par un accident secondaire.
(*Note du Rédacteur.*)

demi ; mais, dans les cas ordinaires, l'induration ne se fait pas attendre plus de dix à quinze jours après son apparition. Les bords, au lieu de rester déchiquetés, s'arrondissent et se continuent insensiblement avec le fond ; puis, la surface ulcérée se déterge, s'élève, prend une belle couleur rosée et devient bientôt exubérante (*ulcus elevatum*). C'est alors que l'induration possède ses caractères typiques. Elle se présente sous forme d'une saillie arrondie et circonscrite, convexe ou ombiliquée, qui, pressée entre les doigts, donne la sensation d'un tissu élastique résistant et chondroïde, sensation qui a quelque chose de tout spécial et qu'on n'oublie plus une fois qu'on l'a éprouvée. Tel est le véritable chancre induré. Ajoutons qu'au moment où l'induration se manifeste, les ganglions lymphatiques en rapport avec le chancre deviennent gonflés, durs, indolents, et forment cette masse agglomérée que M. Ricord a désignée sous le nom de *pléiade*.

Inutile de dire que la période papulo-pustuleuse échappe habituellement au médecin, mais Melchior Robert, à qui j'ai emprunté la plupart des détails qui précèdent, l'a constatée dans presque tous les cas où il a inoculé du pus de chancre induré à des individus indemnes de syphilis ; chez aucun de ces individus il n'a noté le phénomène de l'incubation indiqué par les auteurs ; toujours la papule apparaissait, le premier ou le deuxième jour de l'inoculation, absolument comme dans les inoculations faites avec le pus de chancre mou. L'incubation n'existerait donc pour le chancre induré que dans les cas où la contagion a sa source dans les rapports sexuels. Nous allons voir bientôt que, dans les inoculations pratiquées avec du liquide provenant d'accidents secondaires, l'incubation n'a jamais manqué, et que, presque toujours, elle a eu une durée considérable.

2° *Evolution de la plaque muqueuse ou plaque syphilitique initiale.* (Pseudo-chancre induré de M. Auzias-Turenne, érosion chancreuse de M. Bassereau, érosion chancriforme de M. Diday, érosion papuleuse superficielle de M. Langlebert). Après une incubation qui n'est jamais moindre de quinze jours, mais qui dure habituellement vingt-huit, trente et jusqu'à trente-cinq jours (pour dix cas d'inoculation de lésion secondaire rapportés par différents auteurs, M. Diday a calculé que la durée moyenne de l'incubation avait été de vingt-huit jours sept dixièmes), apparaît une papule restant longtemps sous forme d'une élevure cuivrée, sèche, étalée, se desquammant ensuite, plus tard se recouvrant d'une croûte, ou plutôt d'une écaille mince. Cette croûte ou cette écaille peut persister ou se détruire, suivant que la lésion repose sur une surface tégumentaire sèche ou humide. Quand on la détache artificiellement, on aperçoit au-dessous d'elle un ulcère rosé superficiel, à peu près de niveau avec les téguments voisins, fournissant un faible suintement séreux, ulcère qui peut manquer complétement, comme le prouve le fait cité plus haut de M. Gibert. Les tissus sous-jacents présentent habituellement une *induration légère, comme parcheminée; d'autres fois, mais rarement, une induration nettement accusée, cartilagineuse* (Auzias-Turenne.) Les ganglions lymphatiques correspondants sont durs, indolents, mais j'ai cru remarquer qu'ils restent isolés les uns des autres; tandis que dans les cas de chancre induré, ils forment des masses volumineuses, agglomérées, une véritable pléiade enfin, pour employer l'heureuse expression de M. Ricord.

La plaque initiale a une marche essentiellement chronique ; elle persiste presque toujours à l'époque où apparaissent les autres symptômes de la syphilis constitutionnelle, dont elle est d'ailleurs suivie à court intervalle.

En résumé : Défaut ou courte durée de la période d'incubation, forme élémentaire pustuleuse, ulcération plus ou moins profonde, induration large et consistante, toujours consécutive à l'ulcération, ganglions agglomérés formant une pléiade, tels sont les caractères du véritable chancre induré primitif.

Tandis que : Longue période d'incubation, forme papuleuse primitive, puis tuberculeuse sans ulcération avec des squammes, ou bien tuberculeuse avec érosion superficielle et croûte mince, induration parcheminée de la base, ganglions isolés les uns des autres, tels sont les caractères de la plaque initiale.

Est-il possible, je vous le demande, après cet exposé comparatif, de se ranger à l'opinion de M. Rollet, de Lyon, qui veut que l'accident provenant de la contagiosité secondaire soit regardé comme un véritable chancre induré ?

Ma manière de voir, conforme à celle de M. Auzias-Turenne, de M. Gibert, de M. Diday, de M. Langlebert, est que, dans tous les cas où l'on a cru trouver, dans la marche et les phénomènes de l'accident local, une complète analogie entre le chancre induré primitif et l'accident provenant de la contagiosité secondaire, on s'en est laissé imposer par des idées préconçues.

C'est à M. Auzias-Turenne que revient l'honneur d'avoir

appelé le premier l'attention sur le symptôme initial qui résulte de la contagion des accidents secondaires. Voici les paroles qu'il prononçait en 1855 à la Société de médecine du Panthéon, à propos de la question qui nous occupe :

« Plusieurs cas de vérole attribués à de prétendus chancres infectants, à des érosions chancreuses, par exemple, doivent être rapportés à la contagion directe du produit d'accidents secondaires. En effet, il n'est pas d'induration plus nettement accusée que celle qui occupe l'endroit contaminé par la communication de la syphilis par le produit d'accidents secondaires (1). »

Plus tard, M. Auzias-Turenne donna à ce symptôme initial le nom de *pseudo-chancre induré*, parce que, dit-il, « cela n'est pas et n'a jamais été un chancre, et de plus cela n'est pas à proprement *induré*, n'ayant toujours été que *dur*. »

Je n'accepte pas le nom de pseudo-chancre induré, qui pourrait faire croire que la lésion à laquelle il s'applique n'est pas d'origine syphilitique, mais j'accepte comme vraie l'idée qu'il représente dans l'esprit de M. Auzias-Turenne.

A l'époque où l'attention des médecins fut ainsi appelée sur la forme spéciale que revêt l'accident initial provenant de la contagiosité secondaire, M. Ricord et la plupart de ses élèves, fidèles en cela à la doctrine de Hunter, repoussaient avec force le fait même de cette contagiosité, en se fondant sur les résultats négatifs des inoculations qu'ils avaient pratiquées. C'était là cependant, il faut le dire, une question jugée dans le sens du pouvoir contagieux par un grand

(1) Extrait des procès-verbaux de la Société médicale du Panthéon. Paris, 1856.

nombre d'auteurs recommandables, qui trouvaient des preuves suffisantes de la contagiosité secondaire dans les résultats de l'observation clinique et dans les expériences irréfutables dues à Wallace, Vidal (de Cassis), Waller (de Prague), Rinecker, M. Bouley, l'anonyme du Palatinat, etc. Toutefois, comme il importait de ne laisser planer aucun doute sur une question de cette imprtance, qui intéressait à la fois la science, la pratique médicale et la médecine légale, M. Auzias-Turenne, qu'il faut louer pour le zèle dont il fit preuve en cette occasion, travailla avec ardeur à démontrer l'erreur de l'école huntérienne. Non content de réfuter cette erreur dans ses publications et ses cours, il écrivit, en octobre 1858, à M. le ministre de l'agriculture, du commerce et des travaux publics, pour le prier de porter la question devant l'Académie de médecine. Cette compagnie savante, ainsi appelée à se prononcer, admit dans la séance du 31 mai 1859, conformément aux conclusions de son rapporteur, M. Gibert, « qu'il y a des accidents secondaires ou constitutionnels de la syphilis manifestement contagieux ; qu'en tête de ces accidents il faut placer la papule muqueuse ou tubercule plat. »

M. Ricord lui-même, impuissant à réfuter les nouveaux faits d'inoculation secondaire produits par M. Gibert, dut s'avouer vaincu et reconnaître avec l'Académie entière le pouvoir contagieux de certains accidents secondaires.

On peut dire que depuis cette époque la doctrine de la contagiosité secondaire est universellement adoptée en France, puisque M. Ricord, abandonné successivement sur ce terrain par ses meilleurs élèves, était demeuré à peu près le seul défenseur autorisé de la doctrine opposée.

B. — *Début de la syphilis irrégulière.*

Vous m'avez entendu déclarer dans le cours de cette leçon que la syphilis irrrégulière pouvait débuter par une blennorrhagie ou un chancre mou. Cette opinion, je le sais, perd tous les jours du terrain, et pourtant elle est conforme à l'observation clinique.

Mais, avant d'aller plus loin, il me semble nécessaire de vous dire ce qu'on doit entendre par syphilis régulière et par syphilis irrégulière.

La syphilis régulière est celle dans laquelle l'accident primitif, chancre induré ou plaque initiale, escorté de sa pléiade, est suivi dans un intervalle qui ne dépasse pas six mois, mais qui est habituellement beaucoup plus court, six semaines ou deux mois, par exemple, d'éruptions généralisées, telles que roséole, éruptions papuleuses, pustuleuses, etc.

Par opposition, la syphilis irrégulière est celle dans laquelle les premières manifestations observées à la suite de l'accident initial, blennorrhagie ou chancre mou, n'apparaissent qu'au bout d'un intervalle considérable, deux ans, trois ans, dix ans ou même plus, et consistent dès l'abord dans des lésions profondes, circonscrites, telles que syphilides circonscrites et ulcéreuses, lésions osseuses, etc.

Eh bien, je dis, pour ne parler d'abord que de la blennorrhagie, que vous rencontrerez des individus qui, sans avoir jamais eu d'autres accidents vénériens qu'une blennorrhagie, et cela à une époque éloignée, se présenteront à vous avec des lésions le plus souvent profondes, dont la nature syphilitique ne pourra être mise en doute. Admettrez-vous dans ces cas un rapport de causalité entre la blennorrhagie éloignée et les accidents syphilitiques actuels? il me semble que vous serez obligés de l'admettre ; M. Ricord et son école sont forcés de l'admettre aussi, mais ils en donnent une explication ; c'est cette explication que je trouve mauvaise

Pour M. Ricord et ses partisans, MM. Bassereau, Melchior Robert, Diday, etc., toutes les fois qu'un malade atteint de syphilis constitutionnelle ne signale d'autre accident initial qu'une blennorrhagie, c'est qu'il a eu en même temps que cette blennorrhagie un chancre dont il ne s'est pas aperçu, ou bien que la blennorrhagie elle-même masquait un chancre larvé de l'urèthre.

Je suis loin de nier l'existence du chancre uréthral, j'en admets la possibilité ; je ne puis m'empêcher, toutefois, de faire remarquer à M. Ricord que, du point de vue de sa doctrine actuelle, les résultats positifs qu'il a obtenus autrefois, en inoculant du pus blennorrhagique à certains malades qui l'avaient eux-mêmes fourni, ne prouvent pas grand'chose relativement à l'existence du chancre infectant uréthral, puisqu'il accepte aujourd'hui comme démontré que le chancre infectant ne s'inocule jamais au sujet qui le porte. Il est vrai qu'à l'époque où les faits d'inoculation positive ont été publiés, la doctrine du double virus chancreux n'avait pas encore vu le jour ; le chancre mou pouvait alors être suivi d'accidents constitutionnels, mais, depuis, la théorie a changé tout cela. Avec l'hypothèse du chancre uréthral, il est difficile de comprendre pourquoi les symptômes constitutionnels tardent tant à se montrer, après la disparition de la blennorrhagie, et pourquoi ils sont alors presque toujours circonscrits et profonds.

Je crois, pour ma part, qu'il existe *une blennorrhagie syphilitique*, et je suis porté à admettre, avec M. Auzias-Turenne, qu'elle pourrait bien n'être qu'un symptôme constitutionnel transmis dans sa forme par les femmes syphilitiques atteintes de catarrhe spécifique de l'utérus et du vagin. C'est peut-être à cette particularité qu'elle devrait d'amener avec le temps et sans chaînon intermédiaire des lésions aussi profondes que les syphilides ulcéreuses et les exostoses. Cette blennorrhagie syphilitique fort rare, je ne la confonds en aucune façon avec la blennorrhagie ordinaire, qui est un simple accident local, sans retentissement sur l'organisme, pas plus que je ne confonds les catarrhes symptomatiques des maladies constitutionnelles avec les catarrhes purement idiopathiques. Il y a lieu de se demander, au point de vue pratique, si elle présente des caractères particuliers qui permettent de la reconnaître et d'instituer de suite un traitement en rapport avec sa nature. C'est une question que je me réserve de traiter à l'article *Diagnostic*.

Un mot maintenant à l'adresse de M. Bassereau, qui, ayant presque toujours trouvé ou des chancres en plein développement ou des traces non équivoques de chancres chez des individus qui s'étaient présentés à lui avec des syphilides exanthématiques précoces et qui prétendaient n'avoir eu d'autre accident antérieur qu'une blennorrhagie, semble en conclure que la blennorrhagie syphilitique n'existe pas. Ces constatations de M. Bassereau, faites à l'hôpital du Midi sur des malades atteints de syphilis récente, ne sauraient servir à élucider la question qui nous occupe. Ainsi que nous l'avons dit, en effet, les manifestations qui succèdent à la blennorrhagie consistent d'ordinaire dans des lésions tardives, profondes et circonscrites, ce qui fait que les malades, ne soupçonnant pas la nature de leur mal, n'ont aucune raison pour aller réclamer des soins à l'hôpital du Midi et se dirigent tout droit vers l'hôpital Saint-Louis.

Du chancre mou. — Le chancre mou peut être l'accident initial d'une syphilis irrégulière, mais il peut être également suivi, à courte distance, des symptômes d'une syphilis constitutionnelle régulière, normale ; enfin, dans la majorité des cas, il reste un simple accident local, sans retentissement sur l'organisme.

C'est ici le lieu de nous demander s'il existe une différence radicale entre le chancre mou ou chancre simple et le chancre que, par opposition, on a nommé chancre induré, chancre infectant. A cette question, les dualistes ou partisans du double virus chancreux répondent par l'affirmative, et ils donnent des deux lésions une description comparative dont les termes, pris un à un, sont entièrement dissemblables, sinon tout à fait opposés.

D'une part, chancre précédé d'une incubation prolongée; reconnaissant comme filiation obligée un chancre infectant ou bien un accident secondaire, pour ceux qui croient que la contagion secondaire produit un véritable chancre ; solitaire; non susceptible d'être inoculé au sujet qui le porte ou à un individu atteint de syphilis constitutionnelle ; se présentant à la période d'état sous forme d'un ulcère taillé à l'évidoir, dont les bords fuient vers le fond, de manière à lui donner un aspect cupuliforme; accompagné d'une induration à la base, induration élastique, chondroïde, et d'adénopathies polyganglionnaires, dures, indolentes; non douloureux; ne se compliquant presque jamais de phagédénisme ni de gangrène; toujours et fatalement suivi des symptômes de la syphilis constitutionnelle. Voilà pour le chancre infectant.

D'autre part : chancre se développant sans incubation; provenant de la contagion d'un chancre simple, ou d'un bubon chancreux suppuré; le plus souvent multiple; susceptible de s'inoculer à l'infini au sujet qui le porte ou à tout autre individu; se présentant à la période d'état, sous forme d'une ulcération assez profonde, à fond grisâtre, dont les bords sont taillés à pic, décollés; ne s'accompagnant jamais d'induration spécifique; ne donnant lieu qu'à une adénite mono-ganglionnaire suppurant le plus souvent et fournissant quelquefois un pus inoculable; habituellement très-douloureux; ayant une grande tendance à l'ulcération et se compliquant assez fréquemment de phagédénisme et de gangrène; ne donnant jamais lieu aux symptômes de la syphilis constitutionnelle et restant toujours un accident purement local, sans rapport avec la syphilis. Telle est la physionomie du chancre simple (1).

Les partisans du dualisme chancreux se sont laissé entraîner, je ne crains pas de le dire, par un esprit de systématisation beaucoup trop exclusif. Les faits cliniques et l'expérimentation leur ont donné tort dans bien des cir-

---

(1) Ce tableau comparatif est emprunté presque textuellement à la thèse de M. Aimé Martin. (Thèses de Paris, 1865.)

constances; mais que peuvent les faits cliniques et l'expérimentation contre un système arrêté d'avance?

M. Melchior Robert, qui a beaucoup médité le point doctrinal qui nous occupe et qui a cherché à le résoudre expérimentalement, est arrivé à des conclusions toutes différentes de celles de l'école dualiste.

Toutes les fois qu'il a inoculé du pus de chancre induré à des individus indemnes de syphilis, la pustule développée expérimentalement par l'inoculation n'a été précédée d'aucune incubation et a suivi les mêmes phases que celle qui résulte du pus de chancre simple.

Dans certains cas où il a inoculé simultanément du pus de chancre simple et du pus de chancre induré à un même individu exempt de syphilis, il a engendré deux pustules qui presque toujours affectaient une forme et une marche tellement identiques, qu'il était impossible de distinguer laquelle de ces deux pustules provenait du chancre induré ou du chancre simple. L'incubation, pas plus que les caractères objectifs de la première période, ne sauraient donc servir à différencier le chancre induré du chancre simple; ce qui fait qu'on attribue une longue période d'incubation au chancre induré, c'est qu'on le confond avec la plaque initiale (pseudo-chancre induré d'Auzias-Turenne, érosion chancriforme de Diday) qui provient de la contamination secondaire et qui a été précédée d'une longue période silencieuse dans tous les faits connus d'inoculation. M. Ricord, je me hâte de le dire, n'admet pas l'incubation prolongée du chancre induré. Cette prétendue période d'incubation, qui sépare le moment de la contagion de l'époque à laquelle le chancre est reconnu par le sujet contagionné, n'est, à vrai dire, pour lui qu'une période d'*inobservation*.

Le nombre des chancres ne peut être invoqué pour établir une différence radicale entre le chancre induré et le chancre simple, puisqu'on rencontre journellement des malades atteints de chancres indurés multiples. En ce moment même, vous pouvez voir dans nos salles plusieurs exemples qui confirment ce que j'avance ici. L'induration et l'adénopathie multiple et indolente donnent, il est vrai, une physionomie particulière au chancre infectant, mais ce sont là des symptômes indiquant non pas que la syphilis va venir, mais bien qu'elle existe déjà ; ils ne sauraient donc servir à trancher la question qui nous occupe en ce moment, qui est de savoir : si le chancre simple peut être suivi de syphilis constitutionnelle.

Cette question, l'observation clinique la résout d'une manière affirmative : Le chancre mou peut être suivi de symptômes constitutionnels après un long intervalle dans la syphilis irrégulière, mais il peut être suivi de symptômes précoces, tout comme le chancre induré, dans la syphilis régulière ; seulement, on est obligé de reconnaître que le plus ordinairement le chancre mou reste un simple accident local.

Tous les médecins qui ont, en fait de syphilis, une pratique un peu étendue, ont vu des chancres mous suivis des symptômes de la vérole. Melchior Robert a publié à cet égard des observations parfaitement convaincantes ; M. Ricord lui-même, qui pendant la plus grande partie de sa carrière scientifique a été partisan de l'*unitéisme*, a observé des cas de syphilis constitutionnelle après le chancre mou, et la preuve, c'est qu'il a fait dessiner planche X de son iconographie un ulcère primitif non induré, accompagné d'une syphilide polymorphe.

Les syphilisateurs savent très-bien qu'avec du pus de chancre dur on obtient à volonté des chancres mous, non-seulement sur des individus infectés, mais encore sur des individus vierges de syphilis.

Consultez à cet égard les publications de M. Boeck, de Christiania, et de M. Bidenkap, son élève. — (*Gazette des hôpitaux*, 1864, n°s 6 et 134.)

M. Bidenkap, par exemple, cite le fait suivant, qui ne peut guère laisser prise aux objections :

« La matière des pustules qui s'étaient développées sur des individus syphilitiques à la suite d'inoculations faites avec la matière de chancres infectants, ayant été inoculée à une femme indemne de syphilis, le résultat fut un chancre mou, qui, au bout d'un an et demi, n'avait encore été suivi d'aucun symptôme constitutionnel. Après ce temps, la malade (femme publique) contracta un chancre aux organes génitaux, suivi de roséole, de tubercules muqueux, etc., preuve certaine, ajoute M. Bidenkap, que son premier chancre n'était pas infectant, quoiqu'il fût dérivé d'ulcères infectants. »

M. Boeck, après d'innombrables expériences, est demeuré convaincu que le chancre mou et le chancre induré sont tous deux le produit du même virus, mais que l'intensité différente de ce virus fait les deux formes.

De son côté, notre compatriote Melchior Robert (1), dont

---

(1) Depuis que ces lignes ont été écrites, une mort aussi déplorable qu'inattendue est venue ravir à la science ce médecin distingué, dont les travaux

l'ouvrage est à coup sûr un des meilleurs que nous possédions sur la syphilis, est arrivé à des résultats tout à fait conformes à ceux de MM. Boeck et Bidenkap; il a démontré expérimentalement que le pus de chancre infectant peut développer, ce sont là ses propres expressions, chez l'individu exempt d'infection, une ulcération molle ayant tous les attributs du chancre mou, c'est-à-dire sans induration, sans adénites multiples, sans infection constitutionnelle.

De ce qui précède nous sommes autorisés à conclure que le chancre infectant et le chancre mou présentent entre eux, sinon une identité complète, du moins une parenté incontestable, qu'ils procèdent d'une source unique, le virus syphilitique, et que la manière différente dont ils se comportent peut s'expliquer par la prédisposition interne du sujet affecté et peut être aussi, comme le veut M. Boeck, par des propriétés inhérentes au virus lui-même.

Bubon d'emblée. — Végétations. — Je n'ai compris au nombre des accidents primitifs de la syphilis ni le bubon d'emblée ni les végétations; c'est qu'en effet, je ne crois pas à l'existence de ces bubons, qui se manifesteraient comme phénomène initial, sans qu'aucun symptôme primitif d'infection les ait précédés.

Quant aux végétations, je me suis suffisamment expliqué à leur sujet dans la première leçon; je les considère comme un accident purement local, qui dépend de l'irritation produite par un fluide spécifique, mais elles ne font pas partie de ce ruban diversement coloré auquel M. Ricord compare l'évolution de la syphilis.

consciencieux ont contribué à élucider bien des points obscurs en syphiliographie. (*Note du Rédacteur.*)

§ II. — Période secondaire.

Prodromes. — L'apparition des accidents secondaires est souvent précédée ou accompagnée de prodromes, qui ont été signalés par presque tous les auteurs.

Ces phénomènes prodromiques consistent dans une certaine altération des traits, une courbature assez prononcée et un malaise général. Les malades sont très-faibles, ils ont des vertiges, des éblouissements, parfois des accès fébriles intermittents, qui se montrent principalement le soir ou la nuit. Des céphalées nocturnes, souvent très-intenses, des douleurs rhumatoïdes ou de la continuité des membres accompagnent cet appareil symptomatique. L'ictère, qu'on a signalé quelquefois pendant la période prodromique, doit être considéré comme une complication ou comme un simple trouble fonctionnel, mais il n'est pas l'indice d'une altération syphilitique du foie. M. Ricord, qui a fait souvent analyser par M. Grassi le sang des syphilitiques à cette période, a noté la diminution du chiffre des globules et une augmentation dans la proportion de l'albumine. Ces prodromes fréquents, après le véritable chancre induré, manquent, au contraire, presque toujours après la plaque syphilitique initiale (pseudo-chancre induré), même quand le malade est couvert d'une syphilide exanthématique. C'est là un point que les auteurs ont négligé de signaler.

Les accidents de la période secondaire ont leur siége sur les téguments cutanés et muqueux, sur le système lymphatique, l'iris et le testicule. Nous allons les passer rapidement en revue, ceux du moins qui, comme les syphilides et les plaques muqueuses, seront étudiées avec les plus grand détails dans la deuxième et la troisième partie de ces leçons.

1° *Accidents secondaires de la syphilis sur le tégument externe.*

Les manifestations cutanées de la syphilis pendant la période secondaire sont les syphilides et les plaques syphilitiques ou plaques muqueuses de la peau.

A. *Syphilides*. — Les syphilides ont-elles un ordre régulier d'évolution? ont-elles des caractères distinctifs qui permettent de les classer? A ces deux questions nous répondrons par l'affirmative.

Les syphilides se produisent toujours dans le même ordre; il y a des syphilides précoces et des syphilides tardives, distinction admise par les bons auteurs de toutes les époques. Toutefois, quand on se livre à une étude un peu approfondie des éruptions syphilitiques, on ne tarde pas à s'apercevoir qu'il existe d'autres éléments de classification que l'époque d'apparition.

C'est, d'abord, la forme de la lésion élémentaire : les syphilides sont érythémateuses, papuleuses, pustuleuses, tuberculeuses, etc.

La répartition de l'éruption sur les téguments : les syphilides sont généralisées ou circonscrites ;

Le mode de groupement : les éléments éruptifs sont disséminés sans ordre, ou bien, au contraire, groupés de manière à former des cercles, des anneaux, des fers à cheval, etc. ;

La marche, la terminaison : les syphilides peuvent se terminer par résolution ou par ulcération ; elles sont susceptibles de récidiver.

Parfois la syphilis abandonnant les allures bénignes sous lesquelles nous sommes habitués à la considérer, prend un caractère exceptionnel de malignité ; elle se traduit à la peau par des ecthymas à forme ulcérative, des poussées de tubercules, qui bientôt sont frappés de gangrène.

Ces différentes manières d'être sont-elles le fait de la maladie syphilitique elle-même, ou bien faut-il en chercher la cause dans les circonstances extérieures ?

Les adversaires du mercure n'ont pas manqué de lui imputer tous les accidents graves qui peuvent survenir dans le cours de la syphilis : c'est ainsi qu'ils ont mis sur le compte du traitement mercuriel la terminaison par ulcération, la malignité de la syphilis ; malheureusement pour eux, l'observation de tous les jours vient donner un démenti éclatant à ces fausses interprétations. Le mercure est souvent le seul moyen de faire disparaître les manifestations graves de la syphilis, et d'ailleurs, ces graves altérations peuvent se rencontrer chez des individus qui n'ont jamais pris un atome de mercure. Ce n'est donc pas le mercure qui donne lieu aux syphilis malignes, ce n'est pas davantage l'état scrofuleux, non plus que les mauvaises conditions hygiéniques, c'est cette inconnue qu'on appelle la prédisposition interne.

Mais de ce que le mercure est sans influence sur le mode pathogénique des lésions syphilitiques, il ne s'ensuit pas qu'il n'ait aucune action sur la manière d'être des syphilides : la circonscription a été attribuée par l'école du Midi au traitement mercuriel. Pour ma part, voici ce que je crois pouvoir attribuer à l'influence du mercure : quand on administre ce métal, dès le début de la syphilis, il modifie d'une certaine façon les syphilides à venir, il fait qu'une roséole, par exemple, soit annulaire et discrète, au lieu d'être irrégulière et confluente, qu'une syphilide papuleuse, au lieu d'être généralisée, se montre seulement par groupes circonscrits. En un mot, le mercure peut retarder l'apparition d'une poussée syphilitique, il peut modifier les caractères topographiques d'une syphilide, mais il est impuissant à en modifier le mode pathogénique; il ne peut faire, par exemple, qu'une syphilide résolutive soit ulcéreuse; d'ailleurs, il n'a d'influence modificatrice que sur la première poussée des syphilides.

J'ai divisé les syphilides d'après leur mode de terminaison, en résolutives et ulcéreuses.

J'admets trois temps dans l'évolution des syphilides :

1er temps, syphilides exanthématiques.

2e — — circonscrites.

3e — — ulcéreuses.

Voici, d'ailleurs, le tableau des subdivisions de ces trois ordres de syphilides, tel qu'il a été inséré dans mes leçons de 1858.

SYPHILIDES.

Syphilides résolutives.

PREMIÈRE SECTION. — *Exanthématiques*.
1° Erythémateuse.
2° Papuleuse.
3° Pustuleuse.
4° Vésiculeuse.

DEUXIÈME SECTION. — *Circonscrites*.
1° Tuberculeuse.
2° Pustulo-crustacé.
3° Papulo-vésiculeuse.

Syphilides ulcéreuses.
{ Troisième section. — *Ulcéreuses.*
1° Puro-vésiculeuse.
2° Tuberculo-ulcéreuse.
3° Gommeuse.

Généralement les syphilides résolutives sont précoces, aussi comprennent-elles nos deux premiers temps de l'évolution des syphilides; à notre troisième temps appartiennent les syphilides ulcéreuses, qui, presque toujours, sont tardives.

Cette division n'est pas applicable à la syphilis maligne, où l'on peut observer, dès le début, de l'ecthyma à forme ulcéreuse et des poussées de tubercules bientôt frappés de gangrène.

B. *Plaques muqueuses ou plaques syphilitiques.* — Je n'admets pas, pour le dire en passant, d'autres plaques muqueuses primitives ou initiales que celles qui se développent au point contaminé dans la contagion des accidents secondaires, et qui constituent le pseudo-chancre induré de M. Auzias-Turenne. C'est à tort, suivant moi, que Vidal, MM. Cazenave, Gibert, Lagneau, ont décrit des éruptions primitives et d'emblée de syphilides et de plaques muqueuses; ces éruptions d'emblée n'existent pas.

Les plaques muqueuses ou plaques syphilitiques appartiennent à la période secondaire de la syphilis; elles sont localisées ou bien étendues à toute la surface du corps. Quand les plaques muqueuses sont généralisées, elles occupent à la fois la gorge, la cavité buccale, le pourtour de l'anus, la surface cutanée, la paume des mains et la plante des pieds et peuvent constituer à elles seules toute l'éruption syphilitique. C'est là une forme assez rare, et je suis porté à croire que, dans ces cas, la syphilis est le résultat de la contagion des accidents secondaires.

Les plaques muqueuses peuvent être généralisées, comme nous venons de le dire, et s'accompagner néanmoins d'une autre éruption syphilitique, roséole ou syphilide papuleuse, par exemple. Mais, le plus ordinairement, les plaques muqueuses sont limitées aux parties sexuelles, à la gorge et à l'anus. Nous n'y insisterons pas en ce moment, et nous passerons de suite à l'examen des manifestations secondaires de la syphilis sur le tégument interne.

La question des *plaques muqueuses cutanées* ou *plaques syphilitiques de la peau* reviendra tout naturellement plus loin et sera traitée alors avec tous les développements qu'elle comporte.

2° *Accidents secondaires de la syphilis sur le tégument interne.*

Ces accidents, que je me bornerai à énumérer, consistent dans une rougeur particulière de la muqueuse de la voûte palatine, du voile du palais, de l'isthme du gosier, rougeur qui s'accompagne de phénomènes légers d'angine, et quelquefois aussi d'un peu d'enrouement, quand la muqueuse laryngienne est atteinte.

En même temps que cette rougeur, on aperçoit souvent sur les surfaces hyperémiées des ulcérations superficielles, irrégulières, recouvertes de débris épithéliaux blanchâtres.

Notons aussi les plaques muqueuses qui ont une prédilection marquée pour la muqueuse buccale et de l'isthme du gosier. Leur présence a une grande importance au point de vue du diagnostic, puisqu'elle permet d'affirmer, sans crainte d'erreur, l'existence de la syphilis.

Quant aux ulcérations profondes se propageant jusqu'aux os, qu'on a l'occasion d'observer du côté de la voûte palatine, elles n'appartiennent pas à la période qui nous occupe.

Signalons, en passant, comme faisant partie de la période secondaire, le groupe des syphilides circonscrites et celui des syphilides ulcéreuses, sur lesquelles nous reviendrons avec détails lorsque nous nous occuperons de l'histoire particulière des syphilides.

3° *Des affections du système lymphatique.*

L'induration hypertrophique des ganglions et cordons lymphatiques annexés au chancre présente des variétés de forme et de consistance sur lesquelles je me suis suffisamment étendu dans la dernière leçon.

Mais la syphilis ne borne pas là son action sur le système lymphatique. En même temps que les syphilides, on constate l'induration des ganglions qui forment de petites tumeurs roulant sous le doigt. C'est surtout à la nuque qu'on trouve les ganglions lymphatiques engorgés, avec les caractères que nous venons de leur assigner. Cependant tous les ganglions du corps peuvent participer à l'altération, et non-seulement les ganglions, mais aussi les vaisseaux lymphatiques. Ces derniers donnent au toucher la sensation de petits cordons, que les auteurs ont bien décrits, sur la verge, mais qu'ils n'ont pas mentionnés dans les autres régions, à l'exception toutefois du docteur Trastour, qui a signalé le premier cet engorgement général du système lymphatique. J'insiste sur la présence de ces petits cordons durs, noueux, qu'on trouve surtout à la face interne des membres supérieurs et inférieurs, parce que, dans un cas douteux, ils peuvent devenir un élément précieux pour le diagnostic.

C'est ici le moment de nous demander quelle place occupe l'engorgement du système lymphatique dans l'évolution de la syphilis secondaire. Est-il, comme le veut M. Ricord, le résultat direct de l'intoxication syphilitique, ou bien n'est-il que le résultat de l'irritation produite sur les téguments par les premières poussées des syphilides? Je suis disposé à accepter cette seconde explication, parce que, dans tous les cas où j'ai observé l'engorgement lymphatique, il y avait coexistence de syphilide.

Il ne me reste plus, pour en finir avec les accidents de la période secondaire, qu'à vous parler de l'iritis et de l'albuginite syphilitiques.

4° *Iritis syphilitique.*

L'iritis syphilitique est, en général, un symptôme secondaire ; quelquefois, mais plus rarement, un symptôme de transition intermédiaire aux accidents secondaires et tertiaires.

Elle apparaît habituellement après que le malade a pris du mercure en certaine quantité. Aussi les antimercurialistes ont-ils accusé cet agent thérapeutique de produire l'iritis.

C'est là une erreur que M. Ricord et la plupart des syphiliographes ont réfutée victorieusement, en faisant voir que le mercure, loin de provoquer l'iritis, est peut-être le meilleur moyen de la combattre. Pour ma part, quand je me trouve en présence d'une iritis syphilitique, j'ai l'habitude, à l'exemple de M. Ricord, d'augmenter rapidement les doses de préparations mercurielles, et presque toujours l'affection cède promptement à ce traitement énergique.

L'iritis s'annonce ordinairement par une céphalalgie sus-orbitaire plus ou moins intense, qui s'irradie vers les tempes, sur le trajet des nerfs frontaux et sus-orbitaires, et s'accompagne presque toujours de larmoiement et de photophobie. Dès le début, l'œil est injecté, et les vaisseaux très-déliés qui rampent dans l'épaisseur de la sclérotique forment autour de la cornée le cercle dit périkératique ou sclérotidien. La couleur de l'iris ne tarde pas à se modifier et devient verdâtre ou fauve, suivant que l'œil était bleu ou noir. A ce moment, l'iris a perdu une grande partie de sa mobilité; le cercle pupillaire est rétréci et presque toujours déformé. Quelques ophthalmologistes ont voulu trouver dans cette déformation le moyen de reconnaître la nature de l'iritis; pour l'iritis syphilitique, la pupille serait tirée en dedans, d'après Weller et M. Sichel, en haut et en dedans, d'après Beer. Malheureusement, ces déformations n'ont aucune constance dans la forme ni le siége; elles sont dues à ce qu'un des points de l'iris est plus engorgé que les autres, ou bien à ce qu'il a contracté des adhérences avec la capsule cristalline. Ces adhérences nous expliquent la persistance de la déformation dans certains cas.

M. Ricord, dont l'opinion nous paraît ici très-acceptable, considère l'iritis syphilitique comme le résultat d'une éruption semblable à celle qui se manifeste du côté des téguments; de là, pour l'iritis syphilitique, des formes maculeuse, papuleuse et pustuleuse, et une gravité en rapport avec la profondeur de la lésion anatomique. Virchow semble admettre l'existence d'une iritis gommeuse, caractérisée par des excroissances tuberculiformes, qui seraient, comme la gomme récente, le résultat d'une prolifération cellulaire, et non d'une simple exsudation.

Quoi qu'il en soit, quand l'inflammation de l'iris est arrivée à un certain degré d'intensité, l'humeur aqueuse se trouble, devient opaque; des flocons fibrineux flottent au milieu d'elle et interceptent les rayons lumineux; on peut même observer un épanchement purulent à la partie inférieure de la chambre antérieure, un véritable hypopion dans la forme pustuleuse de l'iritis. La pupille devient de plus en plus irrégulière et se remplit de filaments plastiques qui sont susceptibles d'organisation et finissent tôt ou tard, quand ils ne sont pas résorbés, par faire adhérer l'iris aux parties environnantes.

Les troubles fonctionnels suivent une marche parallèle à celle de l'inflammation ; à mesure qu'elle augmente, les douleurs péri-orbitaires deviennent plus intenses; elles peuvent occuper toute une moitié du front et même s'irradier jusqu'au sommet de la tête. On observe quelquefois aussi un léger mouvement fébrile. La marche plutôt subaiguë que véritablement aiguë de l'iritis syphilitique est un des caractères qui, avec les antécédents et les symptômes concomitants, permettent de préciser sa nature. Son pronostic n'est pas très-sérieux, à condition qu'on intervienne à temps; autrement il peut rester des déformations de l'iris, des fausses membranes pupillaires, des adhérences à la capsule cristalline. On aura recours, comme traitement, aux émissions sanguines locales, aux préparations mercurielles à doses élevées, ou bien au calomel à dose fractionnée. Il sera utile, en outre, de faire des frictions autour de l'orbite avec de l'onguent mercuriel belladoné, et d'instiller souvent dans l'œil un collyre au sulfate neutre d'atropine, pour s'opposer aux adhérences de l'iris.

5° *Albuginite syphilitique.*

L'albuginite syphilitique correspond à ce que Virchow désigne sous le nom d'*orchite* et *périorchite syphilitiques* simplement inflammatoires, par opposition à une autre variété d'orchite syphilitique, qu'il appelle l'*orchite gommeuse.*

Elle se montre à la fin de la période secondaire comme un accident de transition entre cette période et la suivante. L'albuginite syphilitique attaque presque toujours les deux testicules, l'un après l'autre, mais à peu d'intervalle, de sorte qu'il est fréquent de les trouver tous deux malades sur le même sujet. Elle consiste essentiellement dans l'épaississement, l'infiltration plastique de la tunique albuginée et des prolongements qui en partent pour aller cloisonner la substance glanduleuse. Virchow fait remarquer que l'altération arrive jusqu'au réseau testiculaire, qu'elle respecte et ne dépasse pas dans le plus grand nombre des cas simples.

L'albuginite syphilitique est quelquefois accompagnée, au début, de douleurs sourdes dans le testicule qui en est le siége, mais presque toujours elle se développe à l'insu du malade. Le testicule augmente de volume, et quand on le presse entre les doigts, on y sent très-bien des zones fibreuses qui le parcourent en différents sens et qui présentent presque toujours des noyaux durs sur leur trajet. Peu à peu la tunique albuginée s'épaissit en même temps que le nombre des bandes fibreuses et des noyaux durs augmente, le testicule se trouve alors converti en une masse dure, homogène, régulière, qui présente une forme allongée caractéristique.

Cette tumeur est peu sensible; mais si on la presse un peu fort, le malade ressent encore la douleur que fait éprouver la pression d'un testicule sain ; cette sensation est d'un bon augure, puisqu'elle indique qu'une portion de la substance glandulaire reste intacte. Mais quand on abandonne les choses à elles-mêmes, il arrive un moment où la glande séminale est complétement dégénérée ; son tissu est alors très-dur et insensible à la pression. Presque toujours l'albuginite syphilitique s'accompagne d'un épanchement de liquide dans la tunique vaginale.

L'épididyme peut participer à l'affection; M. Nélaton semble même dire que c'est là une règle générale. Sans aller aussi loin que cet habile chirurgien, je ne saurais non plus me ranger à l'opinion de Melchior Robert, pour qui ces engorgements épididymaires sont dus à une ou plusieurs orchites blennorrhagiques antérieures. Vous avez pu voir, dans nos salles, un malade atteint d'un double testicule syphilitique avec engorgement épididymaire, qui n'a jamais eu d'orchite blennorrhagique.

Les malades affectés de sarcocèle syphilitique perdent bientôt leurs facultés génératrices; quand les deux testicules sont pris à la fois, les érections s'éteignent, le sperme devient aqueux, ne renferme plus qu'un petit nombre de spermatozoïdes altérés, qui finissent même par disparaître. A une certaine époque, les malades deviennent non-seulement stériles, mais impuissants.

La durée de l'albuginite syphilitique est indéfinie, quand on ne la soumet à aucun traitement; mais, convenablement traitée, elle cède assez vite. Dans ce cas, il peut y avoir résolution complète; si les canalicules spermatiques n'étaient que comprimés, le sperme recouvre peu à peu ses caractères normaux, et les fonctions génératrices reprennent leur énergie habituelle. Quand l'épanchement plastique a eu le temps d'atrophier la substance propre du testicule, la résolution peut encore être obtenue; mais alors le résultat est une atrophie plus ou moins prononcée de l'organe, dont les fonctions sont à jamais anéanties.

Quand l'affection est abandonnée à elle-même, sans aucun traitement, l'épanchement plastique peut rester stationnaire pendant un certain temps, ou bien subir la transformation fibreuse, cartilagineuse ou osseuse.

Il reste une autre terminaison possible de l'albuginite syphilitique, c'est la terminaison par suppuration. Curling, M. Rollet ont cité des cas de fongus bénin du testicule, à la suite de l'albuginite syphilitique. Nous croyons avec M. Ricord que, dans les cas de ce genre, on a plus souvent affaire à des gommes suppurées du testicule qu'à une véritable albuginite syphilitique.

Nous parlerons plus loin des gommes du testicule, qui sont une manifestation viscérale, et comme telles appartiennent à la quatrième période de la syphilis, ou tout au moins à une période intermédiaire à la troisième et à la quatrième.

§ III. — TROISIÈME PÉRIODE. — SYPHILIS TERTIAIRE.

La syphilis tertiaire peut faire suite sans interruption à la syphilis secondaire, ou bien ne se montrer qu'après un certain temps de cessation des accidents ; il est rare dans tous les cas, qu'on la rencontre avant le sixième mois à dater de l'accident initial. Il convient cependant de citer, comme exception à cette règle, quelques cas de vérole galopante, dans lesquels on a vu des exostoses survenir même avant la disparition complète de l'accident primitif.

Les manifestations secondaires se montrent généralement dans l'ordre suivant :

1° Les affections des os ;

2° Les affections du système cellulaire, c'est-à-dire les gommes profondes, qu'il ne faut pas confondre avec les gommes éruptives de la peau ;

3° Les affections des ganglions lymphatiques ;

4° Les affections des muscles ;

5° Les affections du système fibreux, tendons, aponévroses, etc.

Ajoutons à cette énumération les gommes de la langue et du testicule et la phthisie laryngée syphilitique, qui constituent, à proprement parler, une période de transition entre la syphilis tertiaire et la syphilis quaternaire.

1° *Affections des os.*

Tous les os ne sont pas également aptes à subir les atteintes de la syphilis ; ainsi les os longs et les os plats sont plus souvent attaqués que les os courts, et parmi les premiers, il en est un certain nombre qui semblent plus particulièrement prédisposés à ressentir la funeste influence du virus syphilitique. Ce sont par ordre de fréquence, les os de la face et du crâne, le tibia, la clavicule, le cubitus, le péroné, le sternum, etc. Ces os, remarquons-le en passant, sont situés superficiellement sous la peau dans tout ou partie de leur étendue.

La syphilis, pour produire les altérations osseuses, se sert des mêmes modes pathogéniques que pour produire les altérations des autres tissus, c'est-à-dire du mode inflammatoire, du mode hypertrophique et du mode gommeux.

Au mode inflammatoire appartiennent la périostite aiguë, la périostose ou inflammation chronique du périoste et l'ostéite aiguë.

La *périostite aiguë* se traduit par des douleurs superficielles et circonscrites, souvent très-intenses, qui s'exagèrent sous l'influence de la pression et de la chaleur du lit et sont bientôt suivies d'une tuméfaction appréciable à la vue et au toucher, dont les limites se confondent insensiblement avec les parties environnantes. La peau, au niveau des surfaces malades, est généralement un peu tendue, chaude et comme luisante.

Les choses peuvent en rester là, la périostite aiguë donnant naissance à un produit plastique qui se répand sous le périoste pour être plus tard résorbé ou transformé en tissu osseux ; mais il se peut aussi que le travail inflammatoire prenant une allure plus vive, plus intense, provoque la formation d'un abcès chaud sous-périostique, et que cet abcès s'ouvrant au dehors devienne le point de départ d'une plaie fistuleuse de longue durée. Cette terminaison par suppuration est rare dans la périostite aiguë d'origine syphilitique.

Quand l'inflammation du périoste revêt une marche chronique et qu'elle s'accompagne d'un gonflement dont la consistance va toujours en augmentant, elle porte alors le nom de *périostose ;* comme conséquence de la périostose, on observe habituellement la formation de tumeurs d'abord cartilagineuses et plus tard osseuses qui ont reçu le nom d'exostoses épiphysaires, sortes de stalactites qui se détachent de la surface des os.

Au mode inflammatoire, nous rattachons encore l'ostéite aiguë, qui provoque le développement des *exostoses celluleuses* ou *laminées* et de ces exostoses circonscrites qui ont reçu le nom de *nodi ;* nous réservons, quant à nous, le nom de *nodi* aux tumeurs circonscrites des tendons, dont nous aurons à nous occuper un peu plus loin.

Les *exostoses éburnées,* qui présentent à la coupe l'aspect et la dureté de l'ivoire ; les *hyperostoses,* qui sont le résultat de l'altération de toute l'épaisseur d'une portion d'os, reconnaissent souvent pour cause la syphilis et appartiennent au mode hypertrophique.

L'hyperostose n'appartient pas seulement à la syphilis, elle se rencontre fréquemment aussi dans le cours de la scrofule ; mais on la reconnaît alors à ce qu'elle n'est pas accompagnée de ces douleurs ostéocopes si vives, qui font le tourment des individus syphilitiques. Dans les cas douteux, on aura toujours la ressource d'instituer un traitement antisyphilitique et de profiter des renseignements indirects qu'il fournira pour le diagnostic. A l'appui de ce que j'avance ici, je vous rappellerai le malade de l'hôpital

Saint-Antoine dont j'ai déjà parlé dans mes leçons de 1858, qui était affecté d'hypérostose de la clavicule et de néphrite albumineuse, et qui guérit rapidement sous l'influence du sirop de biiodure de mercure, après avoir pris inutilement les antiscrofuleux, qui paraissaient d'abord si bien indiqués.

Les exostoses, dont je viens de vous signaler les principales variétés, nous présenteraient encore bien des particularités intéressantes à étudier sous le rapport du siége, du volume, de la forme, etc.; mais je ne saurais entrer dans tous ces détails sans m'écarter du plan que je me suis tracé. Qu'il me suffise de vous dire que les exostoses syphilitiques se montrent de préférence sur le tibia, le cubitus, les clavicules, les os du crâne et de la face. Leur pronostic, vous le comprenez, est très-variable, suivant le siége qu'elles occupent. C'est ainsi qu'une exostose de la face interne du tibia constitue une difformité à peine appréciable, tandis qu'une exostose, même peu volumineuse de la voûte orbitaire, devient, au contraire, une affection très-sérieuse, en raison de l'exophthalmie qu'elle détermine, et que les exostoses sans contredit les plus graves, eu égard à leur siége topographique, sont celles qui se développent à la face interne de la cavité encéphalo-rachidienne : la rigidité des parois, la délicatesse et l'importance des organes contenus, tout concourt ici à donner à l'exostose un caractère exceptionnel de gravité. Dans ce dernier cas, d'ailleurs, la lésion échappe à nos moyens directs d'investigation, et les troubles graves survenus du côté de l'intelligence, de la sensibilité et du mouvement peuvent seuls nous faire supposer son existence.

La *carie* et la *nécrose* sont quelquefois observées comme conséquence de la périostite et de l'ostéite syphilitiques.

Pour ce qui est de la carie, elle reconnaît bien plus souvent une origine scrofuleuse qu'une origine syphilitique. C'est à tort, selon moi, que Melchior Robert considère la carie des côtes comme étant souvent d'origine syphilitique ; pour ma part, je l'ai toujours vue appartenir à la scrofule, je pense de même, contrairement à son opinion, que la carie du rocher est presque toujours de nature scrofuleuse.

La *nécrose* est bien plus fréquemment que la carie le résultat de la syphilis; elle frappe de préférence les os de la face et en particulier ceux qui forment la charpente des fosses nasales, vomer, cornets, os propres du nez, etc., et de la voûte palatine ; on l'observe assez souvent aussi sur les os du crâne, et notamment sur le frontal. La nécrose syphilitique peut frapper d'emblée le tissu osseux, ou bien n'être que le résultat d'une altération des parties molles, qui se propage jusqu'aux os.

2° *Affections du tissu cellulaire : les gommes profondes et les abcès gommeux.*

Dans notre énumération des syphilides ulcéreuses, nous avons signalé la variété gommeuse qui se développe aux dépens des couches profondes de la peau elle-même et qui rentre dans les manifestations secondaires de la syphilis. Les tumeurs gommeuses, dont nous avons à nous occuper en ce moment, sont situées plus profondément ; elles s'observent le plus souvent dans la couche cellulense sous-cutanée ou sous-muqueuse ; mais on peut aussi les rencontrer dans le tissu cellulaire qui sépare les muscles. Au point de vue topographique, elles ne sont pas sans analogie avec les tumeurs graisseuses, qui, ordinairement situées dans le tissu cellulaire sous-cutané, peuvent occuper exceptionnellement les interstices celluleux des muscles.

Les gommes profondes présentent de grandes variétés au point de vue du nombre, de la forme, du mode de groupement, du siége : tantôt isolées et nombreuses, elles sont d'un diagnostic facile ; d'autres fois, agglomérées en plus ou moins grande quantité, elles forment des tumeurs volumineuses, irrégulièrement arrondies et bosselées, dont la véritable nature peut paraître difficile à déterminer. Fort heureusement, dans ces cas, les antécédents du malade, les lésions concomitantes et par-dessus tout les résultats du traitement, constituent autant de sources précieuses de renseignement.

Les tumeurs gommeuses sont quelquefois disséminées sur les diverses régions du corps, cependant elles semblent affecter une préférence marquée pour les membres, et après les membres, pour la face et les organes renfermés dans la cavité buccale.

Petites au début, puisqu'elles ont à peine le volume d'un pois, toujours très-dures, ces tumeurs adhèrent à la face profonde de la peau par une sorte de pédicule, mais elles restent mobiles sur les tissus sous-jacents. Leur accroissement, très-lent, ne provoque aucun phénomène réactionnel, il leur faut souvent plusieurs mois pour acquérir le volume d'une noisette ou d'une noix, et ce n'est que très-exceptionnellement qu'elles atteignent la grosseur d'un œuf de poule.

Arrivées à une certaine période, les tumeurs gommeuses sont presque toujours manifestement fluctuantes, bien que la pression n'y détermine aucune douleur ; si on vient alors à les ponctionner avec un trocart, on en fait sortir un liquide filant, transparent, qui ressemble assez bien à une solution de gomme et légitime parfaitement le nom qu'on a imposé à ces sortes de productions. A ce moment encore, les tumeurs gommeuses, traitées convenablement, sont susceptibles de disparaître sans laisser de traces, mais il s'en faut qu'on observe toujours cette issue favorable ; souvent, au contraire, la tumeur gommeuse, arrivée à un certain volume, rougit, s'enflamme, contracte des adhérences avec les parties voisines, et finalement s'ouvre à la surface de la peau par un ou plusieurs pertuis à la fois. Il en résulte de petits ulcères grisâtres, profonds, dont l'orifice, étroit et arrondi, conduit dans une cavité assez spacieuse. Lorsque plusieurs de ces ulcères se réunissent par suite du travail de destruction qui envahit de proche en proche les tissus voisins, ils contribuent à former de vastes plaies grisâtres, anfractueuses, à bords décollés, dont la cicatrisation est toujours suivie de difformités considérables.

Les ulcères gommeux ont peu de tendance à guérir d'eux-mêmes, ou bien, s'ils se cicatrisent dans un point, c'est pour reparaître un peu plus loin ; quand on parvient à en obtenir la guérison définitive à l'aide d'un traitement rationnel, c'est toujours au prix d'une cicatrice enfoncée qui conserve longtemps une teinte violacée en rapport avec son origine, mais qui finit cependant par prendre à la longue la coloration blanc mat propre à tous les tissus cicatriciels.

3° *Syphilis tertiaire des ganglions lymphatiques.*

La syphilis tertiaire des ganglions lymphatiques n'a pas

été signalée par les auteurs ; on ne trouve mentionnés nulle part ces ulcères lymphatiques tertiaires qui ressemblent d'une manière frappante à des ulcères scrofuleux. Dans un cas que j'ai eu sous les yeux, la ressemblance était parfaite, mais, comme il existait, en même temps que les ulcères lymphatiques, des gommes du voile du palais et de la face antérieure du sternum, je fus mis aisément sur la voie du diagnostic ; j'ajouterai que les résultats du traitement confirmèrent mon appréciation, puisque au bout de six semaines le malade sortait complétement guéri.

En résumé, des altérations du système lymphatique peuvent se rencontrer dans les trois premières périodes de la syphilis.

Dans la première, c'est le bubon annexé au chancre, avec ses caractères variables.

Dans la seconde, c'est l'engorgement du système lymphatique superficiel, ganglions et vaisseaux tout à la fois.

Dans la troisième période, nous trouvons de véritables bubons syphilitiques suppurants, analogues aux bubons scrofuleux.

4° *Syphilis musculaire.*

Elle a été, dans ces derniers temps, l'occasion de travaux sérieux entrepris par MM. Ricord, Lebert, Bouisson, et surtout par Virchow, qui a très-bien décrit les altérations syphilitiques du système musculaire.

L'affection peut débuter par des symptômes purement subjectifs, comme la douleur ; mais, contrairement à ce qui se passe dans les prodromes de la syphilis, où les douleurs rhumatoïdes, tout en indiquant un état de souffrance des muscles, ne s'accompagnent d'aucune lésion matérielle appréciable, on voit ici survenir tôt ou tard des lésions anatomiques faciles à reconnaître. Ces altérations anatomiques sont de deux sortes. Ce sont d'abord « les dégénérescences calleuses du tissu musculaire, altérations analogues à celles que produit l'inflammation rhumatismale simple ou traumatique ; au milieu du tissu interstitiel des faisceaux musculaires se développe un tissu conjonctif qui se sclérose et détruit, après l'avoir atrophiée, la fibrille musculaire primitive. »

A cette variété de lésion se rapporterait, suivant Virchow, la contracture musculaire que M. Bouisson a observée sur les fléchisseurs de l'avant-bras, sur un des muscles oculo-moteurs, et particulièrement sur les muscles sphincters.

« Les *tumeurs musculaires* se comportent autrement, leur mode de terminaison est très-variable, d'après Bouisson ; il dit qu'elles se ramollissent, suppurent, s'indurent, deviennent cartilagineuses et peuvent s'ossifier. Billroth regarde les tubercules musculaires comme une exsudation couenneuse pénétrant la substance du muscle ; il décrit l'ulcération d'une de ces tumeurs. »

« D'après Bouisson, elles sont produites par une lymphe plastique grisâtre, s'accompagnant d'hypertrophie. Ricord en donne une figure, et les rapporte à une dégénérescence plastique. Les tumeurs syphilitiques des muscles ont, en effet, la même marche que les tumeurs gommeuses du testicule et du foie : elles résultent de la prolifération du tissu conjonctif interstitiel, et présentent les métamorphoses graisseuses et caséeuses des couches de nouvelle formation (1). »

(1) Virchow, *Syphilis constitutionnelle*; traduct. par P. Picard, p. 106.

Ces tumeurs musculaires se produisent d'une manière indolente et toute chronique; elles occupent l'épaisseur des muscles, sous forme d'indurations circonscrites, plus ou moins résistantes, que le toucher permet facilement de sentir; elles siégent de préférence, mais non d'une manière exclusive, sur les fléchisseurs : c'est là que M. Ricord et Melchior Robert les ont observées. Les muscles atteints sont rétractés; il est impossible aux malades d'étendre leurs membres, tandis que la flexion se fait sans douleur. A la longue, et en l'absence d'un traitement approprié, la fibre musculaire se trouve étouffée et disparaît; il en résulte alors de véritables atrophies musculaires tout à fait irrémédiables. La terminaison par suppuration et la transformation cartilagineuse et osseuse des tumeurs musculaires, signalées par M. Bouisson, doivent être considérées comme excessivement rares.

5° *Syphilis des parties fibreuses, tendineuses et ligamenteuses.*

Les tissus fibreux ne sont pas plus exempts que les muscles de la dégénérescence plastique tertiaire. Ces dépôts plastiques, qui se forment sur le trajet des tendons, constituent les tumeurs arrondies connues sous le nom de *nodi*. Le tendon de la longue portion du sterno-cléido-mastoïdien, de cette portion qui va s'insérer à la partie supérieure du sternum, est le siége de prédilection de ces nodi. D'après M. Bouisson, les tumeurs de cette sorte peuvent suppurer ou s'ossifier; leur présence gêne les mouvements du muscle, mais avec un traitement approprié on en obtient assez facilement la résolution. L'enveloppe fibreuse des corps caverneux peut devenir elle-même le siége de cette infiltration plastique, il en résultera comme conséquence une direction vicieuse du pénis au moment de l'érection, et un obstacle quelquefois insurmontable aux rapports sexuels. M. Ricord, Melchior Robert ont observé des faits de ce genre. J'ai rapporté moi-même, dans mes leçons de 1858, le cas d'un octogénaire qui présentait une induration plastique de l'enveloppe des corps caverneux, survenue trente ans après les accidents secondaires, et qui guérit rapidement sous l'influence du sirop de biiodure ioduré.

Devons-nous, à l'exemple de Ph. Boyer, admettre une tumeur blanche syphilitique? Si par tumeur blanche on entend l'érosion des cartilages d'encroûtement, la carie, la nécrose des extrémités articulaires, je répondrai non. Mais je pense qu'il existe une arthropathie spécifique, caractérisée par l'induration des tendons et des ligaments, par des nodi, par des gommes du tissu cellulaire et par des douleurs profondes ayant le caractère des douleurs ostéocopes.

6° *Accidents de transition : gommes de la langue et du testicule, phthisie laryngée syphilitique.*

Avant d'aborder la description des accidents qu'on rencontre dans la quatrième période de la syphilis, je dirai ici quelques mots de ceux que j'ai rangés sous le titre d'accidents de transition, à savoir : les gommes de la langue, les gommes du testicule et la phthisie laryngée syphilitique.

Les *gommes de la langue* se développent dans l'épaisseur même du parenchyme de cet organe; elles présentent tous les caractères que nous avons assignés aux tumeurs gommeuses du tissu musculaire, ce qui nous dispense d'y insister; elles peuvent se terminer par résolution, mais il leur arrive plus souvent peut-être que dans les autres muscles de se terminer par suppuration et ulcération ; les ulcères ont été pris quelquefois pour des ulcères de nature cancéreuse, et traités en conséquence par des moyens chirurgicaux. C'est là une erreur fâcheuse, qui peut entraîner de graves mutilations de l'organe, et, de plus, une erreur qu'il est facile d'éviter, en instituant comme pierre de touche un traitement antisyphilitique.

Les *gommes du testicule* sont aussi un accident de transition entre la période tertiaire et la suivante.

Nous croyons, en effet, avec Virchow, que la syphilis peut déterminer dans le testicule « deux séries d'évolutions pathologiques : l'une, purement inflammatoire, est représentée par l'orchite et la périorchite, c'est-à-dire parce que nous avons décrit sous le nom d'albuginite syphilitique ; l'autre comprend les formes gommeuses spécifiques (1). »

Ces deux lésions se montrent assez souvent réunies sur le même individu. Un testicule est induré, tandis que l'autre présente l'altération gommeuse, de sorte qu'il y a lieu de se demander, suivant Virchow, si les tubercules gommeux ne se développent pas peu à peu, au milieu de l'induration simple ; des faits cliniques peuvent seuls résoudre cette question.

Les gommes du testicule, une fois développées, peuvent se terminer par résolution ou par suppuration. Leur fonte purulente explique la production de ces fongus bénins qu'on a signalés dans certains cas de sarcocèle syphilitique.

(1) Virchow, *Syphilis constitutionnelle*, traduct. par Picard, p. 70.

Phthisie laryngée syphilitique.

Il nous reste maintenant, pour en finir avec les accidents de transition, à dire quelques mots de la phthisie laryngée syphilitique. Dans cette affection, les altérations peuvent débuter d'emblée par le larynx, ou l'envahir de proche en proche, après s'être manifestées d'abord sur le pharynx. Elles consistent, au début, dans le gonflement inflammatoire de la totalité ou d'un point limité de la muqueuse et du tissu cellulaire sous-muqueux; mais bientôt des ulcérations s'établissent, qui gagnent en profondeur et en surface, érodent ou détruisent en entier les cordes vocales et les muscles phonateurs, atteignent les cartilages laryngiens, en provoquent l'ossification et finalement la nécrose. Il semble douteux que la syphilis puisse attaquer directement la charpente cartilagineuse du larynx. La cavité laryngienne se trouve ainsi transformée en une vaste ulcération anfractueuse et bourgeonnante, qui ne laisse plus passer l'air qu'avec une extrême difficulté. Si, à ce moment, on exerce une pression extérieure sur le larynx, on y perçoit des craquements qui annoncent l'altération des cartilages.

Ces graves lésions ne peuvent se produire sans amener des troubles fonctionnels et des troubles de la santé générale.

Au début, la voix est enrouée, la respiration pénible, les malades éprouvent des picotements et une toux sèche, parfois quinteuse; plus tard, leur voix s'éteint complétement et ils expectorent en abondance du pus mêlé de sang. La déglutition devient de plus en plus pénible et difficile, soit que les ulcérations aient gagné le pharynx et le voile du palais, soit que l'épiglotte, en partie détruite, permette aux aliments de s'introduire dans le tube aérien. La respiration n'est pas moins gênée que la déglutition : les malades ont de fréquents accès de suffocation, et pour les empêcher de succomber, on est parfois obligé d'avoir recours à la trachéotomie, ressource bien précaire, quand on songe à l'altération qu'a subie la santé générale. Il est des circonstances pourtant où la trachéotomie rend de grands services, c'est lorsque l'aggravation de la dyspnée est accidentelle, qu'elle tient par exemple à ce qu'un fragment de cartilage, incomplétement détaché, obstrue le larynx, ou bien à une complication d'œdème des replis ary-épiglottiques.

On comprend facilement que sous l'influence de ces lésions étendues du larynx et des troubles fonctionnels qui en résultent, la santé générale subisse de profondes atteintes. L'appétit diminue, les fonctions digestives se troublent, il y a de la fièvre, des sueurs nocturnes, de l'insomnie; les malades maigrissent, perdent leurs forces et finissent par tomber dans le marasme, absolument comme dans la phthisie laryngée d'origine tuberculeuse; la dyspnée faisant alors des progrès, ils succombent à l'asphyxie, sans que l'ouverture de la trachée puisse prévenir cette terminaison fatale.

Le tableau que nous venons de tracer de la phthisie laryngée syphilitique n'est vrai qu'autant que l'affection est abandonnée à elle-même; par un traitement approprié, on pourra arrêter ses progrès et obtenir une guérison complète. Malgré cette restriction, le pronostic de la laryngite syphilitique offre toujours une certaine gravité, en ce sens que les fonctions du larynx ne se rétablissent presque jamais entièrement. La voix reste plus ou moins voilée ou même complétement éteinte.

Est-il besoin d'insister sur le diagnostic différentiel de la laryngite syphilitique tertiaire et des plaques muqueuses du larynx? Evidemment non. L'apparition tardive, les lésions concomitantes, l'altération grave et permanente de la voix, l'extrême émaciation du malade caractérisent suffisamment la laryngite syphilitique tertiaire.

Laissez-moi maintenant vous rapporter une observation qui offre, entre autres particularités intéressantes, celle d'une phthisie laryngée syphilitique terminée par la guérison :

M. X***, commis-voyageur, contracte un chancre en Espagne et prend des pilules de protoiodure pendant six semaines environ. A un an de là, il vient me consulter pour savoir s'il peut se marier, ce à quoi je l'autorise, ne trouvant aucune trace d'accidents, et croyant qu'il avait eu un chancre mou. Le mariage se fait donc : la jeune fille qu'il épouse est fraîche, bien portante, de moralité irréprochable.

Au bout de six mois de mariage, la jeune femme devient enceinte. Vers le quatrième mois de la grossesse, elle perd ses forces, maigrit, se sent très-faible : fausse couche à cinq mois. L'enfant, d'après ce qu'on m'a raconté (je n'assistais pas à la fausse couche), était flétri et couvert de boutons.

La mère elle-même se vit bientôt en proie à une éruption d'une effroyable malignité, qui recouvrait presque toutes les régions du corps; elle fut alors soignée par un de mes collègues de l'hôpital Saint-Louis, qui employa inutilement le mercure, l'iodure de potassium, l'huile de foie de morue.

Lorsque je fus appelé près d'elle, trois mois s'étaient écoulés depuis la fausse couche ; je la trouvai avec de vastes ulcères serpigineux, qui occupaient le tronc, les cuisses et les bras, et qui avaient succédé à une syphilide pustulo-crustacée ulcéreuse.

Les caractères des ulcères ne pouvant laisser subsister le moindre doute sur leur nature, je prescrivis un traitement mercuriel. Ici se place une particularité intéressante. Quand la malade eut fait usage du mercure pendant quelque temps, elle fut prise tout à coup d'accidents hémiplégiques : langue déviée, bouche contournée, faiblesse de tout un côté du corps. Je cessai le mercure, les accidents paralytiques disparurent ; je repris le mercure un peu plus tard, réapparition des mêmes accidents ; je renouvelai la tentative quatre ou cinq fois, toujours même résultat, si bien que, dans ce cas particulier, on ne saurait méconnaître une corrélation intime entre l'administration du mercure et la production des accidents paralytiques. Ce que voyant, je dus renoncer tout à fait à l'emploi du mercure ; je le remplaçai par l'iodure de potassium, et après diverses péripéties, j'eus la satisfaction d'obtenir la guérison des ulcères serpigineux.

Les manifestations du côté de la peau avaient à peine disparu, que se montrèrent des accidents laryngés, probablement des ulcérations des cordes vocales, et presque en même temps de graves symptômes de phthisie pulmonaire. On ne tarda pas à constater, par l'auscultation, les signes de nombreuses excavations dans le parenchyme pulmonaire, et bientôt aussi apparurent les signes d'une maladie du foie et d'une néphrite albumineuse.

M. Cruveilhier, appelé en consultation, déclara que la malade était en proie à une phthisie pulmonaire tuberculeuse, et qu'il n'y avait aucun espoir de guérison. Je ne partageai pas cette opinion, et je considérai les symptômes pulmonaires comme le résultat de la fonte purulente de nombreuses tumeurs gommeuses syphilitiques.

Quoi qu'il en soit, la malade prit alors, à mon insu, une trentaine de bouteilles de rob Laffecteur ; plus tard, je revins à l'iodure de potassium, et finalement cette dame guérit, mais en conservant une aphonie complète.

Actuellement, après plusieurs années, la guérison ne s'est pas démentie, seulement l'aphonie persiste au même degré, et le docteur Fauvel, consulté, a déclaré, après examen laryngoscopique, que les cordales vocales étaient détruites, et le larynx parsemé de brides cicatricielles.

Le mari, que j'ai examiné à différentes reprises pendant la maladie de sa femme et qui s'observait d'ailleurs avec soin, n'a jamais présenté d'accidents apparents depuis le chancre qu'il a contracté en Espagne ; aussi tout me porte à croire que, dans cette circonstance, la transmission syphilitique s'est faite à la mère par l'intermédiaire du fœtus, qui tenait la syphilis du père.

Ce n'est pas la première fois, d'ailleurs, qu'on observe la transmission de la syphilis à la mère par le fœtus qu'elle porte dans son sein. Comme renseignement complémentaire, je dois ajouter que le mari m'a avoué qu'il n'avait pu résister, pendant la longue maladie de sa femme, au besoin de prendre une maîtresse, et qu'il en avait eu deux enfants, tous deux morts, en bas âge, de convulsions, m'a-t-il dit, l'un à six mois, l'autre à dix-huit mois. Cet homme est resté maigre et assez chétif.

§ IV. — QUATRIÈME PÉRIODE. — SYPHILIS VISCÉRALE.

Qu'il me soit permis, messieurs, avant d'aborder l'étude si importante de la syphilis viscérale proprement dite, de vous signaler en quelques mots ce qu'on peut appeler la syphilis viscérale indirecte. Je vous ai parlé, à propos de la syphilis secondaire, d'ulcères syphilitiques qui, se propageant jusqu'aux os et les frappant de nécrose, établissaient ainsi une sorte de continuité entre les accidents de la période secondaire et ceux de la période tertiaire, eh bien ! nous avons à enregistrer des phénomènes de même ordre comme conséquence de la syphilis tertiaire. Elle peut, quand elle occupe les parois des cavités splanchniques, provoquer certains désordres fonctionnels qui indiquent que les viscères eux-mêmes n'ont pas été à l'abri de ses atteintes, mais qu'au contraire, l'altération syphilitique s'est propagée jusqu'à eux, ou, tout au moins, leur a fait subir un certain degré de compression. On est alors en présence de la syphilis viscérale indirecte, dont je vous parlais tout à l'heure.

Songez un instant à l'extrême rigidité de la boîte crânienne, et vous comprendrez sans peine qu'une tumeur développée à sa face interne, doive faire naître des désordres presque aussi graves que si elle occupait la pulpe cérébrale elle-même : convulsions partielles ou générales, désordres de l'intelligence, paralysies variées du sentiment, des organes des sens et du mouvement. Si la tumeur se développe à l'intérieur de la cavité rachidienne, les fonctions de la moelle seront plus ou moins complétement abolies.

Dans le thorax, où les parois jouissent d'une certaine extensibilité, les phénomènes de compression sont déjà moins à redouter ; on conçoit cependant que des exostoses volumineuses de la clavicule, des côtes, du sternum ou du corps des vertèbres, puissent comprimer l'œsophage, la trachée, les vaisseaux et nerfs intra-thoraciques, les poumons et le cœur lui-même, et qu'il en résulte de la gêne de la déglutition, des perturbations plus ou moins graves dans les fonctions respiratoire et circulatoire.

Dans la cavité abdominale, malgré l'extensibilité pour ainsi dire illimitée des parois, de gros troncs veineux pourront être comprimés par des exostoses des vertèbres, et l'on verra se produire de l'œdème des membres inférieurs et même de l'ascite.

Mais laissons de côté cette syphilis viscérale indirecte, qui appartient réellement à la syphilis tertiaire, et occupons-nous dès à présent de la syphilis viscérale proprement dite.

Une première question se présente :

Pouvons-nous diviser les affections viscérales de la syphilis comme celles de la scrofule, en affections aiguës et en affections chroniques? Existe-t-il, en d'autres termes, comme le veut M. Lagneau, une méningite, une pleurésie, une péritonite syphilitiques?

C'est évidemment ici le lieu de nous demander si on peut reconnaître qu'une affection viscérale est de nature syphilitique et à quoi on peut le reconnaître.

Nous allons rencontrer de grandes divergences d'opinion parmi les auteurs qui ont agité cette question. Il en est qui refusent d'admettre l'existence des affections viscérales d'origine syphilitique, parce que, disent-ils, elles ne présentent aucun caractère spécifique qui permette de les distinguer des affections analogues qui surviennent en dehors de la syphilis. Ces auteurs-là n'attribuent à la syphilis, dans la production des affections viscérales, d'autre importance que celle d'une cause éloignée, agissant à la manière des mauvaises conditions hygiéniques longtemps prolongées.

A côté de ces auteurs, qui se laissent égarer par un esprit d'exclusion poussé à l'excès, il en est d'autres qui tombent dans un défaut opposé et qui consentent à admettre la nature syphilitique d'une affection viscérale, pourvu que le malade ait eu, à une époque antérieure de sa vie, une syphilis constitutionnelle bien constatée, moins que cela, un chancre ou même une simple blennorrhagie.

Enfin, dans une troisième classe, je placerai les auteurs qui, raisonnant d'une façon plus juste, admettent la syphilis viscérale, même en l'absence de caractères objectifs qui lui soient propres, mais à une double condition : c'est qu'elle vienne à l'heure qui lui est assignée dans l'évolution de la diathèse syphilitique, c'est-à-dire à la suite des accidents qui caractérisent les périodes secondaire et tertiaire, et, que de plus, elle disparaisse rapidement sous l'influence d'un traitement spécifique.

Je me range à la manière de voir de ces derniers, mais je dois ajouter que, dans mon opinion, la syphilis imprime une physionomie particulière aux affections qu'elle tient sous sa dépendance ; seulement, cette physionomie, nous ne savons pas encore la reconnaître, et tous nos efforts doivent tendre à combler cette lacune.

Dans mes leçons de 1858, j'appelais les efforts des travailleurs dans cette direction ; mon appel n'est pas resté sans écho, plusieurs ouvrages ont été publiés sur le sujet qui nous occupe ; mais aucun, à mon avis, n'a fait disparaître les desiderata.

Je dois pourtant une mention spéciale à l'ouvrage que MM. Lancereaux et Gros ont publié sous le titre : *Des Affections nerveuses syphilitiques*[1]. Cet ouvrage, excellent à consulter, renferme des matériaux considérables ; on y trouve mentionnés des faits cliniques nombreux, des détails graphiques intéressants sur les lésions syphilitiques du système nerveux ; mais en ce qui concerne les caractères objectifs propres aux affections syphilitiques viscérales, les

---

[1] 1 vol. in-8°. Paris, 1861.

auteurs ont laissé les choses dans le même état qu'en 1858.

Ce résultat négatif me paraît dû surtout à la méthode qu'ils ont adoptée.

MM. Lancereaux et Gros ont, en effet, suivi la méthode de Laënnec, la méthode anatomique, qui va droit à la lésion, sans se préoccuper des diverses particularités cliniques. C'est ainsi qu'après avoir admis trois formes anatomiques distinctes pour les affections nerveuses syphilitiques, qui dépendent d'une lésion appréciable, ils ont ensuite groupé les symptômes d'après ces formes. C'était évidemment l'ordre inverse qu'il convenait de suivre; il fallait d'abord étudier la symptomatologie et partir de là pour arriver à l'anatomie pathologique.

Il est pourtant un caractère clinique d'une certaine importance sur lequel MM. Gros et Lancereaux ont eu raison d'insister, je veux parler de la multiplicité des troubles fonctionnels, de cette succession non interrompue de troubles variés par lesquels se traduisent les altérations syphilitiques du système nerveux. Quand un individu offre successivement et sans interruption des douleurs articulaires, des névralgies, des paralysies de la sensibilité et du mouvement, on a quelque raison de croire qu'il est atteint d'une affection nerveuse de nature syphilitique.

En résumé, nous ne connaissons pas encore aujourd'hui les caractères objectifs propres aux altérations syphilitiques des viscères; c'est un sujet qui réclame de nouvelles études. Mais à supposer qu'on ne parvienne jamais à les découvrir, ce n'est pas une raison suffisante pour contester la réalité de la syphilis viscérale elle-même.

Rappelez-vous, en effet, ce que je vous disais dans ma première leçon des sources à l'aide desquelles on peut remonter de l'affection à la maladie constitutionnelle qui l'a engendrée, et vous comprendrez qu'à défaut de tout caractère objectif, le numéro d'ordre de l'évolution, la connaissance des antécédents du malade et des affections coexistantes, les résultats du traitement, constitueront un ensemble de preuves qui, si elles se réunissent pour témoigner de la nature syphilitique d'une affection viscérale, équivaudront presque à la certitude.

Cette discussion préalable terminée, passons en revue les différentes affections syphilitiques des viscères.

A. — *Encéphalopathie syphilitique.*

Sous ce nom, nous comprenons les affections syphilitiques du système nerveux central, encéphale et moelle épinière réunis.

A l'inverse de ce qui a lieu dans la scrofule, l'encéphalopathie mérite d'occuper le premier rang parmi les manifestations viscérales de la syphilis.

Elle revêt des formes symptomatiques qu'on peut ramener à cinq :

1° La paraplégie syphilitique.

La paraplégie syphilitique est si commune, que je me crois en droit d'affirmer qu'elle constitue à elle seule les deux tiers environ de tous les cas réunis de paraplégie.

2° L'hémiplégie avec ou sans apoplexie.

3° La paralysie générale.

4° L'épilepsie.

5° La vésanie ou folie syphilitique.

Les altérations anatomiques de l'encéphalopathie syphilitique ne sont pas moins variées que les formes symptomatiques, sans qu'on puisse toutefois, conclure avec assurance de telle variété symptomatique à une forme anatomique déterminée.

Tantôt on trouve, à l'autopsie, des lésions purement inflammatoires, telles que de l'injection, du piqueté, du ramollissement rouge de la substance cérébrale. D'autres fois, c'est un ramollissement blanc non inflammatoire du cerveau. D'autres fois encore, ce sont des indurations partielles, des dépôts plastiques disséminés dans la masse encéphalique, ou même des dépôts de tissu fibro-plastique sur le trajet des vaisseaux de la pie-mère. D'autres fois enfin, on rencontre dans le parenchyme cérébral de véritables tumeurs gommeuses, faciles à reconnaître à leurs caractères bien tranchés.

Et puis, pour le dire en terminant, il est un certain nombre d'individus syphilitiques qui succombent avec tous les symptômes de l'encéphalopathie et chez lesquels on ne trouve, à l'autopsie, aucune trace de lésion cérébrale.

Nous devons maintenant poser cette question, sinon la résoudre : Le symptôme étant connu, déterminer la lésion. C'est un sujet dont nous nous occuperons à l'article diagnostic.

B. — *Phthisie syphilitique.*

Sous ce nom, j'entends désigner l'affection dans laquelle les altérations syphilitiques ont pour siège le *poumon lui-même*; je sais bien que les mêmes altérations peuvent occuper la *trachée* et les *bronches*, mais elles ne se traduisent alors par aucun appareil symptomatique spécial, et d'ailleurs, leur histoire rentre dans celle de la phthisie laryngée syphilitique, dont je me suis occupé précédemment.

Je ne dirai rien non plus de la *syphilis cardiaque*, non pas que le cœur soit à l'abri des lésions syphilitiques, mais parce que ces lésions, qu'on rencontre quelquefois à l'autopsie, ne donnent lieu, pendant la vie, à aucun symptôme particulier. Or, je fais ici de la nosographie et non pas seulement de l'anatomie pathologique.

La *phthisie syphilitique* n'est pas très-rare ; elle se rapproche par ses symptômes, par les troubles variés et graves qu'elle occasionne, de la phthisie essentielle et surtout de la phthisie scrofuleuse.

Elle se rapproche de la phthisie essentielle, en ce sens qu'elle se montre comme elle dans l'âge adulte ; mais elle a des points de contact plus nombreux avec la phthisie scrofuleuse. L'histoire clinique de ces deux affections est dominée par cette considération importante, que dans toutes les deux on observe un désaccord très-significatif entre les lésions anatomiques et les phénomènes morbides.

Les individus atteints de phthisie syphilitique mangent et se promènent comme des gens en bonne santé. Ils crachent peu; le liquide rejeté par l'expectoration est grisâtre, fluide, aqueux; peut-être le microscope y ferait-il découvrir les cytoblastions et les globules polyédriques qu'on a signalés comme appartenant en propre aux tumeurs gommeuses. La toux et la dyspnée sont en général assez peu prononcées.

La cachexie finit par se montrer dans le cours de la phthisie syphilitique; elle se traduit par un facies spécial admirablement décrit par Swediaur : le visage est pâle, terne et exprime un état tout particulier de malaise et d'anxiété, la peau a la teinte feuille morte, la teinte plombée. Certains auteurs ont pu diagnostiquer la syphilis rien qu'au facies. Dans la cachexie syphilitique, la souffrance est habituellement très-vive, l'émaciation extrême; mais la fièvre hectique, l'œdème, la diarrhée, les sueurs manquent ou n'apparaissent que tardivement.

Pour ce qui est des lésions pulmonaires d'origine syphilitique, on en a indiqué de différents ordres, qui n'ont pas toutes été acceptées par les auteurs, comme ayant une valeur irrécusable.

M. Depaul a décrit des foyers pneumoniques épars chez les enfants qui succombent à la syphilis congénitale.

Hecker a trouvé des lésions analogues, et, de plus, une variété particulière d'épaississement chronique du poumon (1). Führer décrit chez les adultes une pneumonie spéciale caractérisée par l'apparition simultanée, quoique distincte, d'une infiltration diffuse du poumon et d'une exsudation bronchique lobulaire (2). Enfin on a signalé de véritables gommes du poumon qui, en se ramollissant, produiraient des excavations à la manière des tubercules et seraient suivies, après leur guérison complète, de cicatrices déprimées.

La syphilis peut-elle produire de toutes pièces le vrai tubercule, le tubercule de Laënnec? Il me semble qu'énoncer une pareille question, c'est la résoudre. La syphilis, comme toutes les causes débilitantes, peut aider au développement de la tuberculisation pulmonaire, chez les indi-

---

(1) *Gazette des hôpitaux*, mars 1851, n°s 50 et 51.
(2) Voyez Virchow, *Syphilis constitutionnelle*, p. 153.

vidus prédisposés, mais elle est incapable de produire par elle-même autre chose que des tubercules syphilitiques, c'est-à-dire de véritables tumeurs gommeuses.

Pour en finir avec les altérations syphilitiques des viscères thoraciques, signalons, en deux mots, l'*infiltration purulente du thymus* que M. P. Dubois a mentionnée chez la plupart des enfants nés de parents syphilitiques. M. Paul Dubois considère cette lésion comme étant de nature syphilitique; son opinion a été adoptée par M. Depaul, par Virchow, qui ont cité de nouveaux faits à l'appui.

C. — *Syphilis abdominale.*

La syphilis abdominale est un sujet encore à l'étude. Parmi les auteurs qui se sont occupés de cette question, nous trouvons à citer, en France, M. Rayer, M. Ricord, M. Dumoulin et surtout M. Gubler, qui a tracé l'histoire des altérations syphilitiques du foie chez les nouveau-nés. En Allemagne nous citerons Dittrich, Sigmund et Virchow, qui ont surtout envisagé la question au point de vue anatomo-pathologique.

C'est dans le *foie* et dans le *rein* qu'on trouve plus particulièrement les altérations de la syphilis abdominale. Toutefois, on a mentionné depuis longtemps les engorgements syphilitiques de la *rate*, et Virchow a signalé dans cet organe deux variétés d'altération, dont nous allons donner d'après lui une courte description, tout en faisant remarquer qu'elles ne sont probablement que deux degrés différents d'un même processus pathologique.

« L'une est flasque, molle; l'autre est indurée.

« L'altération molle résulte de l'augmentation du contenu celluleux et surtout de la pulpe ; elle correspond probablement à un degré moins avancé d'irritation.

« La forme indurée, qui ressemble beaucoup à l'altération amyloïde, avec laquelle on pouvait la confondre lorsque la réaction de l'iode n'était pas connue, consiste en une augmentation des éléments du tissu conjonctif, et l'on peut l'attribuer à la splénite interstitielle dont le développement est quelquefois si considérable, que les follicules deviennent plus petits et que la pulpe splénique devient moins abondante.

« Les deux formes s'accompagnent d'une espèce d'anémie du parenchyme, d'une véritable décoloration de la pulpe; la forme indurée existe en même temps que des épaississements (1), des tuméfactions semi-cartilagineuses, des synéchies de la capsule, suite d'une périsplénite partielle ou diffuse (2). »

Nous devons nous contenter, pour la syphilis de la rate, de cette description purement anatomique. Virchow ne signale aucun trouble en rapport direct avec elle, à part toutefois la modification du sang sur lequel la rate a de l'influence comme organe hématopoïétique.

Dans le *foie* et dans le *rein*, au contraire, les altérations

---

(1) Tout dernièrement (janvier 1865), en faisant avec M. Bazin l'autopsie d'un individu de son service atteint de syphilide ulcéreuse du visage, qui avait succombé à un érysipèle intercurrent, nous avons trouvé sur la face externe de la rate un de ces épaisissements semi-cartilagineux, qui occupait une étendue à peu près égale à celle de la paume de la main. La capsule semblait à ce niveau comme doublée d'une lame de parchemin d'un blanc jaunâtre, mince, très-résistante, à la surface de laquelle rampaient quelques vaisseaux très déliés. La pulpe splénique, examinée seulement à l'œil nu, semblait intacte ainsi que les autres viscères. (*Note du rédacteur.*)

(2) Virchow, *Syphilis constitutionnelle*, p. 169, 170.

syphilitiques s'accompagnent, en général, de troubles fonctionnels très-accentués, qui fixeront tout d'abord notre attention.

Ces troubles fonctionnels consistent, pour la syphilis hépatique, dans une sensation de pesanteur qui a son siége au niveau de l'hypocondre droit; l'ictère a été observé, et on a aussi signalé de l'ascite ; les malades finissent quelquefois par succomber aux progrès de l'hydropisie abdominale. Des hémorrhagies se sont montrées également à la période ultime, et M. Leudet a constaté des ulcérations de la muqueuse toutes les fois qu'il a vu des hémorrhagies intestinales. Il est inutile de faire remarquer que l'ictère, à la période qui nous occupe, a une valeur pronostique bien plus sérieuse que celui qui accompagne les accidents précoces de la syphilis.

Au début de la syphilis hépatique, on trouve le foie hypertrophié, la palpation et la percussion permettent de mesurer son augmentation de volume. Il déborde alors les fausses côtes, et, dans certains cas, l'hypertrophie est très-considérable, comme j'ai pu le constater à l'autopsie d'un sujet syphilitique dont le foie remplissait presque entièrement la cavité abdominale.

Les altérations rencontrées à l'autopsie consistent, chez les enfants affectés de syphilis congénitale, d'après M. Gubler, dans l'augmentation de volume de l'organe, qui est turgide, globuleux, élastique. Le parenchyme hépatique présente dans tout ou partie de son étendue une coloration particulière que M. Gubler compare à la coloration de certaines pierres à fusil; il est en outre parsemé de stries grises vasculaires et de grains opaques, irrégulièrement disséminés.

Chez l'adulte, Virchow (1) décrit une périhépatite, une hépatite simple et une hépatite gommeuse interstitielle : la périhépatite affecte l'enveloppe fibreuse du foie, elle se présente sous forme d'une éruption miliaire ressemblant à de petites verrues très-fines et quelquefois plus volumineuses. Dans les points où le parenchyme hépatique est altéré, la capsule fibreuse, dure, calleuse, épaissie, contracte presque toujours des adhérences avec les organes voisins, et surtout avec le diaphragme.

Les lésions de l'hépatite simple consistent ordinairement dans des amas plus ou moins étendus de tissu cicatriciel, qui compriment et atrophient le tissu glandulaire. Les vaisseaux et les canaux biliaires finissent le plus souvent par s'oblitérer ; de là, l'ascite et l'ictère. Dans l'hépatite gommeuse interstitielle, on observe des tubercules jaunâtres et des nodosités disséminés au milieu du parenchyme hépatique ; cette hépatite gommeuse semble plus rare que l'hépatite simple.

Le *rein* lui-même peut devenir malade dans la syphilis comme dans la scrofule, et son altération se révèle à nous par de l'anasarque généralisée, de l'ascite et des urines albumineuses. Nous avons en ce moment dans nos salles un très-bel exemple de néphrite albumineuse syphilitique, que le traitement spécifique a améliorée, mais non entièrement guérie.

A quels signes peut-on reconnaître qu'une altération des reins est de nature syphilitique ? Il est évident que, pour établir le diagnostic, on est obligé de s'en tenir aux antécédents du malade, aux affections concomitantes et aux ré-

(1) *Syphilis constitutionnelle*, traduct. par P. Picard, p. 80.

sultats du traitement, puisque les troubles fonctionnels occasionnés par la néphrite albumineuse sont sensiblement les mêmes, quelle que soit l'origine de cette affection. Lorsque le malade dont je vous parlais, il y a un instant, est entré dans notre service, il présentait, outre la néphrite albumineuse survenue depuis peu, des cicatrices syphilitiques disséminées sur tout le corps, des exostoses des deux clavicules, une nécrose de la table externe du frontal et un double testicule syphilitique. L'anasarque chez lui était généralisée, et les urines renfermaient une quantité considérable d'albumine.

L'étude des altérations syphilitiques des reins est encore peu avancée, et si l'on excepte M. Rayer, qui a constaté à l'autopsie certaines lésions rénales chez des syphilitiques atteints d'albuminurie pendant la vie, personne en France ne s'est sérieusement occupé de cette question. Virchow (1) a eu plusieurs fois l'occasion d'observer des modifications caractéristiques des reins dans la syphilis constitutionnelle. La forme la plus commune était la néphrite interstitielle, locale ou éparse, produisant à sa suite l'induration et la rétraction du tissu conjonctif, la dégénérescence graisseuse et l'atrophie de l'épithélium des canalicules urinifères, et finalement des dépressions cicatricielles profondes de la surface des reins.

Dans un cas observé à Würzburg, on trouva une augmentation de volume et une dégénérescence graisseuse complète des *capsules surrénales*.

Il me reste, pour en finir avec le sujet qui nous occupe, à vous dire un mot des altérations syphilitiques de l'*œsophage* et de la *muqueuse gastro-intestinale*.

On a publié peu d'exemples probants de rétrécissements syphilitiques de l'œsophage ; M. Follin en a pourtant réuni quelques cas dans sa thèse de concours pour l'agrégation, et dernièrement, M. West, chirurgien du Queen's Hospital à Birmingham, a relaté une observation de ce genre qui lui est personnelle, dans laquelle l'autopsie du malade a pu être faite. Les signes de ces rétrécissements sont ceux de tous les rétrécissements œsophagiens, et le diagnostic ne s'établit que par les symptômes concomitants.

Les faits d'ulcérations syphilitiques de l'estomac dont parle M. Cruveilhier, l'exemple d'entérite syphilitique tertiaire cité par M. Cullerier, les observations cliniques de M. Pillon ne constituent pas des matériaux suffisants pour permettre de tracer l'histoire des altérations syphilitiques de la muqueuse gastro-intestinale.

Quant aux rétrécissements dits syphilitiques du *rectum*, qui ont fourni à M. Gosselin l'occasion d'un excellent mémoire, ce ne sont pas, à proprement parler, des manifestations diathésiques de la syphilis. Ces rétrécissements, qui n'ont guère été observés que chez des femmes, sont consécutifs à des chancres de l'anus, à des condylomes ulcérés; M. Gosselin, qui a beaucoup insisté sur leur mode de production, les considère comme une lésion de voisinage, comme une altération de tissu produite par la sécrétion purulente du chancre, comme le résultat d'une inflammation spéciale qui remonte dans le rectum. Le pus du chancre jouerait, relativement à leur production, le même rôle que celui du pus spécifique dans la production des végétations. Il est à peine utile de faire remarquer que le

(1) *Loc. cit.*, p. 161.

mercure et l'iodure de potassium restent sans effet contre ces rétrécissements, qui réclament un traitement tout chirurgical.

Comme exemples des accidents graves et multipliés auxquels peut donner lieu la syphilis, quand elle passe par les différentes périodes que je vous ai indiquées, je citerai les deux observations suivantes, recueillies dans mon service par mon interne M. Dubuc, et dont la seconde se rapporte au malade auquel j'ai fait allusion en parlant de la syphilis rénale.

OBSERVATION I.

Chancre du reflet quinze ans avant l'entrée du malade à l'hôpital ; les accidents consécutifs ont consisté dans des éruptions cutanées superficielles, des exostoses, des ulcères profonds de la jambe droite et de la région auriculaire droite ; — plus tard et lors de l'entrée à l'hôpital : ulcères gommeux profonds des amygdales, hypertrophie assez considérable du foie ; cachexie syphilitique très-prononcée. — Traitement mixte par le mercure et l'iodure de potassium. — Amélioration.

D*** (Charles), trente-huit ans, mécanicien, entré le 26 mai 1863, à l'hôpital Saint-Louis, pavillon Saint-Matthieu, n° 40. Cet homme a eu, il y a quinze ans environ, un chancre de la rainure glando-préputiale, accompagné d'engorgement non suppuré des glandes inguinales.

Trois ans après la cicatrisation du chancre, éruptions cutanées pour lesquelles le malade a pris des bains de sublimé (il n'a pas gardé le souvenir d'éruptions plus précoces).

Il y a dix ans, cet homme a éprouvé de violentes douleurs dans les membres inférieurs, et en même temps il lui est survenu des exostoses à la face interne des tibias.

Il y a cinq ans, ulcères de la jambe droite, au fond desquels l'os était à nu et dont on voit encore les cicatrices.

Dans le courant de 1862, le malade a été guéri par M. Bazin

d'ulcères syphilitiques, siégeant en avant de l'oreille droite, et qui ont détruit en grande partie le lobule de l'oreille.

Actuellement, cet individu rentre à l'hôpital avec une affection de la gorge, qui a débuté il y a dix jours environ :

Les deux amygdales sont occupées par des ulcères nombreux, profonds, arrondis, grisâtres, recouverts de débris pultacés ; la luette œdématiée est procidente.

Le *foie* déborde les fausses côtes de quatre travers de doigt, il est un peu douloureux à la pression ; on ne peut sentir si sa surface est irrégulière.

La *rate* a son volume normal ; on ne trouve aucune lésion appréciable du côté du cœur, ni des poumons.

Ce malheureux est *cachectique* au plus haut point ; il présente à un degré très-marqué ce qu'on a appelé le facies syphilitique. Les téguments du visage, en effet, sont de couleur *jaune verdâtre*, de là un teint *bistré*, *plombé*; la même coloration des téguments se voit d'ailleurs sur toute la surface du corps.

Les muqueuses buccale et oculaire sont décolorées ; pas d'albumine dans les urines.

Le malade a la plus grande difficulté à avaler ; il est très-faible et peut à peine se soutenir sur ses jambes.

Traitement. — Vin de quinquina ; — une cuillerée à café, matin et soir, du sirop suivant :

Sirop de sucre.	500 grammes.
Biiodure d'hydrargyre.	20 centigrammes.
Iodure de potassium.	10 grammes.

16 juin. — Les ulcères des amygdales sont cicatrisés depuis huit jours, la luette a repris son volume ordinaire. L'aspect est moins cachectique, les forces sont en partie revenues, la déglutition se fait sans peine.

30 juin. — Le malade, se sentant mieux, quitte l'hôpital, malgré les conseils de M. Bazin ; le foie reste hypertrophié. On engage cet homme à continuer tout au moins le traitement antisyphilitique. Non revu depuis.

OBSERVATION II.

Chancre de la face dorsale du gland seize ans avant l'entrée du malade à l'hôpital; les manifestations précoces ont manqué ou bien n'ont pas été remarquées; au bout de treize ans ulcérations profondes de la gorge et des différentes régions du corps; plus tard, exostoses de la clavicule gauche et de la face interne des tibias; plus tard encore, double testicule syphilitique et altérations syphilitiques des reins suivies d'anasarque généralisée et d'albuminurie. — Traitement mixte par le mercure et l'iodure de potassium; amélioration.

D*** (Jean-Joseph), trente-sept ans, marbrier, entré le 10 mars 1863 à l'hôpital Saint-Louis, pavillon Saint-Matthieu, n° 21. Le père de ce malade a succombé, il y a neuf ans, à l'hôpital Saint-Antoine, avec de l'anasarque généralisée, symptomatique d'une affection organique du cœur; sa mère, âgée de soixante-neuf ans, est assez bien portante.

De sept enfants survivants sur seize (les autres sont morts en bas âge), lui seul est malade.

D*** n'a eu pendant son enfance ni gourmes, ni glandes au cou, ni maux d'yeux; il ne se rappelle pas avoir eu de maladies fébriles. Il est de tempérament lymphatique et de constitution moyenne.

Vers l'âge de vingt et un ans, il y a seize ans environ par conséquent, il a contracté un chancre et s'est alors adressé à un herboriste. On voit encore la cicatrice du chancre sur la face dorsale du gland.

Le chancre n'a été suivi, dans les premiers mois et dans les premières années d'aucune manifestation dont le malade ait gardé le souvenir.

Il y a trois ans (février 1860), c'est-à-dire treize ans après l'accident initial, il est survenu, du côté du voile du palais et de la gorge, des ulcérations profondes, qui ont détruit complétement l'amygdale droite, échancré le bord correspondant du voile du palais, labouré le voile lui-même, ainsi que ses piliers, de sorte que tous ces points sont aujourd'hui recouverts par un tissu cicatriciel d'un blanc mat.

En même temps qu'apparaissait cette affection de la gorge, le corps se recouvrit en différentes régions (visage, membres inférieurs et supérieurs, tronc) et successivement de larges ulcères croûteux, dont on voit encore aujourd'hui les cicatrices lisses, arrondies, assez superficielles, entourées d'une auréole cuivrée.

Au visage, où les ulcères étaient beaucoup plus profonds et s'étendaient sans doute jusqu'au tissu cellulaire sous-cutané, les cicatrices sont irrégulières. Il en existe une notamment qui occupe presque toute l'étendue du front, qui est parsemée de brides et adhérente à l'os frontal. On voit encore aujourd'hui, à sa partie centrale, une ulcération au fond de laquelle l'os frontal est nécrosé dans une petite étendue.

Le malade, en proie à cette terrible poussée syphilitique, s'adressa à un médecin du faubourg Saint-Antoine, qui le mit à l'usage de la salsepareille et de l'iodure de potassium.

Ce traitement, continué pendant deux ans environ, amena la cicatrisation à peu près complète de toutes les plaies, à l'exception toutefois de quelques-unes qui siégeaient sur les épaules et de celle du front, mais il n'empêcha pas le développement d'exostoses sur la clavicule gauche et à la face interne des tibias; il est probable d'ailleurs qu'il fut suivi avec assez peu de régularité.

Les exostoses de la clavicule gauche, survenues un an environ après le début du traitement ioduré, existent encore aujourd'hui; elles sont au nombre de deux, ont à peu près le volume d'une noisette et se détachent de la face supérieure de la clavicule sous forme de tumeurs saillantes, comme pédiculées; elles n'occasionnent d'ailleurs aucune souffrance. Les faces internes des tibias sont gonflées, mais d'une manière diffuse.

Huit mois environ après le développement des exostoses, le malade s'aperçut que ses deux testicules devenaient plus volumineux, en même temps qu'ils étaient le siége de douleurs obscures.

A peu près à la même époque, il remarqua que ses chevilles commençaient à enfler; puis l'œdème gagna les jambes, les cuisses, le ventre; il se décida au bout de quelque temps, le 1ᵉʳ juillet 1862, à entrer à l'hôpital Saint-Louis, dans le service de M. Gibert; il y séjourna quatre mois, pendant lesquels M. Gibert le mit à l'usage du chiendent nitré et du sirop de biiodure ioduré. Les urines renfermaient alors de l'albumine.

Quand il sortit de l'hôpital, les plaies cutanées étaient toutes cicatrisées, mais l'anasarque persistait et les testicules étaient loin d'être revenus à l'état normal.

Voici du reste la marche qu'avait suivie l'affection testiculaire : Les deux testicules avaient augmenté notablement de volume; puis, six mois après le début de l'altération, une tumeur saillante s'était montrée à la partie antérieure de la bourse du côté droit; cette tumeur (très-probablement une gomme), rougit, se ramollit, contracta des adhérences avec la peau et finit par s'ouvrir, en donnant issue à une assez grande quantité de matière purulente, mal liée; à l'abcès succéda une fistule, qui mit au moins cinq ou six mois à se cicatriser et par laquelle s'échappa, sans doute en grande partie, la substance glandulaire. Il existe actuellement en ce point une cicatrice déprimée, adhérente au testicule lui-même, qui est atrophié, dur, extrêmement irrégulier. Du côté gauche, l'organe resta volumineux et ne subit pas cette espèce de fonte purulente. Aujourd'hui, il présente un volume double de l'état normal et se compose de deux parties nettement séparées sur la face interne de l'organe : l'une, inférieure, plus volumineuse, très-dure, ne faisant éprouver aucune sensation quand on la comprime et semblant enchâsser la partie supérieure, qui est moins dure et qui donne à la pression la sensibilité spéciale du testicule. Il est probable qu'il s'agit ici d'une inversion de l'épididyme et que cet organe, altéré par la syphilis, embrasse le testicule malade lui-même et occupant la partie supérieure de la tumeur. Les désirs vénériens sont depuis longtemps supprimés; les érections, faibles et incomplètes, n'apparaissent que tous les trois ou quatre mois; depuis seize mois, il n'y a pas eu d'éjaculation.

Au moment de son entrée dans le service de M. Bazin, le 10 mars 1863, ce malade nous présente les différentes lésions que nous avons passées en revue dans le cours de l'observation, à savoir : la cicatrice très-visible du chancre, occupant la face dorsale du gland et large comme une pièce de 20 centimes au moins; des cicatrices du côté de l'arrière-bouche et sur presque toutes les régions du corps; un ulcère non encore cicatrisé du front, au fond duquel l'os frontal est à nu; des exostoses de la face supérieure de la clavicule gauche et de la face interne des tibias; un double testicule syphilitique et enfin de l'anasarque généralisée tenant à une altération syphilitique des reins.

Bien que l'anasarque soit généralisée, elle est surtout prononcée aux membres inférieurs. L'urine, traitée par la chaleur et l'acide nitrique, laisse précipiter de l'albumine à flots.

Aucun symptôme pouvant faire craindre une altération syphilitique du foie, de la rate, des organes thoraciques ou des centres nerveux. *Rien du côté du cœur.*

Le malade est pâle et faible au point d'être obligé de garder le lit. Pas de fièvre.

Traitement. — Une cuillerée à café matin et soir de sirop de biiodure ioduré; de plus, iodure de potassium à la dose de 1 gramme; bains d'air chaud.

12 mai. — Sous l'influence du seul traitement antisyphilitique et sans l'aide des toniques, le malade a éprouvé une très-grande amélioration. Il peut maintenant rester levé toute la journée, l'embonpoint et la coloration du visage lui sont revenus; la plaie du front est cicatrisée; l'œdème a presque entièrement disparu, pourtant les urines restent chargées d'albumine.

On continue le même traitement.

4 août. — Les urines restent albumineuses et l'œdème des membres inférieurs est assez marqué, surtout le soir; le ma-

lade a pris des couleurs et de l'embonpoint; les testicules ont un peu diminué de volume.

On donne toujours le sirop de biiodure ioduré et l'iodure de potassium, tous deux à la fois; bains d'air chaud; on a ajouté, en plus, du vin de quinquina et de Bordeaux.

31 décembre. — L'état du malade reste absolument le même qu'à la date du 4 août; la santé générale est assez satisfaisante, mais les urines renferment toujours une très-grande quantité d'albumine.

J'ai revu le malade vers le milieu de l'année 1864, aucune amélioration nouvelle n'était survenue.

§ V. — SYMPTOMES COMMUNS OU ÉTAT GÉNÉRAL DU MALADE.

Maintenant que nous avons passé en revue, dans les différents systèmes, les affections si variées qui dépendent de la syphilis, il nous reste à parler des symptômes communs. Nous allons les étudier dans chacune des quatre périodes que nous avons admises.

Dans la première période, ils manquent complétement. Un chancre peut bien s'enflammer et donner lieu à une réaction fébrile; une blennorrhagie peut bien s'accompagner de symptômes généraux, si la phlegmasie uréthrale est portée à un haut degré d'intensité; mais alors les phénomènes réactionnels, provoqués par la lésion locale, sont tout à fait indépendants de la diathèse proprement dite.

Ce n'est guère qu'avec la deuxième période qu'apparaissent les symptômes communs; tandis qu'ils ne s'observent presque jamais à la suite de la blennorrhagie syphilitique et du chancre mou, on les voit rarement manquer après le chancre induré. Ils consistent alors en céphalées nocturnes ou diurnes, en douleurs rhumatoïdes et de la continuité des membres, et dans cet ensemble de symptômes, malaise général, courbature, étourdissements, mouvement fébrile, qui constitue ce qu'on appelle la *fièvre syphilitique*. Je dois vous faire remarquer qu'il serait quelquefois difficile de distinguer, si on ne tenait pas compte des antécédents, cette fièvre syphilitique de l'embarras gastrique, de la synoque et même de la fièvre typhoïde au début. Dans quelques cas rares, où elle affecte le type intermittent quotidien, tierce ou quarte, elle pourrait encore en imposer pour une fièvre paludéenne.

Ces symptômes prodromiques, auxquels je consens à rattacher l'ictère, considéré comme un simple trouble fonctionnel, mais non comme l'indice d'une altération du foie par le virus syphilitique, ainsi que le veulent les partisans de la théorie de l'intoxication, cessent habituellement ou, tout au moins, s'atténuent au moment de l'apparition des syphilides; il n'est pas rare toutefois de les voir persister avec elles et se prolonger pendant une partie de la période secondaire; il n'est pas impossible non plus de les voir réapparaître en même temps qu'une nouvelle poussée syphilitique.

Dès la période prodromique, les malades trahissent quelquefois par leur habitude extérieure un état de souffrance qui indique que l'organisme a subi une atteinte sérieuse de la part du virus syphilitique. Ils sont pâles, mornes, abattus, découragés; ceux qui se livrent à des travaux manuels ne peuvent accomplir leur tâche habituelle sans en éprouver une fatigue considérable; les hommes d'une classe plus élevée perdent momentanément tout ou partie de leur aptitude pour les exercices corporels, tels que la promenade ou la chasse, et même pour les occupations de l'intelligence. Presque tous présentent un certain degré d'amaigrissement, de l'inappétence, des douleurs gastralgiques, des battements de cœur, un appareil symptomatique, en un mot, qu'on peut raisonnablement rattacher à l'état anémique survenu sous l'influence de la diathèse syphilitique.

On constate, en effet, chez ces individus-là des souffles très-intenses dans les gros vaisseaux des parties latérales du cou, et M. Ricord, qui a fait souvent analyser par M. Grassi, alors pharmacien en chef de l'hôpital du Midi, le sang des syphilitiques à une époque très-rapprochée du début de la maladie, a noté la diminution constante et parfois considérable du chiffre des globules et une augmentation dans la proportion de l'albumine (1).

Cette altération des traits, cet état d'abattement et de faiblesse n'avaient point échappé aux auteurs qui nous ont précédé, ainsi que le prouvent les descriptions parfaitement exactes et détaillées de Swediaur et de Benjamin Bell; ils avaient même voulu y trouver une sorte de facies syphilitique dont ils savaient tirer parti pour le diagnostic; mais le prétendu facies syphilitique n'a rien de caractéristique par lui-même dans la première période de la maladie; il emprunte toute sa valeur aux antécédents du malade et aux phénomènes concomitants.

L'appauvrissement du sang et l'amaigrissement peuvent persister pendant la période secondaire de la syphilis; mais, en général, on les voit rapidement disparaître sous

(1) Ricord, *Leçons sur le chancre*, 1 vol. in-8°. Paris, 1860. 2ᵉ édit., p. 158 et suiv.

l'influence d'un traitement spécifique convenablement institué; le malade, complétement débarrassé des manifestations syphilitiques, recouvre, en même temps que son embonpoint, la plénitude de ses forces physiques et de sa puissance intellectuelle.

Les choses toutefois ne se passent pas toujours d'une manière aussi favorable; il peut arriver que, faute d'un traitement approprié, ou par suite d'une prédisposition interne très-marquée, la vérole prenne à la longue et d'une manière définitive possession de l'organisme. On voit alors survenir les symptômes de la cachexie syphilitique, période dans laquelle les phénomènes morbides s'équilibrent, c'est-à-dire que toute manifestation syphilitique qui disparaît est aussitôt remplacée par une autre manifestation équivalente. C'est du reste ce qu'on observe dans toutes les cachexies, et l'on conçoit qu'il n'y ait plus à ce moment de guérison à espérer. J'ai suffisamment insisté plus haut sur les traits de la cachexie syphilitique pour qu'il me suffise de vous la signaler en passant. Je vous rappellerai toutefois qu'on a donné la teinte plombée, la teinte feuille morte du visage et des téguments, comme appartenant en propre à la cachexie syphilitique.

Tels sont les phénomènes généraux dans les diverses phases d'évolution de la syphilis. J'ai sans doute omis quelques détails de second ordre, mais ils ne pouvaient trouver place dans un tableau d'ensemble comme celui que je vous trace en ce moment.

Après chaque période de la syphilis, il reste des traces des affections qui lui appartiennent; ces traces sont les unes passagères, et les autres, permanentes.

C'est ainsi, par exemple, qu'après la première période, on doit chercher à retrouver la cicatrice du chancre pour établir la filiation des symptômes ; mais cette recherche n'est pas toujours couronnée de succès, attendu que l'accident primitif de la syphilis peut guérir sans laisser aucune trace de son passage, comme cela arrive, surtout pour la plaque muqueuse initiale.

Après les syphilides résolutives superficielles, on trouve des maculatures qui disparaissent assez rapidement et d'une manière complète ; à la suite des syphilides ulcéreuses, on observe des cicatrices caractéristiques, indélébiles. Le plus souvent elles sont lisses, superficielles, arrondies, d'autres fois enfoncées, irrégulières, parsemées de brides saillantes. Après la période tertiaire, on peut rencontrer des destructions profondes, comme celles du voile du palais, de la voûte palatine, de la cloison des fosses nasales et des os propres du nez, des ankyloses consécutives à des lésions articulaires. Il en résultera des difformités et des troubles fonctionnels à peu près irrémédiables : nez basculé, difficulté de la déglutition et de l'articulation des sons, difficulté de la marche, claudication. Ce sont là autant d'éléments qui peuvent servir au diagnostic rétrospectif.

§ VI. — MARCHE, DURÉE, TERMINAISONS.

La syphilis affecte toujours dans sa marche les allures de la chronicité. On pourrait voir une exception à cette règle dans le cas où, transmise héréditairement, elle occasionne en très-peu de jours la mort des enfants nouveau-nés. Mais je ferai remarquer que, chez les enfants atteints de syphilis héréditaire, la date de l'infection est toujours éloignée, puisqu'elle remonte à l'époque de la conception ou tout au moins aux premiers mois de la vie intra-utérine.

Jamais on n'observe pour la syphilis cette marche foudroyante que revêt quelquefois la scrofule et dont la méningite tuberculeuse nous offre un exemple ; les auteurs ont donné le nom de *galopantes* à certaines véroles dans lesquelles l'action du drame semble se précipiter, mais cette expression n'a qu'une valeur relative. Elle indique que la syphilis subit une évolution très-rapide, que ses différentes périodes empiètent les unes sur les autres, que des syphilides graves, à forme ulcéreuse ou gangréneuse, par exemple, que des lésions du tissu osseux surviennent à une époque rapprochée du début de la contagion, mais à cela se borne sa signification, et la syphilis galopante met toujours plusieurs mois pour accomplir ses diverses phases.

Envisagée au point de vue de la succession des symptômes, la marche de la syphilis est presque toujours intermittente; en d'autres termes, il existe entre les différentes manifestations syphilitiques des intervalles variables pendant lesquels le principe morbide reste à l'état latent et ne révèle son existence par aucun signe extérieur. Ces temps de repos peuvent être de quelques semaines, de quelques mois, de quelques années, ce qui justifie cette parole d'Hufeland : « C'est un des malheurs attachés à la vérole, qu'il n'y a pas même de signes annonçant qu'on a été débarrassé d'elle! »

Dans quelques cas assez rares, la vérole semble affecter une marche continue : on voit le chancre se transformer *in situ* en plaque muqueuse et les symptômes constitutionnels surgir presque au même instant; le plus ordinairement, les périodes sont entées sur les autres; la roséole ou une autre syphilide exanthématique se montre avant la cicatrisation complète du chancre; des exostoses se développent pendant que les téguments sont encore recouverts de syphilides serpigineuses, et de même la syphilis viscérale n'attend pas pour apparaître que la période tertiaire ait terminé son évolution.

L'évolution de la syphilis est-elle fatale, quoi qu'on fasse, ou bien l'aptitude morbide, mise en éveil par le virus syphilitique, est-elle susceptible de disparaître sous l'influence d'un traitement approprié, comme le traitement mercuriel et ioduré ou la syphilisation?

Je crois que l'évolution est fatale, mais c'est là une question difficile à résoudre.

On ne peut pas dire, après la cicatrisation du chancre, que la vérole soit guérie, on ne peut pas le dire davantage après que le malade a traversé heureusement la période secondaire, car on observe assez fréquemment de nouvelles poussées syphilitiques, malgré la longue durée et la régularité du traitement mercuriel. Le mercure et l'iodure de potassium, tout-puissants en général contre les manifestations existantes, semblent ajourner et retarder les accidents à venir, mais ils ne détruisent pas le principe morbide lui-même; loin de là, le mercure, en éloignant les accidents, semble quelquefois les aggraver, et l'on peut dire qu'avec les manifestations syphilitiques, les malades ne perdent rien pour attendre.

La syphilisation (j'entends parler de la syphilisation

curative) n'a pas été suffisamment expérimentée en France, je le constate avec regret, pour qu'on puisse être fixé, dans notre pays, sur son degré réel d'utilité. Melchior Robert l'a pourtant appliquée à quelques cas de syphilis rebelle, et les avantages qu'il en a retirés sont incontestables.

En Norwége, la syphilisation, qu'on a frappée chez nous d'une réprobation peu raisonnée et peu raisonnable peut-être, est devenue entre les mains de M. Boeck, de Christiania, la méthode générale du traitement de la syphilis. Il est vrai de dire qu'en Norwége, contrairement à ce qui a lieu ici, le traitement mercuriel est difficilement supporté et semble présenter plus d'inconvénients que d'avantages, par suite sans doute de la rigueur du climat (1); la plupart des médecins suédois y avaient renoncé longtemps avant l'importation de la syphilisation, ils n'avaient recours contre la syphilis qu'à la méthode spoliative et perturbatrice.

Depuis dix ans que M. Boeck se sert de la syphilisation, il a vu les manifestations de la syphilis guérir beaucoup mieux qu'auparavant, mais je crois qu'il va un peu loin quand il affirme l'extrême rareté des récidives chez les sujets syphilisés, car la radezyge s'observe fréquemment en Norwége, même sur les syphilisés, et la radezyge est, d'après M. Boeck, une manifestation syphilitique.

Nous aurions de la peine à fixer, même d'une manière approximative, la durée de la syphilis, puisque nous savons que son principe peut rester à l'état latent des années entières et se réveiller ensuite avec une nouvelle énergie, sous l'empire de conditions qui le plus souvent nous

(1) En France même plusieurs médecins ont remarqué que les préparations mercurielles sont moins bien tolérées dans la saison froide.

échappent. La seule circonstance où nous puissions affirmer la guérison radicale du malade, c'est quand il a passé par les quatre périodes, attendu que les maladies constitutionnelles ne récidivent pas. Mais rien ne prouve, je me hâte de le dire, que la guérison ne puisse être définitive, après les accidents de la deuxième ou de la troisième période.

La syphilis se termine par la guérison, l'état latent ou la mort.

Pour ce qui est de la guérison, nous venons de voir combien est restreint le nombre des cas où l'on est en droit de la considérer comme certaine; dans tous les autres, on devra faire des réserves et songer à la possibilité de l'état latent. La mort, mode de terminaison beaucoup plus fréquent qu'on ne le croyait il y a quelques années, avant d'avoir étudié les graves altérations de la syphilis viscérale, a lieu par le cerveau, par une syncope ou par les progrès de la cachexie syphilitique.

Quant aux complications, je dirai que la syphilis peut coexister avec les autres maladies constitutionnelles, la scrofule, la dartre et l'arthritis, ainsi qu'avec les maladies aiguës et chroniques et les affections parasitaires. On peut même ajouter que le terrain syphilitique est favorable à la germination des parasites, du champignon, de la teigne pelade en particulier.

Quelques auteurs ont cru, mais à tort, à une incompatibilité entre la syphilis et d'autres maladies, comme le cancer et la lèpre.

Il est bien démontré aujourd'hui, malgré les essais infructueux de M. Diday et de M. Rollet, que la syphilis peut être transmise aux sujets cancéreux. M. Auzias-Turenne a réussi à l'inoculer à une dame atteinte de cancer du sein ; ce qui semble probable toutefois, c'est que les cancéreux sont plus difficilement impressionnables par le virus syphilitique que les individus sains.

La syphilis se trouve fréquemment associée à la lèpre, et il ne serait pas sans intérêt d'étudier l'influence réciproque de ces deux maladies diathésiques.

§ VII. — DES FORMES DE LA SYPHILIS.

La syphilis, tout en conservant d'une manière générale l'évolution que nous avons décrite, présente, suivant les cas, de très-grandes modifications qui dépendent soit de la maladie elle-même, soit de l'âge, soit du sexe.

Les modifications relatives à l'âge et au sexe nous occuperont plus loin ; il nous reste donc à examiner en cet endroit celles qui dépendent de la maladie elle-même et qui constituent les formes de la syphilis.

On peut distinguer trois formes dans la syphilis : la forme *bénigne*, la forme *commune* et la forme *maligne*.

a. Forme bénigne. — La forme bénigne est caractérisée par la bénignité des accidents des quatre périodes que nous avons successivement passées en revue.

Supposons un chancre induré disparaissant rapidement ; une syphilide résolutive et peu confluente, à évolution rapide ; une périostose et quelque accident nerveux cédant facilement au traitement ioduré, nous aurons un exemple de cette forme bénigne.

Le malade qui, en pareil cas, a passé par les accidents

des quatre périodes, doit être considéré comme radicalement guéri.

b. Forme commune. — C'est la forme qui se présente à l'observation de tous les jours; les accidents de même nature que ceux de la forme précédente sont plus graves, plus tenaces et cèdent moins facilement au traitement institué.

c. La *forme maligne* est caractérisée par des accidents graves dans toutes les périodes : chancre phagédénique ou gangréneux dans la première ; syphilides tuberculo-crustacée ulcéreuse, tuberculo-crustacée serpigineuse, tuberculo-grangréneuse, etc. (celle-ci non encore décrite par les auteurs (1), dans la deuxième; nécroses multiples, dépôts plastiques et gommeux dans la troisième et dans la quatrième.

Ces différences dans l'intensité de la syphilis n'ont pas manqué de frapper l'attention des auteurs plus particulièrement adonnés à l'étude de cette maladie. La plupart, partisans de la théorie de l'intoxication, ont reconnu l'existence d'une syphilis forte et d'une syphilis faible; mais nul plus que M. Diday n'a insisté sur ce point particulier, qu'il a développé dans des leçons très-intéressantes faites l'hiver dernier à l'école pratique et publiées ensuite en un volume, sous le titre de : *Histoire naturelle de la syphilis.*

Voici d'ailleurs les propositions dans lesquelles M. Diday (2) résume les résultats de son observation, relativement à la manière d'être de la syphilis :

« A. La syphilis commence par une lésion primitive (lé-

---

(1) J'en ai donné, d'après M. Bazin, une description détaillée dans mon travail intitulé : *Des syphilides malignes précoces.* Paris, A. Delahaye, 1864.
(*Note du rédacteur.*)

(2) Diday, *Histoire naturelle de la syphilis,* p. 19.

sion apparaissant au point par où le virus a pénétré); mais cette lésion offre, selon les cas, une grande diversité dans sa marche et dans ses caractères objectifs.

« B. L'évolution et surtout l'intensité, ainsi que la durée de la syphilis, sont extrêmement variables.

« C. L'emploi des spécifiques, du mercure, n'est pas nécessaire chez tous les syphilitiques.

« D. Le traitement spécifique le plus hâtif, le plus régulier, le plus complet, le mieux toléré, ne peut répondre d'opérer, en quelque espace de temps que ce soit, la cure radicale.

« E. Les récidives sont non pas un accident, un contre-temps qui suppose un tort du médecin ou du malade, mais bien un effet ordinaire prévu, à peu près constant, de la marche régulière de la maladie.

« F. Non traitée par les spécifiques, la syphilis, dans la majorité des cas, guérit, et elle ne passe à l'état tertiaire que dans des circonstances et sous l'empire de causes déterminées. »

Parmi les propositions de M. Diday, il en est que je considère comme l'expression de la vérité; mais il en est d'autres que je ne puis laisser passer sans faire des réserves, et, de ce nombre, la troisième et la dernière.

La recherche du but que se propose M. Diday, dans le travail que j'analyse ici, me conduira tout naturellement à produire devant vous les objections que je crois devoir opposer à sa manière de voir.

Le but de M. Diday, c'est de prouver qu'un grand nombre de syphilis étant bénignes et guérissant spontanément par les seuls efforts de l'organisme, l'emploi des spécifiques, du mercure en particulier, n'est pas utile contre elles.

A quoi tient la différence très-réelle d'intensité qu'on observe dans la syphilis? Telle est la première question à se poser.

Pour M. Diday, partisan déclaré de la théorie de l'intoxication, les causes qui peuvent avoir de l'influence sur le degré d'intensité de la vérole sont de deux ordres : 1° celles qui tiennent au virus, à la graine ; 2° celles qui tiennent à l'organisation du sujet infecté, au terrain.

La force du virus, suivant lui, varie :

Avec le nombre des transmissions qui ont eu lieu depuis l'origine de la vérole, c'est-à-dire depuis la fin du quinzième siècle, jusqu'au vérolé dont il s'agit de mesurer le degré d'infection ;

Avec le mode de pénétration du virus dans l'organisme ;

Enfin avec l'âge syphilitique de la lésion qui a fourni le virus, agent de la transmission.

Pour ce qui est de la première cause indiquée par M. Diday, l'atténuation du virus par le nombre des transmissions, je n'y attache pas grande importance, parce que j'ai la conviction que la vérole a existé de toute antiquité ; mais fût-il démontré que l'invasion de la syphilis date de la fin du quinzième siècle, que le nombre des transmissions n'aurait pas grande valeur pour expliquer l'intensité variable des manifestations syphilitiques suivant les individus, puisque c'est là un élément commun à tous les cas de syphilis.

Le mode d'introduction du virus dans l'organisme ne me semble pas non plus expliquer d'une façon bien heureuse pourquoi la syphilis héréditaire est généralement plus grave que la syphilis acquise ; l'époque de l'infection me paraît avoir, dans la circonstance présente, une importance plus considérable que le mode d'introduction du virus.

N'est-il pas évident qu'un organisme frappé dès son principe (ovule ou sperme provenant de parents infectés), ou tout au moins pendant sa période de formation (syphilis contractée pendant la grossesse et transmise au fœtus), devra moins résister qu'un organisme bien développé, pourvu de toute sa force de résistance?

L'âge d'une lésion syphilitique (c'est-à-dire la place chronologique qu'elle occupe dans le cours de la maladie) a, pour M. Diday, de l'influence sur la force de la syphilis que cette lésion pourra transmettre ; en un mot, les accidents secondaires transmettent une syphilis moins forte que ne l'eût fait la lésion primitive du même sujet. M. Diday établit en principe que la contagiosité est proportionnelle à l'intensité morbide, qu'elle en est l'exacte mesure.

Appliquant ensuite ce criterium à la comparaison des lésions primitives de la syphilis avec les lésions secondaires, il en conclut que, puisque les premières sont plus contagieuses, la syphilis qu'elles produisent est aussi plus intense. C'est ainsi que le pus provenant d'un chancre induré doit développer une syphilis plus forte que le produit de sécrétion d'une plaque muqueuse. Il explique de la sorte la bénignité des syphilis provoquées expérimentalement dans le but de démontrer le pouvoir contagieux des accidents secondaires, bénignité telle que M. Gibert a pu se féliciter des avantages que ses inoculés ont tirés de l'inoculation pour la guérison des affections scrofuleuses dont ils étaient atteints.

Il y a certainement une part de vérité dans les assertions de M. Diday : j'admets avec lui que la syphilis provenant d'un chancre induré est habituellement plus forte que celle qui résulte de la contagion d'un accident secondaire ; mais je crois que le résultat tient bien plus à la prédisposition du sujet qu'au degré de force du virus syphilitique.

Contrairement à M. Diday, j'accorde une part prépondérante à la *prédisposition* individuelle relativement au degré d'intensité que doit présenter la syphilis ; je ne suis point partisan de la théorie de l'empoisonnement syphilitique ; mon esprit se refuse à concevoir un poison capable de sommeiller plusieurs années dans l'économie sans trahir sa présence par aucune manifestation.

Pour moi, ce qu'on appelle le virus syphilitique n'est qu'une cause spécifique qui éveille la prédisposition interne et la fait passer à l'état de cause efficiente des manifestations. D'après cette manière de voir, un chancre induré est un chancre simple qui s'indure en vertu de la prédisposition interne du sujet ; si la prédisposition n'existe pas, le chancre pourra rester un simple accident local et n'être pas suivi des autres manifestations de la vérole. Quand on réussit à inoculer la plaque muqueuse, au contraire, le sujet ne peut échapper à la syphilis constitutionnelle, puisque l'accident qui résulte de l'inoculation est déjà un symptôme constitutionnel ; le degré de force de la syphilis, dans ce cas, variera avec le degré de la prédisposition interne.

De la discussion qui précède, il résulte que, pour moi comme pour M. Diday, il existe une syphilis faible et une syphilis forte ; il s'agit maintenant d'examiner les signes qui sont propres à faire reconnaître qu'on a affaire à l'une ou l'autre variété. De la solution du problème M. Diday fait dépendre toute la conduite à tenir pour le praticien, puisqu'il admet que la syphilis faible peut guérir spontanément sans l'emploi des remèdes dits spécifiques, du mercure en particulier; que la syphilis forte, au contraire, réclame l'emploi des préparations mercurielles. Il ne s'agit pas seulement de décider, « une fois la maladie terminée (j'emprunte pour ce passage les propres expressions de M. Diday), si cette maladie appartenait au degré faible ou au degré fort. L'important, — et le difficile, — consiste à tirer de l'étude attentive des premières phases du mal, des indices qui permettent au médecin de découvrir si ce mal s'annonce comme devant être fort ou faible. Pour le dire d'un mot, il faut faire un *diagnostic prévisionnel.* »

Ce diagnostic prévisionnel, M. Diday a cherché à le fonder sur tout un ensemble de caractères que nous allons rapidement passer en revue :

Une syphilis faible s'annonce par la longue durée de la première période d'incubation, de cette période qui s'étend du moment de la contagion ou de l'inoculation à l'apparition de la lésion initiale ; par les caractères atténués de l'accident primitif, tels que les présente l'érosion chancriforme, par exemple ; par la longueur de la deuxième période d'incubation, c'est-à-dire de l'intervalle qui sépare l'apparition de l'accident initial de la première poussée des manifestations syphilitiques ; mais surtout par la bénignité de la première poussée des symptômes constitutionnels.

Suivant M. Diday, la première poussée des symptômes généraux est la véritable pierre de touche de l'intensité d'une syphilis.

Le malade a-t-il une roséole pure et simple, restant telle pendant toute sa durée, la guérison spontanée est presque certaine, et le traitement mercuriel peut être ajourné ; si l'éruption se borne à quelques croûtes sur le cuir chevelu, à quelques plaques muqueuses de la région génito-anale ou de la région buccale, le pronostic est encore favorable. Mais que la première poussée à la peau soit papuleuse ou squameuse, alors le pronostic devient plus sérieux, et presque toujours on est obligé de faire intervenir le traitement mercuriel ; à plus forte raison en est-il ainsi quand la première poussée est vésiculeuse ou pustuleuse.

La disparition rapide de l'adénopathie qui accompagne les premières manifestations syphilitiques, un petit nombre de poussées espacées par de longs intervalles, dénotent encore qu'une syphilis est de médiocre intensité.

Enfin, la connaissance des accidents éprouvés par le sujet infectant peut aussi servir au diagnostic prévisionnel ; quant aux prodromes, leur plus ou moins d'intensité n'a pas une grande valeur pronostique, et l'on voit souvent des manifestations graves survenir après des prodromes insignifiants.

Il est à peine nécessaire d'ajouter que la contre-partie de ce tableau de la syphilis faible que nous venons d'esquisser, d'après M. Diday, est applicable à la syphilis forte :

Ainsi, la gravité des accidents éprouvés par le sujet infectant ; la courte durée de la première et de la seconde période d'incubation ; les caractères accentués de l'accident primitif ; les formes papuleuse, squameuse, vésiculeuse ou pustuleuse des premières éruptions syphilitiques ; la persistance et la réapparition des adénopathies ; de nombreuses poussées successives, séparées par de courts intervalles, devront, toutes choses égales d'ailleurs, faire craindre une syphilis forte.

Ce premier but atteint, à savoir la possibilité de distinguer dès les premières manifestations une syphilis faible d'une syphilis forte, M. Diday convaincu, d'une part, que le traitement spécifique le plus complet ne met pas à l'abri des récidives, d'autre part, que la syphilis faible guérit sans traitement spécifique, a proscrit le mercure chez tous les sujets atteints de syphilis faible. Il a pu traiter ainsi un assez grand nombre d'individus syphilitiques par les moyens hygiéniques combinés à certains agents thérapeutiques, autres que les spécifiques ; chez la plupart de ses malades, la syphilis a guéri après quelques poussées insignifiantes, et chez quelques-uns même, la guérison, qui remonte à huit ans de date, ne s'est jamais démentie.

Tels sont les résultats obtenus par M. Diday ; nous n'aurons garde de les contester, mais nous ferons remarquer qu'un silence même de huit années n'est pas du tout la preuve que l'économie soit à tout jamais débarrassée des atteintes que lui a fait subir le virus syphilitique.

Tous les jours nous voyons arriver à l'hôpital Saint-Louis des malades atteints de syphilides circonscrites profondes et graves, chez qui les premières manifestations de la syphilis survenues, dix ans, quinze ans, vingt ans auparavant, ont été tellement bénignes, que ces individus n'ont jamais consulté de médecin et ne se sont jamais astreints à aucun traitement spécifique.

Il est même une chose digne de remarque, c'est que les manifestations tardives et graves se voient surtout chez les individus, ou bien qui n'ont pas fait du tout de traitement mercuriel, ou bien qui n'ont fait qu'un traitement mercuriel irrégulier et de courte durée. J'ai interrogé avec soin les malades affectés tardivement de ces graves altérations syphilitiques, et sur un nombre considérable qui se sont offerts à mon observation je n'en ai presque jamais rencontré qui se soient astreints à un traitement mercuriel régulier et suffisamment prolongé, à l'époque des premières poussées de la vérole.

Mes remarques sur ce point se trouvent, d'ailleurs, confirmées par celles de M. Prosper Yvaren, qui s'exprime ainsi à la page 543 de son *Traité sur les métamorphoses de la syphilis :*

« Tandis que la syphilis larvée, et ceci s'applique à l'état latent qui l'a précédée, s'est manifestée trente-cinq fois après les accidents primitifs restés sans traitement mercuriel, et trente et une fois après des symptômes primitifs combattus par des traitements irréguliers et de courte durée, en tout soixante-six fois, elle ne s'est produite que onze fois alors que le traitement avait été régulier et complet. »

Ces considérations me paraissent de nature à infirmer les résultats proclamés par M. Diday; elles prouveraient qu'une syphilis bénigne dans ses premières périodes peut, dans la suite, offrir un caractère de gravité assez marquée; elles tendraient de plus à faire admettre que l'absence ou l'irrégularité du traitement mercuriel favorise le passage de la maladie à l'état latent et l'apparition ultérieure de manifestations profondes et graves.

§ VIII. — SYPHILIS HÉRÉDITAIRE.

Nous venons de voir, dans la précédente leçon, que la prédisposition imprime à la syphilis des modifications profondes et durables; de là les trois formes que nous avons admises : la forme bénigne, la forme commune et la forme maligne.

Mais il existe d'autres variations qui tiennent aux conditions dans lesquelles s'effectue la transmission du contagium. Si nous examinons la question à cet autre point de vue, nous trouvons que la syphilis naît, tantôt par suite de l'insertion du virus syphilitique sur un organisme jusque-là indemne, et tantôt spontanément chez un individu qui en tient le germe de son père ou de sa mère, ou de tous les deux à la fois.

Dans le premier cas, c'est la syphilis acquise, dont la première manifestation consiste toujours dans un travail morbide spécial, chancre ou catarrhe spécifique, qui a lieu au point contaminé.

Dans le second, c'est la *syphilis héréditaire ou congénitale*, qui se révèle tout de suite par les symptômes dits consécutifs ou constitutionnels.

La syphilis héréditaire mérite assez, par son importance, qu'on l'étudie séparément au point de vue nosographique. C'est ce que nous allons faire maintenant.

Lorsqu'un enfant, engendré de parents syphilitiques, vient au monde, il se peut que la prédisposition syphilitique soit éveillée en lui et que cependant elle reste un laps de temps plus ou moins considérable avant de se manifester au dehors. C'est ainsi qu'on voit cette période latente durer trois, quatre, six ans, se prolonger même jusqu'à l'âge de la puberté, ou ce qui est infiniment plus rare, jusqu'à l'âge adolescent ou à l'âge adulte. Les accidents qui éclatent dans ces circonstances sont toujours profonds et ont pour siége habituel le système osseux.

Mais à côté de ces cas tout à fait exceptionnels de syphilis héréditaire tardive, il en est d'autres où les enfants naissent avec les signes d'une prédisposition fatale, prête à se révéler par des manifestations irrécusables; d'autres enfin, où la syphilis est déjà en pleine évolution au moment de la naissance.

Ces variations dans l'époque d'apparition de la syphilis héréditaire nous conduisent à en admettre deux formes, *une forme précoce* et *une forme tardive*.

A. Première forme. — *Syphilis héréditaire précoce.*

Nous allons nous occuper tout d'abord de la syphilis héréditaire précoce ou *syphilis congénitale*, la seule sur laquelle nous possédions des renseignements nombreux et certains.

Lorsque l'enfant présente, à l'époque de sa naissance, une syphilis en voie d'évolution, il est facile à un œil un peu exercé de reconnaître la nature du mal dont il est atteint; mais lorsqu'il ne présente que la prédisposition que nous avons désignée sous le nom de *fatale*, a-t-il une physionomie spéciale qui permette d'annoncer la prochaine apparition des accidents caractéristiques? Oui, cette physionomie particulière, cette sorte de constitution syphilitique existe dans certains cas; les traits qui la caractérisent forment ce qu'on peut appeler la période prodromique de la syphilis congénitale :

L'enfant, au moment de la naissance, est émacié, sa peau est terne, bistre, parsemée de plis, de rides; çà et là sur son corps, on aperçoit des plaques érythémateuses d'une couleur rouge sale, qu'on pourrait prendre pour des taches de roséole, mais qui en diffèrent par leur étendue; la roséole est rare dans la syphilis héréditaire. Le cri est rauque, éteint, quelquefois même on observe une aphonie complète, que les auteurs ont attribuée à des plaques muqueuses siégeant sur les cordes vocales. La nutrition est languissante, ce qui n'empêche pas parfois l'enfant de teter avec avidité. Cet état dure habituellement quinze jours ou trois semaines, plus rarement six semaines ou deux mois, puis la syphilis éclate.

La première affection qu'on observe alors, celle qui manque le moins, est sans contredit le coryza.

1° *Coryza.*

L'enfant est enchifrené, l'air passe difficilement par les fosses nasales; de là une entrave apportée à la succion et par suite à la nutrition. Bientôt les fosses nasales laissent échapper un liquide séro-purulent d'abord, puis ensuite un mucus épais et verdâtre souvent strié de sang, qui se concrète au pourtour des narines et y forme d'épaisses croûtes qui en obstruent l'entrée. Dans ces conditions, les enfants ne peuvent prendre le sein sans éprouver une grande gêne de la respiration qui les force à l'abandonner aussitôt; il en résulte une agitation continuelle et un amaigrissement rapide.

Il me semble que pour les auteurs partisans des catarrhes syphilitiques, celui-ci mérite à bon droit d'être signalé au premier rang; je lui trouve de la ressemblance, quant à moi, avec la blennorrhagie spécifique que j'ai signalée dans quelques cas rares comme l'accident initial, le premier chaînon de la syphilis.

Quoi qu'il en soit, si on abandonne les choses à elles-mêmes, la muqueuse olfactive, d'abord simplement enflammée, ne tarde pas à se recouvrir d'ulcérations qui se propagent en arrière au voile du palais, à l'isthme du gosier, au pharynx et au larynx. En même temps qu'il s'étend en surface, le travail ulcératif gagne en profondeur, et bientôt on voit les croûtes entraîner avec elles des détritus osseux et cartilagineux, qui annoncent la nécrose des parties solides de la charpente nasale. Le nez alors s'aplatit et se déforme, et quand le malade guérit, ce qui est assez rare, il conserve, outre une difformité très-désagréable, une disposition permante à l'enchifrènement.

2° *Plaques muqueuses.*

Les plaques muqueuses sont, avec le coryza, le symptôme le plus fréquent et l'un des plus précoces de la syphilis congéniale ; elles constituent le véritable symptôme pathognomonique de cette maladie et peuvent occuper toutes les régions du corps. Ce résultat n'a rien qui doive nous surprendre, puisque nous admettons que chez l'adulte aussi on observe assez fréquemment des éruptions généralisées de plaques muqueuses que nous avons proposé d'appeler *plaques syphilitiques.* Chez l'adulte, il est vrai, les plaques muqueuses ou plaques syphilitiques de la peau présentent quelques caractères objectifs particuliers qui tiennent aux conditions anatomiques différentes dans lesquelles elles se développent, mais comme lésion élémentaire, elles sont tout à fait analogues aux plaques muqueuses proprement dites.

Les mêmes auteurs, qui repoussent l'existence des plaques muqueuses de la peau chez l'adulte, sont bien obligés de les admettre chez le nouveau-né atteint de syphilis congéniale, car, en raison de la délicatesse des téguments, elles présentent ici les mêmes caractères sur la peau que sur les muqueuses.

Elles consistent, au début, dans des élevures discoïdes plus ou moins larges, aplaties, déprimées à leur partie centrale; la couche épidermique qui les recouvre se ramollit et devient blanchâtre, comme si elle avait macéré. A la longue, la surface des plaques se fendille et laisse échapper un liquide séreux d'une odeur *sui generis*. Lorsque ces plaques siègent sur des points exposés aux frottements, elles s'élargissent considérablement et produisent une humeur séro-purulente. Notons aussi qu'elles peuvent devenir le point de départ d'ulcères assez profonds et même d'ulcères serpigineux.

Chez quelques enfants, les plaques muqueuses sont très-confluentes et occupent à la fois les diverses régions cutanées et muqueuses; toutefois, leurs sièges de prédilection sont les régions ano-génitale et génito-crurale, l'ombilic, le visage, les plis circulaires du cou, les aisselles, l'angle qui sépare le pavillon de l'oreille de la tête, le cuir chevelu.

3° *Eruptions pustuleuses.*

Melchior Robert les rattache à trois formes : l'impétigo, l'acné et l'ecthyma syphilitiques, ces éruptions présentant, suivant lui, les mêmes caractères dans la syphilis du nouveau-né que dans celle de l'adulte. Je crois, pour ma part, avec M. Gibert, qu'on n'observe jamais chez le nouveau-né ni l'impétigo, ni l'acné syphilitiques, mais toujours de l'ecthyma.

Cet ecthyma syphilitique occupe généralement les fesses, les cuisses et les membres inférieurs ; les pustules laissent échapper une humeur ténue, souvent striée de sang, elles se transforment facilement en ulcérations grisâtres, entourées d'une auréole cuivrée, qui ont beaucoup de tendance à s'accroître en surface et en profondeur, de là, la nécessité de les combattre rapidement par un traitement approprié.

4° *Pemphigus neo-natorum.*

Bertin et Doublet avaient entrevu le pemphigus syphilitique des nouveau-nés, et Dugès, dans sa thèse inaugurale (Paris, 1821), insista longuement sur la nature syphilitique de cette affection.

Depuis lors, M. Stoltz (de Strasbourg), son élève M. Hertle, M. Paul Dubois ont soutenu la même opinion qui a été successivement adoptée par MM. Danyau, Depaul, Cruveilhier, Trousseau, Huguier, Cazenave, Lebert, Bouchut, Vidal (de Cassis), Maisonneuve et Montanier, et rejetée par Valleix. D'autres auteurs, comme MM. Cazeaux, Ricord, Cullerier, Diday et Hardy, tout en admettant la fréquence du pemphigus congénital chez les enfants nés de parents vérolés, en font un symptôme de cachexie et lui refusent le titre de pemphigus syphilitique (1).

---

(1) Voir la thèse de M. Emile Vidal, *De la syphilis congénitale*. Paris, 1860.

M. Gubler s'est demandé s'il n'existerait pas deux espèces de pemphigus des nouveau-nés : « L'une cachectique, réellement bulleuse, c'est la plus ordinaire ; l'autre spécifique, constituée par de véritables pustules phlyzaciées assez petites relativement aux bulles ordinaires de pemphigus. »

Cette seconde espèce de M. Gubler n'est autre chose que de l'ecthyma, comme on peut s'en convaincre en lisant la description succincte qu'en a donnée M. Émile Vidal dans sa thèse sur la syphilis congénitale. Je crois, pour ma part, que le pemphigus des nouveau-nés est souvent de nature syphilitique.

Il est alors constitué par des bulles assez volumineuses, remplies par une humeur roussâtre, qui devient séro-purulente et bientôt même tout à fait purulente. Les plus remarquables sont développées sur la paume des mains et sur la plante des pieds et parfois si rapprochées les unes des autres, qu'elles se touchent par quelque point de leur base ; la peau sur laquelle elles reposent, présente une teinte violette ou bleuâtre qui contraste avec la couleur rosée des autres parties. Dans les autres régions, les bulles sont moins rapprochées et plus petites.

Quand les bulles viennent à s'ouvrir, il en résulte de petites plaies suppurantes dont le fond est constitué par le derme rouge et intact dans quelques cas, superficiellement érodé dans quelques autres, plus profondément dans un petit nombre.

On peut en outre constater, chez quelques enfants affectés de pemphigus, d'autres altérations manifestement syphilitiques, et d'ailleurs, en interrogeant et en examinant les parents, on rencontre habituellement la syphilis chez l'un d'eux ou chez tous les deux à la fois.

Souvent le pemphigus existe déjà au moment de la naissance, cependant on l'a vu plusieurs fois se développer au bout de quelques heures ou de quelques jours seulement; ce qu'il faut retenir, c'est qu'il est un des premiers accidents qui apparaissent dans le cours de la syphilis héréditaire.

Il est très-rare que les enfants affectés de pemphigus syphilitique guérissent; tous ceux qu'a observés M. P. Dubois, ont succombé malgré les soins attentifs et éclairés dont ils ont été l'objet.

5° *Affections tertiaires.*

Le système osseux peut être atteint par les progrès d'une ulcération qui a occupé primitivement les parties molles, mais il est reconnu que la syphilis des enfants se montre rarement d'emblée sur les os. Cette quasi-immunité a d'autant plus lieu de nous surprendre, que le système osseux est doué d'une très-grande vitalié à cette époque de l'existence. Disons, toutefois, qu'on a observé exceptionnellement des périostoses et des exostoses chez des enfants atteints de syphilis congénitale.

6° *Affections viscérales.*

Les lésions viscérales de la syphilis infantile sont assez fréquentes et généralement très-précoces, bien différentes en cela des lésions viscérales de la vérole des adultes, qui sont assez rares et toujours très-tardives.

Ces lésions viscérales étudiées par MM. P. Dubois, Depaul, Cazeaux, Gubler, se rencontrent principalement dans le foie, le thymus, les poumons, plus rarement dans le cerveau; c'est à l'autopsie qu'on les a constatées; sur le vivant on peut soupçonner leur existence, mais non les reconnaître d'une façon positive; vous ne serez donc pas surpris si je ne fais que vous les signaler en passant, vous renvoyant, si vous désirez en prendre une idée exacte, à la thèse de M. Émile Vidal, où elles sont bien décrites.

Voilà donc une première forme de syphilis héréditaire, précédée de prodromes; elle apparaît le plus habituellement avant la fin du premier mois qui suit la naissance; une fois le troisième mois révolu, on ne doit plus conserver que bien peu de craintes de la voir se manifester. Ajoutons toutefois que, dans un cas rapporté par M. Diday, la maladie s'est déclarée à deux ans seulement.

Tous les enfants nés syphilitiques ne présentent pas l'aspect ridé et décrépit que je vous ai signalé plus haut comme étant l'indice de la constitution syphilitique; beaucoup viennent au monde avec les apparences de la plus belle santé, et c'est seulement après la sortie des éruptions syphilitiques qu'on les voit dépérir rapidement.

B. *Deuxième forme de la syphilis héréditaire. — Forme tardive.*

Lorsque, pour des raisons qui le plus souvent nous échappent, la syphilis héréditaire reste à l'état latent pendant plusieurs années, elle constitue une forme tardive, que tous les auteurs sont loin d'admettre au même titre.

Ce n'est plus à six mois, à un an, à deux ans, que peut être ajournée l'apparition des symptômes syphilitiques, mais à une date indéterminée et beaucoup plus tardive; disons toutefois qu'elle dépasse rarement l'époque de la puberté, et qu'il est tout à fait exceptionnel de voir la syphilis héréditaire rester latente jusqu'aux périodes les plus reculées de la vie.

Dans la forme qui nous occupe en ce moment, nous ne trouvons point de période prodromique bien caractérisée. Quelques auteurs ont cependant signalé un facies particulier qu'ils regardent comme l'indice de l'infection héréditaire. D'après eux, la physionomie est généralement pâle, terreuse, la peau épaisse, le nez épaté et aplati vers sa racine; la dentition est lente; les dents toujours plus ou moins foncées paraissent érodées (Hutchinson); la stature est ordinairement petite et les traits empreints de tristesse. Ces caractères, avouons-le, sont trop vagues pour qu'il nous soit permis d'y attacher une grande importance.

Les accidents qui caractérisent la forme tardive se remarquent surtout du côté du système osseux. Autant les affections osseuses sont rares dans la forme précoce de la syphilis héréditaire, autant elles deviennent la règle dans la forme tardive. Ces affections sont représentées par des périostoses et des exostoses accompagnées de douleurs ostéocopes intolérables; souvent des altérations profondes des parties molles viennent s'y ajouter : syphilides tuberculo-ulcéreuses à marche serpigineuse, syphilides gommeuses, et les os, atteints alors d'une manière indirecte, sont frappés de nécrose; c'est ce qu'on observe surtout du côté de la voûte palatine, du voile du palais et des fosses nasales; de là des pertes de substances à la voûte palatine, au voile du palais, de là une destruction plus ou moins complète de la cloison des fosses nasales et la déformation caractéristique du nez par suite de l'élimination des os propres qui ont été frappés de nécrose. Il est juste de reconnaître que les altérations précitées n'ont rien de spécial à la syphilis héréditaire, et qu'on les observe très-bien dans une période avancée de la syphilis acquise. La syphilis héréditaire tardive peut encore envahir les articulations et donner naissance à des arthropathies qui simulent les arthropathies scrofuleuses au point d'être quelquefois confondues avec elles.

Cette ressemblance entre les affections scrofuleuses et les lésions correspondantes de la syphilis héréditaire tardive est telle, que beaucoup d'auteurs, M. Ricord entre autres, ont admis que la scrofule des enfants peut dériver de la syphilis des parents; il en résulterait des lésions mixtes participant à la fois des caractères de la syphilis et de ceux de la scrofule, lésions que M. Ricord a désignées par l'expression bien connue de *scrofulate de vérole* pour indiquer leur double origine présumée, M. Devergie, par celle de *scrofulo-syphilides*.

Ces deux expressions et l'idée qu'elles représentent sont la consécration d'une erreur : je m'élève de toutes mes forces contre cette opinion, qui tend à faire admettre la transformation des maladies constitutionnelles les unes dans les autres par voie d'hérédité. Que la syphilis des parents puisse, à titre de cause débilitante, contribuer à faire naître la scrofule chez les enfants, c'est possible, mais je ne crois pas à l'existence de lésions mixtes qui seraient le résultat d'une véritable combinaison du principe syphilitique avec le principe scrofuleux ; ces lésions appartiennent tout entières soit à la syphilis, soit à la scrofule.

La réfutation qui précède s'applique tout naturellement aux idées de MM. Maisonneuve et Montanier, qui ont désigné, sous le nom de scrofuloïdes, les lésions engendrées par leur prétendue scrofule syphilitique. Quant aux syphiloïdes de M. Gibert, ce sont des altérations variées qui peuvent simuler certaines manifestations syphilitiques, mais qui, en réalité, reconnaissant une autre origine que la syphilis, rentrent dans les différentes classes des affections cutanées et ne méritent pas de former un ordre à part.

Nous avons dit plus haut que, dans la syphilis héréditaire tardive, les manifestations apparaissaient généralement depuis deux ans jusqu'à l'âge de la puberté et qu'elles dépassaient rarement cette limite. Existe-t-il en réalité une autre forme plus tardive encore dans laquelle les accidents attendraient, pour éclater, l'âge adulte ou même une période plus avancée de la vie?

Melchior Robert n'hésite pas à se prononcer pour l'affirmative, seulement il avoue que les accidents de cet ordre laissent à désirer sous le rapport des commémoratifs, et que, à la rigueur, on pourrait les considérer comme se rattachant à une syphilis acquise. Presque toujours, en effet, on est obligé d'invoquer, dans ces circonstances, des considérations étrangères à l'observation clinique, comme la véracité et la moralité des malades qu'on a sous les yeux. C'est donc une question difficile à résoudre, les lésions n'offrant aucune particularité qui permette de les différencier de celles de la syphilis acquise; aussi, tout en admettant la possibilité d'une forme très-tardive de la syphilis héréditaire, nous abstiendrons-nous d'affirmer la certitude de son existence.

§ IX. — SYPHILIS ACQUISE CHEZ L'ENFANT.

Chez l'enfant nouveau-né, la syphilis n'est pas toujours spontanée, héréditaire ; elle peut être provoquée, accidentelle, tout comme chez l'adulte.

Outre les chances d'infection qui lui sont communes avec l'adulte et qui varient à l'infini, l'enfant peut être contaminé au moment de la parturition pendant son passage dans le vagin ; il peut, de plus, être contaminé par sa nourrice, atteinte d'accidents secondaires.

De ces deux modes de contamination, le premier est infiniment rare, ce qui n'a pas lieu de surprendre quand on songe à l'enduit sébacé qui recouvre le corps de l'enfant et aux liquides abondants qui mouillent les parties sexuelles de la mère. Mais, quand la nourrice est syphilitique, les plaques muqueuses développées sur le mamelon ou au voisinage de cet organe, sont, au contraire, une cause très-active d'infection. Cette cause, niée par l'école du Midi avant qu'on eût démontré expérimentalement le pouvoir contagieux des accidents secondaires, est maintenant admise sans contestation par tous les médecins, y compris M. Ricord et ses élèves.

La question de l'allaitement fait surgir un autre point controversé qu'il suffit d'énoncer pour en montrer toute l'importance. Il s'agit de savoir si le lait d'une nourrice infectée est capable de produire la syphilis chez l'enfant qui en fait sa nourriture. Cette infection par le lait vicié serait en tous points comparable à celle qui a lieu pendant la vie intra-utérine par le sang syphilitique de la mère.

Admise autrefois, peut-être à la légère, l'infection par le lait a été repoussée par Swédiaur, par Hunter et par le plus grand nombre des syphiliographes de nos jours. Melchior Robert, toutefois, croit qu'elle peut avoir lieu, et il cite deux faits à l'appui de sa manière de voir. Ces deux observations, je dois l'avouer, ne m'ont pas paru assez convaincantes pour lever tous les doutes; j'attends, avant de me prononcer, que de nouveaux faits se produisent.

Abstraction faite des cas où le lait vicié déterminerait l'infection, la syphilis accidentelle des enfants débute, comme celle des adultes, tantôt par la plaque muqueuse, tantôt par le chancre induré escorté de sa pléiade, suivant la source où a été puisé l'agent de la contamination. C'est dans ces cas de syphilis acquise qu'on observe une roséole et des accidents semblables à ceux de l'adulte.

CHAPITRE III.

ANATOMIE PATHOLOGIQUE GÉNÉRALE DE LA SYPHILIS.

Avant de passer à l'étiologie, permettez-moi de vous tracer en quelques mots l'anatomie pathologique générale de la syphilis.

Si vous voulez bien vous reporter par la pensée à la description que je vous ai faite des caractères anatomiques propres à chaque affection syphilitique en particulier, vous verrez que la syphilis comprend deux ordres de lésions : des lésions communes, c'est-à-dire des lésions congestives, inflammatoires, suppuratives ; des lésions spéciales, caractérisées par l'élément fibro-plastique et l'élément gommeux.

Les termes généraux de notre définition se trouvent ainsi justifiés, à savoir : que la syphilis est une maladie constitutionnelle contagieuse, caractérisée par deux séries d'affections, les unes résolutives, les autres ulcéreuses ; par deux produits morbides, l'élément fibro-plastique et la gomme.

On peut objecter à cette manière de voir que le tissu fibroplastique et la gomme ne contiennent pas d'éléments histologiques qui appartiennent en propre à la syphilis ; à cela je répondrai avec M. Lebert, un des esprits les plus éminents dans l'ordre scientifique, qu'une lésion morbide n'emprunte pas tant ses caractères spéciaux aux éléments histologiques qui la constituent qu'à la façon dont ces éléments sont groupés. Que nous importe, par exemple, que la gomme soit constituée par une prolifération de cellules ou par des cytoblastions? ce que nous avons de l'intérêt à savoir, c'est que ces éléments histologiques groupés d'une certaine façon donnent naissance à un produit morbide spécial, la gomme, qui caractérise la syphilis.

Ainsi, quand sur un malade nous trouvons dans le tissu cellulaire sous-cutané de petites tumeurs arrondies, dures, comme cartilagineuses, adhérentes à la face profonde de la peau, et à côté de ces petites tumeurs solides, d'autres qui sont fluctuantes, suppurées, nous disons : Voilà un malade qui présente des lésions caractéristiques de la syphilis.

Le mode de terminaison des lésions peut encore éclairer sur la nature de la maladie à laquelle elles appartiennent. Les affections syphilitiques ont une double tendance, elles sont *résolutives* ou *ulcératives*. Les affections ulcératives amènent fréquemment la mortification des tissus qui en sont le siége, mortification qui se traduit par un état putrilagineux et couenneux, ou même par de véritables eschares dans les parties molles, par la nécrose dans les os.

La terminaison par gangrène caractérise donc jusqu'à un certain point les altérations syphilitiques.

CHAPITRE IV.

DE L'ÉTIOLOGIE DE LA SYPHILIS.

§ I. — CONTAGION.

Dans la production des maladies, il existe deux ordres de causes dont il faut tenir compte : la cause interne ou la prédisposition et la cause externe ou provocatrice. La syphilis est-elle une maladie de cause interne ou de cause externe? La syphilis est contagieuse, tout le monde lui reconnaît maintenant cette propriété, niée un instant par quelques esprits rêveurs, mais est-ce une raison pour admettre qu'elle soit uniquement de cause externe?

Examinons les contagions de cause purement externe, la contagion parasitaire, par exemple.

Dans les affections parasitaires, il y a comme cause de contagion le parasite, qui est un être concret, visible et tangible. Existe-t-il un être analogue dans la syphilis? Non ; c'est une pure hypothèse.

Dans toute maladie parasitaire, une fois qu'on a détruit le parasite qui a engendré et qui entretient l'état morbide, la maladie disparaît immédiatement; c'est ce qu'on voit tous les jours pour la gale.

En est-il de même dans la syphilis? Peut-on, en détruisant à temps l'accident primitif, conjurer l'explosion des manifestations constitutionnelles? Non; cette opinion, professée par M. Ricord, est maintenant rejetée par ses élèves les plus dévoués, M. Diday, par exemple, et par la généralité des médecins.

Si nous consultons les auteurs de pathologie générale qui ont le plus de tendance à admettre l'existence d'un être matériel comme cause de la syphilis, nous les voyons rester dans le doute; Chomel lui-même dit que la syphilis pourrait bien venir d'une qualité particulière des humeurs.

Je me rattache à cette opinion que le contagium syphilitique est non pas un être, mais une simple qualité de nos humeurs. En effet, si le contagium syphilitique était un être, il s'ensuivrait que toute la maladie serait renfermée en lui; la maladie serait alors un être concret, proposition dont nous avons déjà montré l'absurdité.

Les auteurs qui ont voulu voir dans le contagium syphilitique une espèce d'être naturel, l'ont comparé, les uns à une graine, à un parasite, à un ferment; les autres, comme MM. Robin et Littré, à un principe catalytique, c'est-à-dire doué de la propriété de déterminer graduellement une modification moléculaire particulière dans toutes les parties de l'organisme, tant solides que liquides.

Mais l'hypothèse la plus accréditée est celle qui assimile le virus syphilitique à un poison, Hunter l'a développée avec beaucoup de talent; de nos jours elle est admise par la grande majorité des syphiliographes. D'après cette théorie de l'intoxication, le virus syphilitique absorbé et transporté dans le torrent circulatoire exerce son action sur tous les tissus à la fois, seulement on n'est pas d'accord sur la façon dont se produit l'absorption. Pour la plupart, elle est immédiate et l'accident primitif n'est que la première manifestation de l'empoisonnement; pour M. Ricord, au contraire, le chancre, quelle qu'en soit la nature, n'est jamais en naissant qu'une lésion locale, l'infection de l'organisme demande toujours un certain temps avant de se produire, et l'on peut, en détruisant un chancre qui va s'indurer, tarir du même coup la source d'une infection constitutionnelle; M. Ricord ajoute que de tous les chancres qu'il a vu cautériser, ou qu'il a cautérisés lui-même du premier au quatrième jour de la contagion, aucun n'a été suivi des symptômes propres à l'infection constitutionnelle (1).

Je crois, comme je le disais plus haut, que cette opinion de M. Ricord n'est pas conforme aux résultats d'une saine observation; mais là n'est pas la question. Pour le moment, il s'agit de savoir si la théorie de l'intoxication est satisfaisante pour l'esprit. Eh bien! j'y trouve des objections qui m'empêchent de l'adopter.

Qu'est-ce que ce poison hypothétique dont aucun moyen ne peut déceler l'existence? Admettons-le pour un instant, j'y consens; comment expliquer qu'il puisse rester dix ans, vingt ans dans l'organisme sans manifester aucunement sa présence? Pourquoi, d'un autre côté, cette régularité dans la marche de la syphilis, régularité telle que la maladie s'avance avec ordre de la périphérie vers le centre, de la peau vers les viscères; que, caractérisée au début par des manifestations cutanées superficielles, elle finit par produire les altérations viscérales les plus graves? singulier poison, vous m'avouerez, que celui qui a de telles façons d'agir. Aussi Hunter, incapable d'expliquer toutes ces particularités avec la seule hypothèse du poison syphilitique,

---

(1) Ricord, *Leçons sur le chancre*, 2ᵉ édit., p. 287.

est-il obligé d'admettre que les différentes parties du corps ne sont pas susceptibles de ressentir son action au même degré ; il y a les *parties du premier ordre,* celles qui manifestent les premières l'infection syphilitique ; et les *parties du second ordre,* celles dont la susceptibilité ne vient qu'en seconde ligne (1). « On ne peut pas supposer, ajoute un peu plus loin Hunter, que la différence des époques d'apparition de la syphilis constitutionnelle dans les diverses parties dépende d'une force active du poison, ni d'une direction particulière qu'il aurait suivie, elle ne peut provenir que de certaines propriétés des parties elles-mêmes. On doit accorder, en effet, que lorsque le poison vénérien a pénétré dans la circulation, il agit sur toutes les parties du corps avec la même force, c'est-à-dire qu'il n'est déterminé par aucune force générale ou particulière de la machine animale à se rendre vers telle partie plutôt que vers telle autre. »

Cette explication de Hunter, quoique vague, rend compte jusqu'à un certain point de l'évolution syphilitique des parties superficielles vers les parties profondes, mais elle ne nous dit pas pourquoi les altérations syphilitiques des organes deviennent plus graves, à mesure qu'on s'éloigne de l'époque de la contagion. Cet élément de la question vaut pourtant la peine qu'on s'en occupe.

D'après les considérations qui précèdent, il me semble que la théorie de l'intoxication doit être repoussée ; cette théorie, qui a la prétention de faire tenir la syphilis tout entière dans une gouttelette de pus, méconnaît le rôle

(1) *Traité de la maladie vénérienne,* par Hunter, traduct. de Richelot, 3ᵉ édit., Paris, 1859, p. 583.

important de l'organisme. Il y a longtemps, pour ma part, que, rangeant la syphilis au nombre des maladies constitutionnelles, je me suis rattaché à l'hypothèse développée par M. le docteur Hélot, dans sa thèse en 1844, celle de la prédisposition interne, mise en activité par une cause spécifique, le virus ou vice syphilitique.

Si la contagion envisagée dans son essence échappe à nos moyens d'investigation, nous pouvons du moins nous rendre compte des conditions dans lesquelles elle se produit et des effets qui la suivent. La contagion est directe ou indirecte.

On entend par contagion *directe* celle qui résulte du contact immédiat des parties infectées d'un individu avec les parties saines d'un autre individu. Cette sorte de contagion s'effectue le plus ordinairement pendant le coït, mais elle peut aussi résulter d'actes moins avouables, comme les rapports *ab ore* et *a præpostera venere;* la condition essentielle de sa production, c'est que le pus syphilitique soit déposé directement sur les parties où l'on verra se développer un peu plus tard les accidents dits primitifs de la vérole.

Dans la contagion *indirecte*, le liquide virulent est transporté sur l'organisme sain à l'aide d'un agent intermédiaire quelconque, les doigts, des pièces de linge souillées, la lancette de l'inoculateur, etc., à condition, bien entendu, que cet agent intermédiaire ne lui fasse subir aucune altération chimique. C'est ce qui explique comment on peut rencontrer les chancres sur toutes les régions possibles, même sur celles qui paraissent le moins susceptibles d'en être affectées.

Il n'est besoin d'aucun acte physiologique pour que la

contagion ait lieu, le simple contact suffit, cela résulte de
ce que nous venons de dire, mais il faut que les tissus contaminés soient dans des conditions de réceptivité qui les
rendent propres à subir l'influence du liquide contagieux.

De toutes ces conditions, la plus favorable est une solution de continuité, une éraillure superficielle, une plaie
d'origine quelconque, surtout quand elle est récente. Le
contagium déposé sur la peau saine, protégée par un épiderme solide, ne pénètre pas; et, en vérité, c'est bien heureux, car lequel d'entre nous oserait toucher à un chancre
sans cette circonstance favorable.

Sur les muqueuses, les mêmes conditions d'immunité
n'existent pas; là, l'épithélium est humide, mince, fragile,
dans les meilleures conditions pour permettre l'absorption;
aussi suffit-il d'un frottement, d'une simple pression, pour
faire pénétrer le liquide contagieux. Il est des cas cependant où les muqueuses elles-mêmes peuvent échapper à la
contagion. M. Cullerier a prouvé par deux expériences rigoureuses qu'on pouvait déposer du pus virulent sur une
muqueuse intacte et l'y abandonner un certain temps sans
déterminer la production d'un chancre. Ce qu'il y a de plus
curieux dans ces expériences, c'est que, ayant recueilli sur
les deux malades une certaine quantité d'humidité vaginale, à l'aide d'une lancette, sur la première, trente-cinq
minutes, et sur la seconde, une heure après l'introduction
du pus chancreux dans le vagin et l'ayant inoculée sur la
cuisse de la malade, M. Cullerier obtint, dans les deux cas,
une pustule caractéristique. Il explique de la sorte les faits
de contagion médiate qu'on observe quelquefois dans la
pratique, une femme ou un homme qui ne présentent au-

cun symptôme syphilitique pouvant servir de véhicule au pus chancreux et transmettre ainsi la syphilis.

Quel est le véhicule du contagium syphilitique? C'est, dans les cas ordinaires, la sécrétion séro-purulente du chancre ou de la plaque muqueuse. Les faits cités de transmission par le pus de l'ecthyma, de l'acné, de l'impétigo syphilitiques pourraient bien n'être que des faits de transmission par la sécrétion de plaques muqueuses de la peau méconnues.

D'autres liquides de l'économie, normaux ou morbides, ont été accusés de produire la syphilis : la salive, le sperme, le lait, le sang, le virus vaccin. C'était autrefois une opinion courante que toutes les sécrétions des sujets syphilitiques pouvaient transmettre la vérole, mais Hunter nia la possibilité de produire la contagion par toute autre sécrétion que celle de l'accident primitif. Il rejeta ainsi, avec la contagiosité des accidents secondaires, la transmission de la vérole par hérédité, erreur difficile à comprendre de la part d'un si grand observateur. De nos jours, on ne s'est pas contenté de démontrer expérimentalement le pouvoir contagieux des accidents secondaires, on s'est encore demandé si le sang et les différentes sécrétions normales ou anormales des sujets syphilitiques n'étaient pas susceptibles de transmettre la vérole.

Pour le sang, la question a été résolue d'une manière affirmative : le fait positif de Waller (de Prague) et ceux de l'anonyme du Palatinat avaient établi, pour le plus grand nombre des auteurs, une grande présomption en faveur de ce mode de transmission, pour quelques-uns même l'avaient complétement démontré ; l'expérience entreprise, en 1862, par le professeur Pelizzari, sur le docteur Bargioni, ne peut plus laisser place à aucun doute.

Voici le résumé de cette expérience rapportée avec détails dans les *Leçons sur l'inoculation syphilitique* de M. Henri Lee, traduites de l'anglais par M. le docteur Emile Baudot :

« Le 6 février 1862, le professeur Pelizzari inocula les docteurs Bargioni, Rosi et Passagli avec le sang d'une malade, âgée de vingt-cinq ans, affectée de syphilis constitutionnelle (plaques muqueuses ano-vulvaires et syphilide exanthématique), et qui n'avait encore été soumise à aucun traitement mercuriel.

« Le sang fut recueilli de la veine céphalique avec une lancette neuve, il fut pris d'une partie du bras où il n'y avait aucune trace d'éruption. On lava ce bras et le chirurgien se lava lui-même les mains. La bande et le vase destiné à recevoir le sang n'avaient jamais servi. Au moment où le sang coulait, on en reçut un peu sur de la charpie qu'on plaça ensuite à la partie supérieure du bras gauche du docteur Bargioni, partie dont l'épiderme avait été enlevé et où trois incisions transversales avaient été faites. On répéta cette opération sur les docteurs Rosi et Passagli, mais lorsqu'on appliqua le sang sur le bras du premier de ces médecins, il était froid, et quand on le plaça sur le bras du second, il était coagulé. » Disons de suite que sur les docteurs Rosi et Passagli l'inoculation ne fut suivie d'aucun résultat.

« Le 3 mars au matin, le docteur Bargioni annonça au professeur Pelizzari que, au centre de la surface inoculée, existait une élévation très-légère et accompagnée de quelques démangeaisons. Le professeur Pelizzari constata, en effet, la présence d'une petite papule arrondie et d'un rouge sombre. Il n'existait pas d'induration de la base de cette papule, ni d'engorgement des ganglions axillaires correspondants.

« Le quatrième jour, engorgement des ganglions axillaires, la papule avait alors les dimensions d'une pièce de vingt centimes; elle était recouverte d'une écaille mince qui commençait à se détacher au centre.

« Le vingt et unième jour, l'écaille était transformée en une véritable croûte, qui commença à se détacher à ses bords et laissa voir un ulcère sous-jacent. Alors apparut une légère induration.

« Au vingt-deuxième jour, la croûte se détacha, et l'on put constater l'existence d'un ulcère taillé en entonnoir à bords résistants, élastiques, et formant une induration annulaire.

« Le vingt-sixième jour, l'ulcération avait acquis les dimensions d'une pièce de cinquante centimes, était le siége d'une sécrétion plus abondante et présentait une induration plus considérable ; le 4 avril, cet ulcère resta stationnaire et sa base commença à bourgeonner. Les ganglions correspondants restèrent engorgés, durs, indolents. Alors commencèrent à se manifester de légères céphalées nocturnes et les ganglions cervicaux s'accrurent un peu. Le 12 avril apparurent, à la surface du corps et particulièrement sur la poitrine et sur les régions hypocondriaques, des taches rouges irrégulières et ne déterminant aucune douleur au malade.

« Le 22 avril, la couleur de l'éruption était nettement cuivrée, et au milieu des taches se voyaient des papules de la grosseur d'une lentille. On donna alors du mercure. »

Ce fait, je le répète, établit d'une manière incontestable que l'inoculation du sang d'un sujet syphilitique à un individu bien portant peut déterminer la syphilis. En est-il de même pour le vaccin d'un sujet syphilitique? Peut-il également transmettre la syphilis à un individu bien portant?

Il existe dans la science un grand nombre de faits, et notamment des séries d'observations qui démontrent jusqu'à l'évidence que la lancette du vaccinateur a pu transmettre avec la vaccine des affections syphilitiques très-rebelles.

Nulle relation n'est plus tristement convaincante sous ce rapport que celle des faits dont la petite ville de Rivalta fut le théâtre pendant le courant de l'année 1861; j'en emprunte également le résumé aux Leçons du docteur Henri Lee :

Un enfant nommé Chiabrera, âgé de sept mois et demi et sain en apparence, fut vacciné le 24 mai 1861; cet enfant, avant d'être vacciné, avait été allaité pendant quelques mois par une femme atteinte de la syphilis, ainsi qu'il résulte des renseignements fournis par le docteur Pacchiotti, professeur de pathologie et de clinique chirurgicale à Turin, et lui-même offrait, le 7 octobre 1861, un état de marasme profond; postérieurement à cette date, il présenta de l'alopécie.

Quoi qu'il en soit, dix jours après la vaccination de Chiabrera, c'est-à-dire le 2 juin, on vaccina, à l'aide du liquide vaccinal recueilli sur lui, la nommée Louisa Hanzone, ainsi que quarante-cinq autres enfants. Louisa Hanzone elle-même servit à vacciner dix-sept autres enfants le 12 juin. Appelons Chiabrera le premier vaccinifère, et Louisa Hanzone le second vaccinifère.

Le premier vaccinifère communiqua la syphilis à trente-neuf enfants, et le second à sept autres enfants, en tout quarante-six. Les deux vaccinifères devinrent très-malades et le second mourut dans le marasme trois mois après avoir été vacciné, avec des symptômes non douteux de syphilis constitutionnelle.

Le premier vaccinifère communiqua, en outre, la maladie à sa mère, le second à sa nourrice.

Le 7 octobre 1861, six enfants étaient morts sans avoir subi aucun traitement, trois autres offraient un état très-grave, quatorze étaient mieux, grâce au traitement spécifique employé, un seul se portait bien.

Le 9 février 1862, vingt mères ou nourrices avaient été infectées et présentaient tous les symptômes de la syphilis secondaire. Trois de ces femmes infectèrent à leur tour leurs maris et trois enfants, jusque-là bien portants, furent également atteints de la syphilis.

Telle a été, en résumé, l'épidémie de Rivalta ; il existe dans la science bon nombre d'autres relations où les mêmes détails se trouvent consignés, à part toutefois le chiffre des victimes, qui a rarement été aussi considérable. Il est évident qu'en présence de ces séries de faits, on serait mal venu à nier la possibilité de transmettre la syphilis aux enfants par la vaccination. Mais ce n'est là qu'un des côtés de la question, un point très-important à élucider, c'est de savoir lequel, du liquide vaccinal ou du sang, sert de véhicule au virus syphilitique.

M. Viennois, auteur d'un très-bon mémoire sur la syphilis transmise par la vaccination, admet que « lorsqu'on recueille du vaccin sur un sujet syphilitique, et qu'on inocule à un sujet sain ce même vaccin pur et sans mélange de sang, on n'obtient pour résultat que la pustule vaccinale sans aucune complication syphilitique prochaine ou éloignée.

« Au contraire, si, avec le vaccin d'un syphilitique porteur ou non d'accidents constitutionnels, on vaccine un sujet sain, et que la pointe de la lancette ait été chargée d'un peu de sang, en même temps que du liquide vaccinal, on transmet par les mêmes piqûres les deux maladies : la vaccine avec l'humeur vaccinale et la syphilis avec le sang syphilitique. »

En un mot, M. Viennois ne croit à la transmission de la syphilis par la vaccine que quand l'humeur vaccinale contient une certaine quantité de sang. Avant de poser cette conclusion, il aurait fallu démontrer, comme le remarque avec raison Melchior Robert, que le liquide vaccinal est dépourvu de toute propriété infectante par lui-même, ou tout au moins que celui qui a été inoculé aux sujets infectés contenait bien réellement du sang.

M. Viennois pense se tirer de ce pas difficile en disant que si le liquide vaccinal pris sur un sujet syphilitique était infectant par lui-même, tous les sujets vaccinés avec ce liquide auraient fatalement la syphilis. Il oublie, sans doute, qu'on est loin d'avoir réussi à transmettre cette maladie toutes les fois qu'on a inoculé du sang de syphilitique. Dans l'expérience rapportée plus haut, le professeur Pelizzari n'a obtenu qu'un résultat positif sur trois inoculations faites à des personnes différentes, malgré la quantité considérable de sang inoculé. Concluons donc avec Melchior Robert que, s'il est démontré que le vaccin d'un syphilitique peut transmettre la vérole, nous ignorons encore les conditions qui président à cette transmission, et que jusqu'à meilleur informé, sans vouloir nier la part que peut avoir dans l'infection le sang mêlé au vaccin, nous rapporterons à l'humeur vaccinale elle-même une partie des syphilis qu'on attribue à la présence du sang.

Les sécrétions normales, comme la salive, le sperme, le lait, sont-elles susceptibles de transmettre la syphilis? Rien ne s'oppose théoriquement à ce qu'il en soit ainsi, mais ni la clinique, ni l'expérimentation n'ont encore démontré le fait. Nous croyons donc pouvoir refuser, jusqu'à preuve du contraire, la propriété contagieuse aux différentes sécrétions normales.

J'admets que le pus qui renferme le contagium syphilitique offre, au point de vue du pouvoir contagieux, des différences de force et d'activité suivant la période à laquelle est arrivée la lésion qui le fournit.

Le pus recueilli pendant la période de progrès d'un chancre est certainement plus contagieux que celui qui provient de la période de déclin. Il arrive même un moment, lorsque la cicatrisation est avancée, où la spécificité s'éteint; le pus sécrété n'est plus que l'analogue du pus des plaies simples, il a perdu toute propriété virulente. Je sais bien que M. Auzias-Turenne n'est pas tout à fait de cet avis, que pour lui le pus sécrété par un chancre est toujours et constamment contagieux, sinon pour le malade lui-même, du moins pour une autre personne, mais malgré cela, je me rattache à l'opinion que je viens d'énoncer, qui est celle de Hunter et de M. Ricord.

Le pus syphilitique une fois déposé sur la peau ou sur

une membrane muqueuse, que se passe-t-il ? Il y a production d'un chancre ou d'une plaque muqueuse, mais quelle est la signification de cet accident initial, relativement à l'infection de l'organisme ? Ici deux théories que nous avons déjà signalées se trouvent en présence : dans l'une, on considère le pus syphilitique comme pénétrant immédiatement dans la circulation et donnant lieu à un empoisonnement dont les accidents primitifs ne sont que la première manifestation. C'est celle qui compte le plus grand nombre de partisans, celle à laquelle je me rattache au moins en ce qui concerne la pénétration immédiate du principe morbide dans l'organisme, car je ne suis pas partisan de l'empoisonnement syphilitique.

Dans l'autre, qui compte M. Ricord au nombre de ses défenseurs, le virus syphilitique produirait d'abord un travail morbide local, d'où naîtrait le chancre, et multiplié en cet endroit par une sorte de fermentation, il envahirait consécutivement l'organisme. La conséquence directe de cette explication c'est qu'on peut, en détruisant le chancre à temps, prévenir l'infection constitutionnelle. Malheureusement, cette théorie a contre elle les résultats de la pratique; aussi est-elle à peu près généralement abandonnée.

§ II. — HÉRÉDITÉ.

Les considérations qui précèdent s'appliquent à la transmission de la syphilis acquise ; examinons maintenant dans quelles conditions se transmet la syphilis héréditaire. Ces conditions se résument dans un seul fait : existence de la vérole chez l'un au moins des géniteurs au moment de la conception; le seul cas d'exception possible à cette règle, c'est quand la mère a contracté la maladie pendant sa grossesse et l'a ainsi communiquée au fœtus postérieurement à la fécondation.

L'infection peut venir :

Du père et de la mère à la fois;

De la mère seule;

Du père seul.

1° *Le père et la mère sont tous les deux syphilitiques.* — Quand le père et la mère sont tous deux infectés au moment du coït fécondant, il semble que l'enfant soit fatalement voué à la vérole. Ce pronostic désolant se trouve en effet le plus souvent justifié. Ou bien le produit succombera avant terme, ou bien il naîtra avec des manifestations syphilitiques, ou bien il en présentera peu de temps après la naissance.

Toutefois, si l'on réfléchit que les deux conjoints pourront se trouver, à l'époque de la procréation, sous l'influence d'une diathèse syphilitique très-ancienne ou affaiblie par l'action d'un traitement plus ou moins énergique, on comprendra que le fœtus ait encore quelques chances d'échapper à l'infection. On cite des cas rares où l'enfant ainsi procréé par deux personnes infectées n'a recueilli ce triste héritage ni de son père ni de sa mère.

2° *La mère seule est syphilitique.* — Si la mère est infectée avant la conception, il est hors de doute qu'elle peut transmettre la syphilis à l'enfant qu'elle porte dans son sein.

Il suffit, pour démontrer cette proposition, de trouver des observations où l'influence du père ait été accidentellement annihilée. Eh bien! ces faits ne sont pas rares.

On a cité des cas assez nombreux de femmes infectées par un premier mari ou par un nourrisson, qui, par la suite, ayant eu des rapports avec des hommes exempts de tout antécédent syphilitique, ont engendré des enfants vérolés. De pareils exemples établissent d'une manière péremptoire l'influence exclusive de la mère.

Lorsque la mère est infectée pendant la grossesse, le produit sera-t-il atteint de syphilis congénitale? Le résultat paraît subordonné à l'époque de l'infection de la mère. Bertin (1), qui observait à l'hôpital des vénériens, a vu des femmes en proie, au moment de l'accouchement, à des accidents syphilitiques graves, mettre au monde des enfants sains et qui ne présentaient ultérieurement aucun signe de la diathèse. Il en conclut que plus l'époque de l'infection de la mère est rapprochée du début de la grossesse, et plus l'enfant a de chances de naître avec la syphilis congénitale. L'infection héréditaire est d'autant moins à craindre que l'invasion de la syphilis est plus voisine chez la femme du moment de l'accouchement.

M. Ricord dit : « Jusqu'au sixième mois, la mère peut transmettre une syphilis constitutionnelle acquise pendant la gestation ; mais si l'infection a lieu dans les trois derniers mois, il n'est pas sûr que la transmission soit possible. »

Pour M. Diday, la syphilis, contractée par la mère après le septième mois révolu, ne peut être une cause de syphilis pour l'enfant.

Enfin, M. Cullerier est d'avis que l'hérédité syphilitique peut se produire à tous les âges de la vie fœtale et à toutes les périodes de l'infection de la mère.

(1) Voyez la Thèse de M. Emile Vidal, p. 62.

3° *Le père seul est syphilitique.* — Vassal nie l'influence du père ; M. Cullerier exprime la même opinion ; pour M. Bouchut, elle est douteuse. M. Cazenave, M. Trousseau, pensent que l'influence du père sur l'hérédité est plus puissante que celle de la mère. Sans aller aussi loin que ces deux auteurs, j'admets que le fœtus peut très-bien puiser le germe de la syphilis dans la semence du père.

M. Emile Vidal (1) cite dans sa thèse trois observations dans lesquelles l'influence exclusive du père est incontestable. Comment expliquer d'une autre façon des faits du genre de celui-ci : Une femme a eu d'un premier mari plusieurs enfants parfaitement sains ; elle prend en secondes noces un homme atteint de syphilis ; tous les enfants qui résultent de cette union naissent syphilitiques, sans que la mère présente le plus léger symptôme d'infection.

Dans la transmission de la syphilis héréditaire, on a cru remarquer que l'infection se montrait de préférence sur l'enfant d'un sexe opposé à celui du géniteur infecté. Ainsi, le père transmettrait plutôt la syphilis aux enfants du sexe féminin et la mère aux enfants du sexe masculin.

La syphilis peut-elle se transmettre héréditairement à ses différentes périodes ? Est-il nécessaire, pour que la transmission ait lieu, que les parents soient au moment de la procréation sous le coup d'accidents visibles ?

Il est malheureusement prouvé par des faits nombreux que les parents peuvent procréer des enfants syphilitiques, non-seulement quand eux-mêmes sont en proie à des symptômes secondaires ou tertiaires, mais encore quand la maladie est restée chez eux à l'état latent pendant plusieurs

---

(1) *Loc. cit.*, p. 66 et 67.

années. Toutefois, les chances d'infection pour l'enfant sont d'autant moins grandes, que la syphilis des parents est arrivée à une période plus avancée de son évolution, et qu'elle ne se traduit plus par aucune manifestation extérieure. Il semble que, à la longue, la diathèse syphilitique s'épuise. Voici, par exemple, ce qu'on observe quelquefois dans la pratique : Une femme commence par avoir plusieurs avortements ; plus tard elle met au monde des enfants qui présentent, au moment de leur naissance ou peu de temps après, des signes non équivoques d'infection syphilitique ; plus tard, enfin, elle engendre des enfants bien portants et exempts de la diathèse. Cette particularité a été signalée, non-seulement pour la syphilis, mais aussi pour la scrofule.

Quoi qu'il en soit, il est actuellement impossible d'affirmer, en se fondant sur des données certaines, qu'un individu qui a eu la syphilis constitutionnelle à une époque éloignée, même s'il est débarrassé complétement et depuis longtemps des accidents diathésiques, ne pourra plus transmettre le germe de la maladie à ses enfants.

La période de la syphilis chez les parents a-t-elle de l'influence sur la forme des accidents éprouvés par les enfants ? M. Bassereau se prononce pour l'affirmative ; il admet que les nouveau-nés atteints de syphilis héréditaire présentent toujours des accidents du même ordre que ceux dont leurs parents étaient atteints au moment où ils les ont engendrés, et que par conséquent ils sont exempts de tous les accidents par lesquels leurs parents ne peuvent passer de nouveau. Qu'un enfant, par exemple, engendré pendant la période tertiaire, hérite de la syphilis, il sera exempt des accidents secondaires par lesquels a passé son père, et aura d'emblée à sa naissance des accidents tertiaires (1).

Les faits recueillis par M. Cullerier prouvent que les choses ne se passent pas toujours de la façon indiquée par M. Bassereau : « J'ai vu, dit ce consciencieux observateur, des femmes dans la période des accidents secondaires les plus tardifs et les plus graves, ainsi que dans la période tertiaire, mettre au monde des enfants qui présentaient à l'époque ordinaire de la roséole et des plaques muqueuses, qui sont considérées comme des phénomènes secondaires précoces. De même aussi, j'ai vu, comme première manifestation de la syphilis héréditaire, des maladies des os et du tissu cellulaire chez les enfants dont les mères n'avaient eu pendant, ou peu de temps avant leur grossesse, que des chancres et les symptômes secondaires les plus précoces et les plus superficiels (2). »

Je crois que les manifestations syphilitiques peuvent se transmettre héréditairement dans leur espèce ; je rattache même à une transmission de ce genre les accidents tertiaires qui se montrent d'emblée dans la forme tardive de la syphilis héréditaire. Les observations de M. Cullerier prouvent qu'il n'en est pas toujours ainsi dans la forme précoce, mais en somme elles n'infirment en rien les deux faits si probants rapportés par M. Bassereau.

Je repousse, comme vous le savez, l'interprétation de M. Ricord, d'après laquelle, la syphilis tertiaire des parents produirait la scrofule chez les enfants.

(1) Bassereau, *Traité des affections de la peau symptomatiques de la syphilis*, p. 540.
(2) *De l'hérédité de la syphilis*, Mémoires de la Société de chirurgie, p. 259, 1854.

§ III. — TRANSMISSIBILITÉ DE LA SYPHILIS CONGÉNITALE.

La syphilis congénitale est transmissible; elle l'est directement; elle l'est aussi par la vaccine, comme nous l'avons établi plus haut. Sa puissance de contagion serait, d'après M. Diday, plus grande que celle de la syphilis acquise.

Au nombre des questions les plus importantes qui se rattachent à cette transmissibilité se trouvent les suivantes :

1° L'enfant peut-il, pendant la vie intra-utérine, transmettre à la mère la syphilis qu'il tient du père ?

Cette transmission du père à la mère, par l'intermédiaire du fœtus, est un fait des mieux établis aujourd'hui. Troncin, MM. Depaul, Laugier, Diday, Hutchinson, en ont rapporté des exemples ; M. Depaul est on ne peut plus affirmatif (1) :

« Je persiste, dit-il, à regarder, comme la conséquence d'une observation rigoureuse, la proposition suivante : La mère étant incontestablement saine, et la syphilis n'ayant pu être transmise que par le père, et seulement au moment de la fécondation, l'embryon seul, malade pendant quelque temps, pourra, à son tour, infecter la mère pendant son séjour dans l'utérus. »

Dans l'exemple que je vous ai rapporté plus haut (p. 89), non-seulement les choses se sont passées comme l'indique M. Depaul ; mais la syphilis, ainsi développée chez la mère,

---

(1) Mémoire sur l'altération des poumons. Académie, 1851.

a suivi une marche et a présenté des symptômes d'une gravité exceptionnelle.

2° Un enfant qui porte des manifestations de syphilis congénitale peut-il infecter sa nourrice et d'autres personnes ?

Ce n'est pas d'aujourd'hui que cette question est résolue par l'affirmative ; Ambroise Paré s'exprime en ces termes, dans son chapitre sur la grosse vérole :

« Souvent on voit sortir les petits enfants hors le ventre de leur mère ayant cette maladie, et tost après avoir plusieurs pustules sur leur corps ; lesquels étant ainsi infectez baillent la vérole à autant de nourrices qui les allaictent. »

Hunter, en niant le pouvoir contagieux des accidents secondaires, se trouva amené du même coup à rejeter la transmissibilité de la syphilis congénitale ; M. Ricord le suivit sur ce terrain ; mais depuis les inoculations positives d'accidents secondaires faites par Wallace, Walter, Vidal (de Cassis), Rinecker, et plus récemment par M. Gibert, la doctrine huntérienne a dû être abandonnée de M. Ricord lui-même. Aussi, personne ne met-il plus en doute qu'un enfant atteint de syphilis congénitale ne puisse infecter sa nourrice et les gens qui ont avec lui des contacts répétés.

§ IV. — DES CONDITIONS EXTÉRIEURES OU PROPRES A L'INDIVIDU, QUI FAVORISENT LE DÉVELOPPEMENT DE LA SYPHILIS.

La cause première de la syphilis, c'est la prédisposition du sujet, prédisposition qui existe chez presque tous les individus, mais qui a besoin, pour devenir efficace, d'une cause déterminante spécifique, le virus syphilitique. Au-dessous de ces deux influences générales, la prédisposition et le virus syphilitique, il en est d'autres beaucoup plus restreintes dont le seul pouvoir s'exerce sur la forme et la date d'apparition des accidents syphilitiques ; de ce nombre sont les influences physiologiques, mécaniques, hygiéniques et pathologiques.

a. *Influences physiologiques.* — Elles doivent être successivement étudiées au point de vue de l'âge, du sexe, du tempérament et de la constitution.

La syphilis n'épargne aucun âge ; cependant, et cela se comprend facilement, c'est dans l'âge adulte qu'elle est le plus fréquente. Elle marche chez les enfants avec plus de rapidité que chez les adultes, et plus souvent chez eux vers une terminaison fatale ; chez les vieillards aussi, elle présente ordinairement une gravité plus grande que chez les adolescents et les hommes faits.

Pour ce qui est de l'influence du sexe, si la syphilis paraît moins fréquente chez la femme, ainsi que l'ont établi les statistiques, cela tient à ce qu'il y a moins de femmes que d'hommes qui s'exposent à la contracter, et nullement à une immunité qui serait spéciale à la femme. Certains accidents, comme le chancre induré, se rencontrent moins souvent chez les femmes, mais peut-être n'y a-t-il là qu'une difficulté de constatation.

Quant au tempérament, je lui reconnais une certaine influence sur les formes des éruptions syphilitiques. C'est ainsi que les formes humides, l'acné, l'ecthyma, les syphilides pustuleuses, en un mot, affectent plus souvent les individus d'un tempérament lymphatique ; que les formes sèches papuleuses ou tuberculeuses sont plus fréquentes chez ceux d'un tempérament bilieux; enfin, que les douleurs multiples rhumatoïdes ou d'apparence névralgique se rencontrent surtout chez les individus à tempérament nerveux. J'ai cru longtemps, avec la plupart des auteurs, que la constitution avait une grande influence sur le degré de bénignité ou de malignité de la syphilis; aujourd'hui que l'observation clinique m'a détrompé, j'accorde une action prépondérante, sur le degré de bénignité ou de malignité, à la cause interne, à la prédisposition du sujet.

b. *Influences physiques et hygiéniques.* — On a tour à tour accusé le froid et la chaleur de favoriser l'apparition des manifestations syphilitiques. Je crois bien plutôt à l'influence du passage brusque du chaud au froid. Quant aux climats, c'est en déterminant telle forme plutôt que telle autre qu'ils agissent.

Il n'est rien de mieux établi que l'action des causes artificielles sur le développement des accidents de la syphilis. Ne voit-on pas souvent dans cette maladie, comme dans la scrofule, des coups, une chute, etc., appeler sur le système osseux les manifestations tertiaires? Ne voit-on pas, à la suite d'excès de table, apparaître des syphilides? Ne se montrent-elles pas aussi après un bain de vapeur, un bain sulfureux? Dans un cas de diagnostic obscur, on peut même utiliser la connaissance de ce fait et hâter l'apparition d'accidents à la peau, afin que la maladie se caractérise mieux.

Les excès, la misère, une alimentation insuffisante, sont des conditions qui augmentent la gravité de la maladie. Melchior Robert croit que le lait d'une nourrice infectée peut communiquer la syphilis au nourrisson. Pour moi, cette proposition n'est pas suffisamment démontrée ; mais il me semble hors de doute que le lait d'une nourrice syphilitique est pour l'enfant une mauvaise alimentation, et dans les cas de ce genre, on doit toujours conseiller le changement de nourrice.

c. *Influences pathologiques.* — Toutes les maladies spontanées ou de cause externe peuvent favoriser le développement des manifestations de la vérole. Combien de fois ne les a-t-on pas vues apparaître à la suite d'une synoque, d'une fièvre typhoïde, d'une affection parasitaire, etc. !

§ V. — PATHOGÉNIE.

La pathogénie de la syphilis soulève les trois questions suivantes : la question d'unité morbide, la question de nature et la question de classification.

La question d'unité morbide de la syphilis n'est plus mise en doute par personne. Démembrée un instant par Broussais et ses adeptes, la syphilis n'a pas tardé à être reconstituée à nouveau, et c'est peut-être aujourd'hui la seule unité pathologique admise par toutes les écoles, puisque la scrofule elle-même n'a pas trouvé grâce devant les organiciens.

Quant à la détermination de la nature de la syphilis, les humoristes et les solidistes ont invoqué, les uns l'altération des liquides de l'économie, les autres celles du système lymphatique. Mais la diminution des globules du sang, l'inflammation du système lymphatique et autres lésions dans lesquelles on a voulu faire consister la syphilis ne sont que des effets, et ne doivent pas être considérées comme des causes.

J'arrive, enfin, au troisième problème que soulève la pathogénie de la syphilis. Quelle place doit-elle occuper dans les cadres nosologiques? Sauvages, Macbride, l'ont placée dans leur dixième classe, à côté de la goutte et du scorbut; Pinel dans sa cinquième classe, à côté du cancer, du scorbut et de la scrofule.

Les syphiliographes modernes la rangent, les uns parmi les empoisonnements, les autres parmi les maladies virulentes. Où trouver, dans les quatre classes de poisons admises par Orfila, un seul agent toxique qui produise des effets analogues à ceux de la syphilis, des poussées successives à la peau, des lésions du système osseux et des viscères? et puis n'est-ce pas un singulier poison que celui qui reste à l'état latent pendant des années entières?

Est-ce avec plus de raison qu'on rapproche la syphilis des maladies virulentes, comme la variole? Certes, rien ne ressemble mieux aux fièvres éruptives que certaines formes de syphilides; mais là s'arrête l'analogie; car les périodes tertiaire et quaternaire manquent complètement dans les maladies virulentes.

On est donc forcé d'en revenir à l'idée ancienne, et de placer la syphilis dans la classe des maladies constitutionnelles, à côté de la dartre, de la scrofule et de l'arthritis.

CHAPITRE V.

SÉMÉIOTIQUE.

La séméiotique de la syphilis, dont nous allons nous occuper maintenant, comprend le diagnostic et le pronostic.

§ I. — DIAGNOSTIC.

Le diagnostic lui-même doit être étudié au point de vue de l'unité pathologique et au point de vue des affections.

Après les considérations nosographiques que nous avons exposées dans les chapitres précédents, il serait superflu d'entrer ici dans de grands détails au sujet de la syphilis considérée comme unité pathologique; qu'il nous suffise de rappeler brièvement les traits qui la différencient des autres maladies constitutionnelles.

La syphilis est caractérisée par des accidents inoculables, du moins dans les deux premières périodes; elle attaque indistinctement tous les âges, et reconnaît une cause occasionnelle spécifique. Les affections qui lui appartiennent offrent une physionomie plus tranchée que dans les autres maladies constitutionnelles; elles ont une double tendance *résolutive* ou *ulcérative,* tandis que dans la dartre et l'arthritis, elles sont essentiellement résolutives, et que dans la scrofule, toutes elles tendent à produire l'hypertrophie et l'ulcération des tissus.

Les affections syphilitiques ulcératives présentent généralement un caractère important à connaître, c'est la tendance qu'elles ont à amener la mortification des tissus qui en sont le siége, mortification qui se traduit par un état putrilagineux et couenneux dans les parties molles, par la nécrose dans les os. La même tendance se retrouve dans les affections scrofuleuses, elle manque au contraire complétement dans les affections de nature arthritique et dartreuse.

Les affections syphilitiques viennent assez souvent par poussées générales, et sont presque toujours accompagnées de douleurs plus ou moins vagues et profondes, offrant le caractère particulier de s'exaspérer pendant la nuit.

Elles peuvent laisser après elles des cicatrices et des stigmates qui mettent sur la voie du diagnostic, caractère qu'elles partagent encore avec les affections scrofuleuses. Comme ces dernières, elles sont fixes, ne se déplacent pas, n'alternent pas les unes avec les autres; les affections de nature arthritique et dartreuse sont au contraire caractérisées par une excessive mobilité, elles voyagent de la peau et des muqueuses sur les systèmes nerveux, séreux et synovial.

Les affections syphilitiques affectent des siéges spéciaux sur tous les systèmes où on les rencontre, se montrant d'abord sur les membranes tégumentaires, d'où elles se répandent sur le système lymphatique (ganglions et cordons), et plus tard sur l'appareil locomoteur et les viscères. Sous ce rapport, elles offrent encore la plus grande analogie avec les affections scrofuleuses, tandis que les affections de nature arthritique et dartreuse sont loin de présenter une pareille régularité dans leur évolution.

Enfin, outre les produits ordinaires de toute inflammation qu'elle fait naître, la syphilis donne encore lieu à deux produits spéciaux : la gomme et le tissu fibro-plastique ; de ces produits, le dernier n'est pas exclusif à la syphilis, puisqu'on le rencontre également dans le cours de la scrofule. (Voir, pour plus de détails sur le diagnostic des maladies constitutionnelles entre elles, mes *Leçons sur la scrofule*, p. 72 et suivantes.)

Nous allons maintenant exposer le diagnostic des affections qui appartiennent à chacune des quatre périodes de la syphilis.

1° *Diagnostic des accidents de la première période.* — Dans la première période, nous rencontrons le chancre induré et la plaque muqueuse initiale comme accidents primitifs de la syphilis régulière ; et, d'autre part, la blennorrhagie syphilitique et le chancre mou syphilitique, comme accidents primitifs de la syphilis irrégulière.

Au chancre induré et à la plaque muqueuse initiale il convient d'annexer les bubons indurés qui les accompagnent comme des satellites obligés ; à la blennorrhagie et au chancre mou viennent s'ajouter quelquefois le bubon inflammatoire ou le bubon virulent.

Enfin, pour ne rien omettre des accidents que l'on peut observer dans la première période de la syphilis, je dois vous signaler les végétations que l'on voit survenir à la suite du chancre, de la blennorrhagie ou même dans la seconde période, à la suite des plaques muqueuses. Nous allons dire, tout d'abord, quelques mots des végétations.

Végétations. — Vous connaissez déjà mon opinion sur la nature des végétations, je les considère comme le résultat de l'irritation déterminée localement par un liquide spécifique et nullement comme une manifestation constitutionnelle de la syphilis. Je m'éloigne, comme vous le voyez, des auteurs qui rangent les végétations parmi les accidents syphilitiques au même titre que le chancre ou la plaque muqueuse, mais je ne puis non plus admettre que les végétations dépendent d'une simple irritation inflammatoire. On a dit que les végétations n'étaient pas rares chez les femmes enceintes pures de tout antécédent syphilitique ou blennorrhagique, que ces végétations disparaissaient spontanément après l'accouchement ; mais les faits cités par le docteur Thibierge à l'appui de cette manière de voir n'ont pas entraîné ma conviction ; je pense que, dans les cas de ce genre, il y a eu confusion, et qu'on a pris pour de véritables végétations des varices ou des hypertrophies caronculaires de la vulve.

Vidal (de Cassis) a admis le pouvoir contagieux des végétations ; c'est une erreur dont il est facile de donner une explication satisfaisante : les chancres et les plaques muqueuses se recouvrent parfois de masses végétantes, qui semblent fournir un produit de sécrétion inoculable ; mais la propriété contagieuse appartient en réalité, dans ces cas, au liquide sécrété par le chancre ou la plaque muqueuse. De là l'erreur dans laquelle est tombé Vidal (de Cassis).

Que M. Hardy ait cru devoir réunir des affections aussi dissemblables que les végétations et les plaques muqueuses dans une même classe et sous la dénomination commune de syphilides végétantes, c'est ce que vous aurez de la peine à concevoir, après les détails qui précèdent ; les végétations ne méritent en aucune façon la dénomination de syphilides, qui doit être réservée aux manifestations que la syphilis tient directement sous sa dépendance.

Chancre induré. — J'ai suffisamment insisté, dans une des précédentes leçons, sur les caractères différentiels du chancre induré et du pseudo-chancre induré ou plaque muqueuse initiale, pour être dispensé d'y revenir en ce moment. Rappelez-vous qu'il est très-important de distinguer ces deux accidents l'un de l'autre, en raison du pronostic différent qu'ils comportent. Ce n'est pas seulement comme accident local que le vrai chancre induré est plus grave que le pseudo-chancre, c'est surtout parce qu'il est l'indice d'une syphilis constitutionnelle plus intense.

Il n'est pas toujours facile de retrouver la trace du chancre induré chez les individus atteints de vérole, cet accident peut siéger partout, ce qui nécessite une exploration minutieuse de toutes les régions du corps. J'en ai vu à l'entrée des narines, sur les différents points du visage et du cuir chevelu, sur les amygdales, la paroi postérieure du pharynx, la luette, le pourtour de l'anus, le col de l'utérus, et jusque sur le dos.

Le diagnostic du chancre induré est généralement facile ; il est peu d'affections étrangères à la syphilis avec lesquelles on puisse le confondre, je citerai toutefois le furoncle, le cancroïde ulcéré et les ulcérations produites par l'action locale de l'arsénite de cuivre, ulcérations qui peuvent simuler parfaitement le chancre induré, à tel point qu'on leur a assigné le nom de chancres arsenicaux.

Pour ce qui est du furoncle, la présence du bourbillon,

l'absence d'induration plastique à la base et de retentissement ganglionnaire, la marche de l'affection mettent aisément sur la voie du diagnostic.

Lorsque le cancroïde siége à la verge ou aux lèvres et qu'il est ulcéré, la première idée qui se présente à l'esprit est assez souvent celle d'un chancre induré, mais le mode de début et la marche très-lente de l'ulcère cancroïdique, l'existence d'un bourrelet circonférenciel dur et saillant, l'absence de toute éruption cutanée ou muqueuse consécutive ne permettent pas de méconnaître longtemps la nature de l'affection.

Quant aux ulcères ou chancres arsenicaux, comme on les a appelés, ils présentent quelquefois la plus grande analogie avec le chancre induré, ainsi qu'on peut s'en convaincre par la description suivante : « Leur forme est arrondie et souvent d'une régularité parfaite, leurs bords sont taillés à pic, non décollés et mesurent parfois, plus d'un centimètre de hauteur; le fond est grisâtre ou rougeâtre, légèrement humide. Ces ulcères ne provoquent autour d'eux aucune réaction inflammatoire et semblent comme taillés à l'emporte-pièce, au milieu de tissus parfaitement sains. Parfois ils se distinguent à peine par leur consistance des parties qui les environnent; mais dans d'autres cas, ils s'indurent dans leurs bords et dans leur fond et donnent aux doigts qui les saisissent la sensation d'un disque solide interposé. C'est alors surtout qu'on les a comparés au chancre spécifique (1). » Ces ulcères siégent quelquefois sur la verge, mais on les rencontre de préfé-

(1) *Leçons sur les affections cutanées artificielles*, recueillies par le docteur Guérard. Paris, 1862.

rence sur les parties découvertes et principalement sur les mains.

Hâtons-nous d'ajouter que l'antécédent professionnel, le grand nombre des ulcères, la concomitance d'une éruption érythémateuse et pustuleuse, disséminée sur la plupart des régions du corps, l'absence d'engorgement ganglionnaire sont autant de circonstances qui caractérisent suffisamment l'ulcère arsenical et empêchent de le confondre avec un ulcère spécifique.

Plaque muqueuse initiale ou pseudo-chancre induré. — La plaque muqueuse initiale peut-elle être confondue avec les plaques muqueuses consécutives? Non, et cela pour plusieurs raisons.

La plaque initiale est habituellement solitaire, indurée à sa base, accompagnée d'engorgement ganglionnaire, elle précède de plusieurs jours ou de plusieurs semaines la venue de toute autre éruption syphilitique.

Les plaques muqueuses consécutives, au contraire, sont souples à leur base, elles viennent par poussées qui occupent plusieurs régions à la fois, elles sont très-nombreuses et disposées symétriquement, enfin elles succèdent, après un temps variable, à un accident isolé, qui s'est d'abord montré sur la région contaminée.

Toutes ces considérations n'ont pas empêché la plupart des auteurs de confondre les plaques muqueuses primitives avec les plaques muqueuses consécutives ; on retrouve encore cette confusion dans la troisième édition de l'ouvrage de M. Gibert, ce qui a lieu de surprendre chez un auteur dont les expériences ont tant contribué à faire accepter la contagiosité des accidents secondaires. Je n'admets pas, pour ma part, d'autre plaque muqueuse initiale que celle qui est confondue par M. Ricord et par M. Rollet avec le vrai chancre induré.

Nous arrivons maintenant au diagnostic différentiel des accidents qui marquent le début de la syphilis irrégulière, c'est-à-dire de la blennorrhagie et du chancre mou. Il s'agit là, je ne le dissimulerai pas, d'une question délicate, pour laquelle je réclame toute votre attention.

Blennorrhagie. — Reconnaître un écoulement uréthral, rien n'est en général plus facile; cependant il ne faut pas confondre, comme le font beaucoup d'auteurs, avec la blennorrhagie virulente les suintements séreux ou séro-purulents provoqués par la présence d'un corps étranger dans l'urèthre ou par l'usage de certaines boissons, la bière par exemple. Ce sont là des uréthrites de cause externe.

La blennorrhagie virulente est une affection commune, générique; elle ne constitue pas une espèce unique. Elle peut ou non faire partie de ce ruban diversement coloré, auquel M. Ricord compare l'évolution de la syphilis.

A quels signes reconnaîtra-t-on la nature syphilitique d'une blennorrhagie? Pour fixer ce point de diagnostic si important, on ne doit rien attendre des signes objectifs tirés de la couleur du muco-pus, de la durée de l'écoulement, etc. L'inoculation sera-t-elle d'un meilleur secours? Si elle réussit, cela indiquera que la muqueuse de l'urèthre est le siége d'une ulcération chancreuse, à base molle, d'après la théorie maintenant admise, mais cela ne prouvera pas que l'individu doive avoir des accidents constitutionnels, puisque beaucoup de chancres mous ne sont pas infectants. D'ailleurs, ce ne sont pas là les cas auxquels je fais allusion; je suppose l'existence d'une blennorrhagie sans complication de chancre uréthral. Eh bien ! je dois l'avouer, il n'existe pas, en pareille circonstance, de signe certain qui permette de la proclamer de nature syphilitique. Voici toutefois ce que l'expérience m'a appris : quand une blennorrhagie dure depuis longtemps, qu'elle s'accompagne de végétations, que ces végétations excisées ou traitées par des topiques reparaissent pour guérir radicalement, ainsi que l'écoulement, sous l'influence d'un traitement mercuriel, il y a lieu de craindre l'apparition consécutive de manifestations constitutionnelles et de continuer, pendant un certain temps, l'administration du mercure. J'ai observé, à Lourcine, beaucoup de ces blennorrhagies compliquées de végétations; je les traitais localement, et souvent blennorrhagie et végétations disparaissaient sans retour; mais, d'autres fois, la blennorrhagie persistait et les végétations repullulaient jusqu'à ce qu'un traitement mercuriel suffisamment prolongé vînt en faire justice. Vidal (de Cassis) a cité des cas pareils dans son *Traité des maladies vénériennes*.

Chancre mou. — Le chancre mou touche de plus près à la syphilis que la blennorrhagie. Un chancre mou qui *durcit*, voilà l'accident initial le plus habituel de la syphilis régulière. Un chancre mou qui se transforme *in situ* en plaque muqueuse, voilà encore un autre mode de début de la syphilis régulière.

Ce n'est pas le chancre induré, mais bien le chancre mou qui se transforme le plus souvent en plaque muqueuse; lisez à cet égard le beau mémoire de MM. Deville et Davasse, lisez l'ouvrage de M. Bassereau, et vous verrez que la plupart des chancres qui ont fourni l'occasion d'observer la transformation *in situ* en plaques muqueuses, étaient des chancres phagédéniques, c'est-à-dire des chancres mous, suivant la doctrine de **M. Ricord**.

Quand le chancre reste à l'état d'ulcération à base molle, il constitue, de même que la blennorrhagie, une affection commune, générique, qui peut, suivant les cas, provoquer ou non l'éveil de la diathèse syphilitique. Etudions d'abord le diagnostic différentiel du chancre mou, considéré comme affection locale ; nous chercherons ensuite à préciser les caractères à l'aide desquels on peut en déterminer la nature.

Ulcère arrondi, à fond grisâtre, quelquefois pultacé, à bords taillés à pic et décollés, entouré d'une auréole cuivrée, tel est le type du chancre mou.

Mais ces signes dont la réunion est si caractéristique sont loin de se retrouver constamment ; de là l'incertitude du diagnostic et des erreurs fréquentes.

L'*herpes præputialis* est journellement confondu avec le chancre ; mais il s'en distingue par ses vésicules blanchâtres, réunies en groupes, et lorsque celles-ci sont ulcérées par le nombre, la position superficielle des ulcérations dont la couleur est rosée et non grisâtre, et dont les bords ne sont pas taillés à pic. Les vésicules ulcérées de l'herpès se recouvrent quelquefois, comme cela arrive pour le chancre, d'une petite croûte lamelleuse ; mais en faisant tomber cette croûte, on trouve l'ulcère avec l'apparence que nous venons de signaler, et les caractères exposés plus haut servent encore à établir le diagnostic.

Le chancre mou et la plaque muqueuse ne peuvent être pris l'un pour l'autre ; le premier en effet est excavé, son fond est grisâtre, tandis que la plaque est saillante, rosée et recouverte d'une pellicule mince. Mais cette erreur devient plus facile lorsque le chancre, près de se cicatriser, bourgeonne et forme une saillie papuleuse.

Si l'on s'en tenait aux seuls caractères objectifs, rien ne serait plus difficile à différencier du chancre mou que certaines plaques muqueuses ulcérées, mais la connaissance des antécédents du malade et de l'évolution suivie par la lésion, l'existence dans le voisinage d'autres plaques muqueuses avec leurs caractères normaux, suffisent le plus souvent pour lever tous les doutes. Sur la muqueuse de la bouche et de l'isthme du gosier, on observe parfois des ulcères consécutifs qui présentent tous les caractères du chancre mou, mais l'extrême rareté de cette variété de chancre à l'intérieur de la bouche suffit pour tenir l'esprit en défiance et l'éloigner d'une conclusion trop précipitée. Si alors le médecin ne peut recueillir aucun renseignement capable de l'éclairer sur l'espèce d'ulcère qu'il a sous les yeux, il devra recourir à l'inoculation, comme dans tous les cas douteux.

Quant aux ulcérations mercurielles de la bouche, leur nombre, leur irrégularité, leur coloration rouge pâle, la salivation qui les accompagne, suffiront pour rendre impossible toute confusion avec des chancres.

Restent les ulcères scorbutiques, gangréneux, diphthéritiques; mais les caractères propres de ces affections et la gravité de l'état général qui les accompagnent sont des raisons suffisantes pour que, en aucun cas, on ne les confonde avec des ulcères chancreux.

Le chancre mou une fois reconnu, comment établir

qu'il est susceptible d'éveiller la prédisposition syphilitique et de provoquer l'éclosion ultérieure d'accidents constitutionnels? Constatons d'abord un fait : M. Ricord et ses élèves emploient quelquefois le mercure contre le chancre phagédénique, qui, d'après la théorie de l'école du Midi, est toujours un chancre mou. Il est vrai que, dans cette circonstance, M. Ricord considère le mercure comme un altérant et non comme un spécifique, mais je n'accepte pas son explication ; le mercure, suivant moi, agit alors à titre d'agent antisyphilitique.

Voilà donc un premier caractère qui doit faire supposer que le chancre mou sera suivi d'accidents constitutionnels ; c'est le caractère serpigineux, ulcératif, rongeant du chancre ; plus cette manière d'être du chancre sera prononcée, plus il y aura lieu de redouter la syphilis consécutive. Un autre caractère d'une certaine valeur, c'est la production de végétations à la surface du chancre.

Ces deux caractères, serpiginisme et production de végétations, ne sont pas pour moi le critérium infaillible de l'infection syphilitique à la suite du chancre mou, mais j'estime que, à moins de contre-indication spéciale, ils autorisent parfaitement à prescrire la médication mercurielle.

En résumé, j'admets que le contagium syphilitique exerce trois modes d'action sur nos tissus :

1° L'irritation épigénétique qui détermine la production de végétations sur l'endroit contaminé ;

2° L'irritation catarrhale ou ulcéreuse, qui donne naissance à la blennorrhagie ou au chancre, sans éveil de la prédisposition syphilitique ;

3° L'irritation inflammatoire spécifique, qui produit également le chancre ou la blennorrhagie, avec éveil immédiat ou tardif de la diathèse syphilitique.

Une dernière question se présente : Quelle place donner dans un cadre nosologique au chancre mou, à la blennorrhagie non syphilitiques, ainsi qu'aux végétations ?

Quelques auteurs ont rangé la blennorrhagie dans la classe des inflammations catarrhales ; les végétations ont été placées dans la classe des diathèses, à côté de la diathèse fongoïdique ; mais, je vous le demande, peut-on laisser les végétations à côté du mycosis fongoïde ? Evidemment non.

Il existe dans notre cadre nosologique un groupe où les végétations, le chancre mou et la blennorrhagie non syphilitiques trouvent tout naturellement leur place, c'est celui des affections de cause externe provoquées directement par le contact, l'inoculation d'un liquide spécifique.

2° *Diagnostic des accidents de succession.* — Il importe de distinguer entre elles les différentes espèces de bubons vénériens et de les différencier des bubons scrofuleux.

La blennorrhagie s'accompagne quelquefois d'un engorgement inflammatoire des ganglions inguinaux, c'est ce qu'on a appelé un *engorgement sympathique.* Alors les ganglions du pli de l'aine sont légèrement tuméfiés, un peu douloureux à la pression, puis au bout de huit à dix jours, sans aucun traitement spécial, ils reprennent leur volume et leur indolence ordinaires. On peut observer un semblable engorgement sympathique à la suite du chancre mou, mais d'autres fois le bubon qui accompagne le chancre mou est monoganglionnaire et s'abcède ; il en résulte une ulcération inguinale à surface grisâtre, à bords taillés à pic, décollés, un véritable chancre ganglionnaire en un mot. Le pus provenant de l'ulcération est alors inoculable sur le sujet lui-même, et sur l'individu sain autant de fois que l'on voudra.

Les bubons symptomatiques du chancre syphilitique se développent sans douleur, sans inflammation, et peuvent, grâce à cette indolence, être ignorés du malade qui en est affecté. Plusieurs ganglions lymphatiques sont engorgés à la fois, ils roulent sous la peau et présentent une sensation de rénitence et d'élasticité tout à fait particulières ; il est extrêmement rare de les voir suppurer.

On pourrait prendre ces bubons syphilitiques pour des bubons scrofuleux ; mais l'intégrité des ganglions cervicaux et l'absence d'antécédents strumeux chez le malade empêcheront de commettre cette erreur. Le diagnostic offre plus de difficultés lorsqu'on a affaire à des adénites scrofuleuses éveillées par la syphilis ; toutefois, dans ces cas même, l'examen attentif du malade permettra facilement de reconnaître le rôle des deux diathèses dans la production des altérations ganglionnaires.

3° *Diagnostic des accidents secondaires.* — Je passe sous silence le diagnostic des prodromes, dont j'ai suffisamment indiqué les caractères dans un des précédents chapitres ; quant aux plaques syphilitiques de la peau et des muqueuses (plaques muqueuses), j'en ferai l'histoire détaillée dans la prochaine leçon ; je renvoie le diagnostic des syphilides à cette même leçon et au chapitre qui traitera de chacune d'elles en particulier.

Il ne me reste donc plus à vous entretenir, en fait d'accidents secondaires, que de l'iritis syphilitique et du testicule syphilitique.

Diagnostic de l'iritis syphilitique. — Cette variété d'iritis a-t-elle des caractères qui lui soient propres? On a indiqué l'exacerbation nocturne des douleurs orbitaires et péri-orbitaires, l'existence d'un cercle rouillé ou cuivré au niveau du bord pupillaire (Sichel), la déformation de la pupille qui, suivant Beer, deviendrait ovale avec son grand axe dirigé de haut en bas, et de dedans en dehors. Ces différents signes, il faut bien le reconnaître, n'ont rien qui soit spécial à l'iritis syphilitique, on peut les retrouver dans toute inflammation de la membrane irienne, quelle qu'en soit la cause. Celui que j'ai encore à vous indiquer est meilleur, mais il est loin d'être constant, je veux parler de la polymorphie. Quand on voit apparaître successivement sur l'iris des macules, des papules, des pustules, des tubercules, on peut raisonnablement conclure que l'iritis est de nature syphilitique. Dans les cas de ce genre, on voit quelquefois survenir de l'hypopion, qui est le résultat de l'ouverture des pustules iriennes dans les chambres de l'œil.

A défaut de cette polymorphie des lésions, on peut néanmoins arriver facilement au diagnostic de l'iritis syphilitique par la considération des antécédents du malade et des symptômes concomitants. Il est utile de se rappeler que l'iritis survient le plus souvent dans le cours et vers la fin de la période secondaire, très-exceptionnellement au début de la période tertiaire.

Diagnostic du testicule syphilitique. — Le diagnostic de cette affection repose à la fois sur les symptômes généraux de la syphilis et sur les symptômes locaux que nous avons indiqués dans un autre chapitre, à savoir : l'indolence et la marche essentiellement chronique de la tumeur, l'existence de zones fibreuses qui parcourent la substance du testicule en différents sens, zones que l'on sent très-bien au toucher, et qui, par leur convergence vers un point central, constituent un ou plusieurs noyaux, durs, résistants, rayonnés. Ajoutons que dans un cas douteux, le résultat du traitement antisyphilitique peut devenir un moyen puissant de diagnostic.

4° *Diagnostic des accidents de la troisième période.* — Les accidents de la troisième période de la syphilis ont la plus grande ressemblance avec ceux de la période correspondante de la scrofule. On parviendra néanmoins à éviter toute erreur, si l'on veut bien tenir compte de la nature et du siége des lésions. Les exostoses et la nécrose appartiennent plus particulièrement à la syphilis, tandis que la carie, le spina ventosa dépendent presque toujours de la scrofule : voilà pour la nature des lésions ; quant à leur siége, on peut dire que la scrofule attaque principalement les os courts et les extrémités spongieuses des os longs, tandis que la syphilis se fixe de préférence sur le corps des os longs et sur les os plats.

Un autre phénomène tout subjectif, mais dont l'importance est extrême quand il s'agit d'établir qu'une lésion osseuse est de nature syphilitique, ce sont les douleurs à exacerbation nocturne, connues sous le nom de douleurs ostéocopes. On désigne ainsi des douleurs plus ou moins intenses, fixes, susceptibles d'augmenter par la pression, qui précèdent et accompagnent le développement des exostoses, et dont un des caractères principaux est de redoubler d'intensité pendant la nuit, au point d'arracher des cris aux malades, et même de les priver complétement de sommeil.

Bien différentes sont les douleurs rhumatoïdes, qui, apparaissant dans les premiers temps de l'infection, occupent généralement les parties charnues des membres, sont mobiles, généralisées, nocturnes ou diurnes, s'atténuent par la pression, et ne sont pas suivies de gonflement osseux.

L'arthropathie syphilitique diffère de la tumeur blanche scrofuleuse; on conclura à la nature syphilitique de l'arthropathie, lorsque celle-ci aura été précédée de syphilides ou qu'elle coexistera avec des gommes, des nécroses ou d'autres accidents de syphilis constitutionnelle, quand les extrémités articulaires seront exostosées et le siège de douleurs ostéocopes, quand les ligaments et les tendons seront épaissis, infiltrés de productions gommeuses, et aussi quand le traitement anti-syphilitique fera prompte justice de l'affection.

Il ne faut pas confondre non plus les gommes superficielles avec les abcès scrofuleux cutanés ou sous-cutanés. Voici les caractères différentiels : les gommes, parfois très-nombreuses, forment sous la peau à laquelle elles semblent adhérer par un pédicule, des tumeurs arrondies dont la grosseur varie depuis un pois, un grain de chènevis, jusqu'à celle d'une olive ou même d'une petite noix. La suppuration de ces tumeurs commence par le centre où l'on sent de la fluctuation, tandis que la base est encore indurée et reste telle, même après qu'elles sont ouvertes. Quand l'ouverture est sur le point de se faire, la peau devient violacée au centre de la tumeur; sur un ou plusieurs points, elle paraît comme gangrénée; l'auréole circonférentielle est d'un rouge sombre ou cuivré, le pus est sanieux, plus ou moins fétide, pareil à la colle ou à une solution de gomme.

Pour les abcès scrofuleux, au contraire, la période d'induration est très-courte, la suppuration les envahit presque simultanément dans toute leur étendue, leurs contours sont moins nettement circonscrits. Quand l'abcès scrofuleux est ouvert, on trouve la peau amincie, complétement décollée sur toute l'étendue de la poche. L'auréole est rosée ou violette, au lieu d'être cuivrée comme dans la syphilis. Le pus est semblable à du petit lait plus ou moins trouble, jaunâtre ou roussâtre, avec des fragments caséeux ou fibrineux, d'une odeur fade.

Arrivons maintenant au cas plus difficile où l'on a à distinguer un ulcère gommeux profond d'un ulcère scrofuleux également profond.

Dans l'ulcère gommeux profond, nous allons retrouver quelques-uns des caractères propres aux gommes suppurées et ulcérées, considérées isolément, et ces caractères auront une grande importance pour nous renseigner sur la nature du mal. D'abord, la circonférence de l'ulcère est presque toujours sinueuse, frangée, formée par la réunion d'un grand nombre de segments circulaires. Le fond de l'ulcère lui-même est très-remarquable, il n'est pas formé par un plancher unique, il semble comme étagé. Sur chaque compartiment on peut voir des perforations qui ne sont autre chose que les ouvertures des gommes plus profondément situées, et qui viennent toutes aboutir au foyer commun, de telle sorte que l'ulcère est non-seulement le produit de la suppuration et de l'ulcération des gommes cutanées et sous-cutanées, mais encore de toutes les poussées de gommes venant de départements très-différents, de couches de plus en plus profondes, depuis le tissu cellulaire sous-cutané jusqu'au périoste. Il y a un autre caractère encore bien important à connaître pour le diagnostic, c'est la présence sur les surfaces ulcérées d'une couche blanchâtre, putrilagineuse, comme gangréneuse, qui caractérise d'une manière très-positive la nature syphilitique de l'affection.

Les ulcères scrofuleux profonds ne présentent pas tous un aspect identique, mais par l'ensemble de leurs caractères, ils se distinguent assez nettement des ulcères gommeux. Ils sont tantôt à ciel ouvert, tantôt à trajet fistuleux, à bords amincis ou indurés, adhérents ou décollés. Leur coloration est tantôt vive, tantôt livide, grisâtre; ici le fond est granuleux; là, il présente des bourgeons saillants, luxuriants, et même de véritables végétations, ou bien il offre une sorte de couenne grisâtre. Le pus qui s'en écoule est quelquefois épais, bien lié, crémeux comme le pus du phlegmon; d'autres fois il est sanieux, mêlé de grumeaux, clair et ténu; ailleurs encore trouble et sanguinolent. Les cicatrices qui succèdent à ces ulcères sont presque toujours difformes, parcourues de brides saillantes, chéloïdiennes, ce qui n'a pas lieu pour les ulcères gommeux, dont les cicatrices sont habituellement arrondies, déprimées, régulières.

5° *Diagnostic des accidents de la quatrième période.* — Les affections syphilitiques viscérales n'ont pas encore été suffisamment étudiées au point de vue clinique, pour qu'on puisse les reconnaître rien qu'à leurs caractères objectifs et subjectifs. Aussi est-ce surtout d'après les antécédents des malades et les lésions concomitantes qu'on arrive à soupçonner la nature de semblables affections.

Je ne dois pas omettre toutefois de vous signaler deux autres éléments qui peuvent jouer un grand rôle dans l'appréciation du médecin, je veux parler de l'époque d'apparition et de la polymorphie des manifestations. Vous savez, et c'est là un point sur lequel j'ai beaucoup insisté, que les manifestations syphilitiques ne se montrent pas au hasard, mais qu'elles suivent dans leur apparition un ordre déterminé.

Je suppose qu'un malade, après avoir eu successivement des accidents cutanés et osseux plus ou moins sérieux, présente des troubles viscéraux, rien n'empêchera d'admettre chez lui l'existence d'une affection syphilitique viscérale, parce qu'alors la syphilis viscérale sera venue à son heure.

Mais si, chez un malade atteint de syphilis récente, se traduisant par des éruptions généralisées, exanthématiques, on constate les symptômes d'une phthisie pulmonaire ou d'une néphrite albumineuse, il faudra ne voir là qu'une simple coïncidence et se bien garder de rattacher la phthisie pulmonaire et la néphrite albumineuse à la syphilis.

La polymorphie des manifestations a aussi une grande importance pour le diagnostic des affections syphilitiques viscérales; j'ai déjà signalé cette importance à propos des affections du système nerveux qui dépendent de la syphilis, mais elle n'est pas moindre pour les affections thoraciques et abdominales.

Examinons, par exemple, ce qui se passe dans la syphilis thoracique : on y observe tout à la fois des symptômes de phthisie laryngée, de pneumonie chronique et d'affection organique du cœur; or, la phthisie laryngée peut bien coïncider avec la phthisie essentielle, mais on ne la rencontre jamais avec la phthisie scrofuleuse, la seule qu'il soit difficile de distinguer de la syphilis pulmonaire.

Pour la syphilis abdominale, c'est la même chose, Virchow a observé sur le même sujet des affections du foie, de la rate et des reins, que la syphilis tenait sous sa dépendance.

Enfin, il faut tenir compte, dans le diagnostic de la syphilis viscérale, du facies tout particulier des malades, de ce facies pâle, terne, plombé, qui a suffi une fois à M. Rayer pour reconnaître à première vue l'existence d'une cachexie syphilitique.

6° *Diagnostic de la syphilis latente.* — Un malade a été guéri d'accidents syphilitiques secondaires et même tertiaires; il est pour le moment, et depuis longtemps déjà, exempt de toute manifestation de ce genre, vous croirez-vous en droit d'affirmer qu'il soit à tout jamais débarrassé de la syphilis? Cette question est de celles qu'on nous pose souvent dans la pratique; il serait donc extrêmement important d'avoir les éléments d'une solution; malheureusement nous en sommes encore réduits sur ce sujet aux données les plus vagues. Quand je dis nous, je parle de moi et de la plupart des praticiens; M. Diday, lui, ne serait guère embarrassé de répondre à la question. Il admet, comme vous le savez, deux formes de syphilis : une syphilis forte ou ascendante et une syphilis faible ou décroissante. Il dirait à un malade guéri depuis un certain temps déjà des manifestations d'une syphilis faible : Mariez-vous, si bon vous semble, vous n'avez plus rien à redouter de la vérole dont vous avez été atteint. Je ne partage pas, quant à moi, l'optimisme de M. Diday; j'ai vu trop souvent des poussées graves succéder à long intervalle aux manifestations précoces les plus légères pour entendre les expressions *forte* et *faible* autrement que de la poussée actuellement existante.

Entre autres faits qui montrent l'inconvénient qu'il y aurait à s'attacher trop exclusivement à la division de M. Diday, je puis citer, comme échantillon, le suivant; mais, je le répète, un grand nombre d'autres, à peu près pareils, se sont présentés à mon observation :

G..., Dieudonné, trente-quatre ans, artiste dramatique, entré, le 10 mars 1863, à l'hôpital Saint-Louis, pavillon Saint-Mathieu, n° 43.

Cet homme, d'une constitution robuste, d'un tempérament sanguin, n'accuse pour tout antécédent vénérien que des chancres, dont la disparition remonte à quatorze ans environ. Ces chancres, au nombre de deux, occupaient : l'un la partie latérale gauche du fourreau, où l'on voit encore une cicatrice blanche superficielle ovalaire, de la dimension d'une amande; l'autre la partie latérale gauche du gland, où l'on aperçoit pareillement une cicatrice blanche légèrement déprimée, de forme irrégulièrement arrondie et de la dimension d'une pièce de vingt centimes. Il est impossible de savoir si les chancres étaient indurés, le malade s'étant fait traiter par des empiriques; toujours est-il qu'il n'a pris aucun remède à l'intérieur et ne se rappelle pas avoir eu de manifestations constitutionnelles, telles que maux de gorge, éruptions cutanées, douleurs de tête et des membres; s'il a éprouvé quelques accidents, ils ont été assez légers pour ne pas appeler son attention et pour ne réclamer aucun traitement particulier. Il y a un peu plus de deux ans, c'est-à-dire douze ans environ après la cicatrisation des chancres, il lui est survenu, à la partie antérieure de l'avant-bras droit, des groupes de tubercules syphilitiques qui s'ulcéraient, puis finissaient par se cicatriser sous l'influence de topiques, mais pour reparaître aussitôt sur les limites de la cicatrice.

Quand le malade se présenta à nous à l'hôpital Saint-Louis, nous n'eûmes aucune peine à reconnaître une syphilide tuberculo-ulcéreuse circonscrite, à marche serpigineuse ; l'altération occupait alors le tiers inférieur de la face antérieure de l'avant-bras droit ; par propagation successive, elle avait gagné la face postérieure de l'avant-bras, en contournant le bord externe du radius : elle se composait d'une surface cicatricielle de couleur cuivrée, parsemée de points blancs arrondis ; sur la limite de cette surface existait un bourrelet saillant, épais, de couleur rouge sombre, présentant de place en place des croûtes d'un brun verdâtre, qui recouvraient des ulcères assez profonds comme taillés à l'emporte-pièce. C'est par l'intermédiaire de ce bourrelet que l'affection gagnait de proche en proche. Deux autres groupes isolés et composés des mêmes éléments se voyaient sur la face antérieure de l'avant-bras, au-dessous du pli du coude. Le malade se plaignait d'être tourmenté, depuis quelque temps, de douleurs dans les tempes.

Entré, le 10 mars, à l'hôpital, il fut mis à l'usage du protoiodure de mercure (2 pilules de $0^{gr},025$ par jour) jusqu'au 24 mars ; à partir de ce moment, il prit du sirop de bi-iodure ioduré, préparé suivant la formule de M. Gibert, jusqu'au 2 avril. Enfin, du 2 jusqu'au 14 avril, il prit de l'iodure de potassium (2 grammes par jour).

Le 14 avril, les ulcères étaient entièrement cicatrisés, les bourrelets saillants affaissés et remplacés par une bande rouge cuivrée ; les douleurs des tempes avaient complétement cessé. Le malade demanda et obtint son *exeat,* mais on lui conseilla de continuer le traitement antisyphilitique chez lui pendant quelque temps encore. Non revu depuis.

Voilà, si je ne me trompe, un exemple qui rentre parfaitement dans la catégorie des syphilis faibles de M. Diday, du moins, quant aux manifestations précoces; cela n'a pas empêché la syphilis de se réveiller après une période latente qui avait duré douze années, et de provoquer une poussée grave qui, probablement, ne sera pas la dernière. J'ai vu les mêmes faits se produire après trente ans et même plus de sommeil apparent de la diathèse syphilitique.

Je conclus de ce qui précède que, quand on veut savoir si la diathèse syphilitique est éteinte et non pas seulement endormie, il faut puiser ses éléments d'appréciation ailleurs que dans la considération des premières poussées éprouvées par le malade.

On a dit que l'examen du sperme au microscope pouvait fournir des renseignements précieux, surtout quand il s'agit de décider une question de mariage. Sans doute, lorsque les spermatozoïdes sont moins agiles, moins vigoureux que dans l'état de santé, lorsqu'ils sont moins nombreux, et surtout lorsqu'ils ont disparu complétement, on peut craindre que la diathèse ne persiste encore, et on doit éloigner le malade de l'idée de se marier.

Mais de ce que le sperme a conservé tous ses caractères normaux, il ne s'ensuit pas que le principe syphilitique soit complétement éteint dans l'économie ; il faut alors avoir recours, dans le but de s'en assurer, à des moyens empiriques, tels que bains de vapeur et bains sulfureux, que l'on sait capables de provoquer au dehors la sortie des éruptions syphilitiques. Si, après une ou plusieurs saisons passées à Aix en Savoie, à Baréges, à Bagnères de Luchon, etc., les malades n'ont aucune poussée syphilitique, on en conclut qu'ils sont radicalement guéris.

On peut également profiter, pour résoudre la question qui nous occupe, de cet autre fait d'observation, à savoir que les maladies aiguës provoquent à leur suite les manifestations syphilitiques. Si donc, à la suite d'une synoque ou d'une fièvre typhoïde survenue chez un individu antérieurement vérolé, on ne voit arriver aucune poussée syphilitique, on a lieu de croire que cet individu est guéri de la syphilis.

§ II. — PRONOSTIC.

La syphilis est une maladie grave. Voici, du reste, l'ordre que j'ai cru devoir adopter dans le classement des maladies constitutionnelles sous le rapport de la gravité :

Scrofule,
Syphilis,
Arthritis,
Dartre.

Ce qui fait la gravité de la syphilis, c'est qu'elle peut amener la mort, par suite des lésions viscérales qu'elle détermine, ou tout au moins produire de graves infirmités ou des difformités repoussantes, tels que tatouages hideux, destruction de certains organes, ankylose, claudication, abolition des sens, etc. Ce qui la rend grave encore, c'est que, quand elle ne frappe pas de stérilité ceux qui en sont atteints, elle peut, en se transmettant par voie d'hérédité, tuer les enfants dans le sein maternel ou les empoisonner pour la vie entière ; enfin, c'est qu'elle est contagieuse.

Le pronostic varie d'ailleurs suivant plusieurs conditions que nous allons rapidement passer en revue.

De ces conditions les plus importantes sont l'âge, la source où l'on a puisé le virus, son mode de transmission, les périodes de la maladie, ses formes, le siége et la modalité des affections, les complications, les moyens thérapeutiques mis en usage, enfin, et par-dessus, la prédisposition interne du sujet qui a contracté la syphilis.

L'âge a de l'influence sur la gravité de la syphilis; chez l'enfant elle est d'une manière générale plus sérieuse que chez l'adulte, elle est plus souvent suivie de mort. On a remarqué aussi que, passé cinquante ans, la syphilis offre, toutes choses égales d'ailleurs, plus de gravité que dans la période moyenne de l'existence.

Il est clair que les périodes tertiaire et quaternaire comportent un pronostic plus sérieux que les autres; la syphilis qui provient de la contagion d'un chancre induré est habituellement plus grave que celle qui résulte de la contagion de plaques muqueuses; celle qui est transmise héréditairement plus grave que la syphilis acquise.

On a dit aussi que la syphilis inoculée était plus sérieuse que la syphilis contractée dans des rapports naturels. Chomel citait, à l'appui de cette opinion, le malheureux exemple de Hourmann, mort pour s'être inoculé accidentellement la syphilis au doigt dans son service de Lourcine ; mais les nombreux faits d'inoculation expérimentale rapportés par plusieurs auteurs, M. Gibert entre autres, montrent que la syphilis, ainsi développée, est presque toujours d'une très-grande bénignité ; il est juste d'ajouter que, dans presque tous ces faits, il s'agissait de l'inoculation d'accidents secondaires.

Dire que la forme maligne de la syphilis est plus grave que la forme bénigne, c'est répéter une vérité banale qui ressort assez des épithètes employées ; mais ce qu'on ignore trop généralement, c'est que la forme maligne de la syphilis peut rappeler, par son excessive gravité, les descriptions que nous ont laissées les auteurs contemporains du fléau qui a désolé la fin du quinzième siècle et le commencement du seizième.

Le siége des altérations syphilitiques fait varier le pronostic en raison de l'importance de l'organe attaqué. Quant au mode pathogénique, son influence sur le pronostic est très-bornée ; que l'on ait affaire à du tissu fibro-plastique ou à de la matière gommeuse, le traitement spécifique aura la même efficacité.

Au nombre des complications les plus fréquentes de la syphilis, on doit ranger les affections parasitaires, qui n'aggravent en aucune façon le pronostic ; les autres maladies constitutionnelles, scrofule, dartre, arthritis, peuvent aussi compliquer la syphilis, et la scrofule en particulier rend le pronostic plus sérieux.

Les éruptions dartreuses coïncident souvent avec les affections syphilitiques, ou bien elles leur succèdent; rien de fréquent, par exemple, comme de voir un psoriasis dartreux succéder aux plaques syphilitiques de la paume des mains et de la plante des pieds ; il faut être prévenu de la possibilité de cette succession d'éruptions diverses sur le même siége, afin de ne pas s'acharner à combattre, par un traitement spécifique, des affections qui réclament une médication toute différente. Mais si les complications des maladies constitutionnelles les unes par les autres s'observent assez fréquemment, les formes métisses qui résulteraient de leur combinaison entre elles n'existent que dans l'imagination de ceux qui les ont admises : des maladies peuvent bien se remplacer l'une l'autre, mais jamais elles ne se combinent.

Une dernière circonstance qui fait varier le pronostic, ce sont les moyens thérapeutiques mis en usage. En effet, il vaut mieux avoir affaire à une syphilis vierge de tout traitement qu'à une syphilis aggravée par une thérapeutique intempestive.

CHAPITRE VI.

THÉRAPEUTIQUE.

Le traitement de la syphilis se divise en traitement curatif, palliatif et préservatif.

§ I. — TRAITEMENT CURATIF.

Le traitement curatif remplit les indications qui sont relatives à la maladie considérée comme unité pathologique, à ses périodes, à ses affections, à ses formes.

Comment appelle-t-on un agent thérapeutique qui s'applique à tout cela? Un spécifique. La syphilis a-t-elle son spécifique? Depuis Bazile Valentin on répond : Oui, le mercure.

1° *Indications tirées de l'unité pathologique.*

A. *Spécifiques*. — Le mercure est donc généralement considéré comme le spécifique de la syphilis. C'est là une grande erreur. Déjà incertaine dans la troisième période de la maladie, l'action de ce médicament devient à peu près nulle dans la quatrième période ; le mercure n'est donc pas un spécifique de la vérole, mais seulement un modificateur puissant d'un certain nombre des accidents qu'elle détermine.

Ce que je viens de dire du mercure, je le répéterai de

l'iodure de potassium, qui est le modificateur des affections tertiaires et quaternaires.

Les sudorifiques ont joui autrefois d'une grande réputation et ont même été regardés comme capables à eux seuls de procurer la guérison de la syphilis. M. Lagneau est le seul, parmi les modernes, qui leur ait accordé autant de confiance et ait admis leur action curative. Pour ma part, je crois peu à leur pouvoir curatif, et si je les emploie, c'est plutôt, il faut bien le dire, par habitude que par suite d'une croyance bien établie à leur efficacité.

Le chlorure d'or a été préconisé par Chrestien, de Montpellier ; c'est un médicament incertain, dont personne ne fait plus usage.

Quant au rob Boyveau-Laffecteur, il faut abandonner aux annonces des grands journaux le soin d'en préconiser l'usage.

Nous ne trouvons donc, en fait d'agents spécialement actifs contre la syphilis, que le mercure et l'iodure de potassium. Mais il ne faut pas croire que l'emploi du mercure soit exempt de tout danger. Je ne lui imputerai pas, comme le font les anti-mercurialistes, tous les accidents de la syphilis, cependant il est certain qu'administré inopportunément ou à trop haute dose, il peut avoir de graves inconvénients. Je ne veux parler ni de la salivation, ni des troubles dyspeptiques et chloro-anémiques qu'il détermine, mais de tremblements parfois très-rebelles, de phénomènes nerveux apoplectiformes et de troubles de l'intelligence pouvant aller jusqu'à la folie. C'est donc une raison de surveiller très-attentivement l'emploi des préparations mercurielles.

En Norwége, l'inefficacité et le danger de ces préparations ont fait depuis longtemps renoncer à leur emploi, et depuis plusieurs années, M. Boeck se sert de la syphilisation employée comme moyen curatif de la syphilis. Nous allons jeter un coup d'œil sur la syphilisation curative et dire un mot de la syphilisation préventive.

B. *Syphilisation curative.* — Nous sommes mal placés en France pour juger du mérite de la syphilisation curative, puisque repoussée dès son apparition par les syphiliographes en renom et les corps savants, cette méthode n'a pas encore été suffisamment expérimentée dans notre pays.

Je dois dire pourtant que Melchior Robert, rompant avec la routine, n'a pas craint de pratiquer des inoculations chancreuses multiples pour guérir des syphilis constitutionnelles rebelles, et que sa courageuse initiative a été couronnée de succès.

Voici d'ailleurs la façon dont il rend compte des résultats qu'il a obtenus (1) : « Les quelques essais que nous avons faits nous-mêmes nous ont démontré que les inoculations multipliées peuvent conjurer en peu de temps les manifestations secondaires et tertiaires plus ou moins graves ; que des symptômes, d'abord réfractaires au traitement spécifique, cèdent facilement et promptement à ce traitement, après qu'un certain nombre d'inoculations ont été pratiquées, qu'en tout cas, les inoculations multiples sont un adjuvant très-efficace du traitement ordinaire. »

« Parmi les malades que nous avons inoculés dans ce but, les uns l'ont été au début des accidents secondaires et avant

---

(1) *Nouveau traité des maladies vénériennes,* par Melchior Robert. Paris, 1861, p. 751.

tout traitement ; d'autres avaient déjà subi un traitement et présentaient de sérieuses récidives ; quelques-uns ont dû leur guérison exclusivement aux inoculations ; chez d'autres, nous avons administré l'iodure de potassium après la disparition complète des symptômes et comme complément du traitement. »

Entre les mains de M. Boeck, de Christiana, de M. Sperino, de Turin, la syphilisation curative est devenue une pratique journalière, et ces savants médecins ont eu grandement à s'en louer.

M. Boeck a toujours vu la syphilisation curative réussir d'autant mieux que les sujets chez lesquels il l'employait étaient vierges de tout traitement mercuriel et ioduré, de sorte qu'il considère les conditions inverses comme peu favorables au succès de la méthode. Melchior Robert, lui, enseigne qu'il faut réserver la syphilisation pour les cas où le mercure et l'iodure de potassium sont inefficaces ; il arrive ainsi, pour ce qui concerne la France du moins, à une conclusion opposée à celle de M. Boeck.

De nouvelles expérimentations doivent être attendues avant de résoudre cette question.

C. *Syphilisation préventive.* — La syphilisation préventive se propose pour but de mettre les individus à l'abri de toute contagion syphilitique. C'est sous cette forme que la syphilisation a été inaugurée, pour la première fois, par notre compatriote M. Auzias-Turenne ; elle est maintenant à peu près abandonnée, mais il ne faut pas oublier que, sans elle, on aurait été privé des avantages de la syphilisation curative, dont le mérite revient ainsi presque tout entier à M. Auzias-Turenne.

Partisan en principe de la syphilisation curative, je rejette la syphilisation préventive comme une pratique blâmable. Je ne crois pas qu'on ait le droit, sous quelque prétexte que ce soit, d'inoculer une maladie telle que la syphilis à un sujet qui peut échapper à ses atteintes. Ce n'est que s'il survenait une épidémie de la gravité de celle qui sévit au quinzième siècle, qu'on serait autorisé à mettre en usage la syphilisation préventive.

2° *Indications tirées des affections.*

a. Blennorrhagie. — On combattra la blennorrhagie par l'usage interne des préparations balsamiques, baume de copahu, poivre cubèbe, etc., et par les injections astringentes au sulfate de zinc, au tannin, à l'acétate de plomb, etc.

b. Chancre. — Le chancre devra être traité localement par les pansements avec le vin aromatique, le tartrate ferrico-potassique, dans les cas ordinaires. Est-il douloureux, on mettra en usage le cérat opiacé ou d'autres préparations narcotiques.

La cicatrisation est-elle trop lente, ou l'ulcère offre-t-il des bourgeons charnus exubérants, le crayon de nitrate d'argent appliqué directement est le meilleur topique.

Lorsque le chancre est serpigineux, on devra d'abord essayer d'arrêter ses progrès avec les applications toniques, poudre de quinquina, etc., ou même en venir à la cautérisation, qu'il est préférable de pratiquer avec le fer rouge.

c. Végétations. — Les végétations doivent être détruites, soit avec le nitrate de mercure, soit avec la poudre de sabine ou d'alun ; mieux vaut encore les exciser avec les ciseaux courbes et cautériser ensuite avec le perchlorure de fer à 36°, pour empêcher autant que possible leur repullulation.

Quant au traitement des syphilides, nous nous réservons d'en parler dans un chapitre particulier, qui fera suite à la description de ces éruptions.

d. Affections osseuses. — Dans les cas d'affections osseuses, on prescrira les préparations iodurées à l'intérieur ou bien le traitement mixte, et localement on tâchera de modifier les parties malades par des injections iodées dans les trajets fistuleux. C'est aussi avec avantage qu'on peut avoir recours aux eaux minérales sulfureuses, celles de Baréges, par exemple, administrées *intus* et *extra.*

Dans les paralysies syphilitiques, ce n'est que par l'usage des préparations iodurées, par les bains sulfureux, qu'on peut espérer rendre aux membres leurs mouvements; on a préconisé contre elles les fumigations cinabrées, mais mon expérience personnelle me les fait considérer comme dénuées de toute efficacité. L'électricité échoue presque constamment; au reste, ainsi que je vous l'ai déjà dit, tout dépend de l'époque à laquelle les remèdes sont administrés.

Dans les affections viscérales, on se trouvera bien, comme dans le cas précédent, de l'emploi des iodures, mais il ne faut pas négliger non plus le traitement tonique, fer, quinquina, presque toujours indiqué dans cette période où l'état cachectique est si prononcé.

e. Complications.—Inutile de dire que lorsque la syphilis se complique de scrofule, de dartre ou d'arthritis ou d'une affection parasitaire ou de toute autre, il faut savoir combiner les moyens antisyphilitiques avec ceux que réclame la complication. Je ne veux arrêter qu'un instant votre attention sur la complication parasitaire, parce que d'une part les symptômes du parasite ont été pris pour ceux de la syphilis elle-même, et que de l'autre quelques auteurs ont pensé qu'il suffirait de traiter la syphilis pour faire disparaître le parasite. Or, sachez-le bien, c'est là une double erreur : les symptômes parasitaires sont différents des symptômes syphilitiques, et jamais le parasite ne disparaît sous la seule influence d'une médication antisyphilitique proprement dite ; je reviendrai plus tard sur ce sujet, à propos de l'étude des dermatoses syphilitiques.

3° *Indications tirées des périodes.*

Première période. — Le traitement local est le seul qu'on doive employer dans cette première période, à moins toutefois qu'on ait affaire à un chancre manifestement induré escorté de sa pléiade ganglionnaire indolente ; on pourra, dans ce cas, recourir de suite à un traitement mercuriel.

Deuxième période. — La généralité des médecins prescrivent les préparations mercurielles dans cette seconde période, cependant M. Diday conseille de ne pas les employer lorsque la syphilis présente une grande bénignité et que sa marche est décroissante, pour me servir de son expression.

Quant aux troisième et quatrième périodes, je n'aurai qu'à répéter ce que j'ai dit du traitement des affections osseuses et viscérales.

4° *Indications tirées des formes.*

1° *Forme bénigne.* — Il est utile d'employer le mercure même dans cette forme ; seulement on devra se rappeler qu'on est en présence de manifestations sans gravité, qui ont une tendance naturelle à la guérison et ne pas prolonger le traitement sans nécessité.

2° *Forme maligne.* — La forme maligne, au contraire, ne doit jamais être abandonnée à l'évolution naturelle; c'est contre elle que les iodures jouissent d'une très-grande efficacité.

3° *Forme commune.* — Quant à la forme commune, elle doit être combattue par le traitement mercuriel ; il serait très-imprudent de ne s'en tenir qu'à l'expectation, et, dans tous les cas, les accidents auraient une durée beaucoup plus longue.

§ II. — TRAITEMENT PALLIATIF.

Le traitement palliatif tire ses indications des symptômes fournis par chaque malade en particulier : injections iodées, s'il existe des trajets fistuleux, extraction des séquestres, etc.; il est à peu près impossible d'y insister dans une description générale.

§ III. — TRAITEMENT PRÉSERVATIF.

Les moyens conseillés comme préservatifs répondent à trois chefs principaux :

1° Moyens qui concernent l'hygiène privée ;

2° Moyens qui concernent l'hygiène publique (mesures qui réglementent la prostitution);

3° Moyens destinés à préserver les enfants que l'on vaccine.

Les moyens préservatifs, qui sont du ressort de l'hygiène privée, consistent dans des soins de propreté, dans des lotions faites aussitôt après le coït avec des liquides qui ont la réputation de neutraliser le virus; je les passe sous silence. Quant aux moyens préservatifs qui concernent l'hygiène publique, ce sont les statuts de police destinés à réglementer la prostitution; je les passe encore sous silence.

J'arrive enfin à un troisième ordre de moyens préservatifs, qui intéressent au plus haut degré la sécurité des familles, je veux parler des précautions destinées à préserver les enfants que l'on vaccine contre la transmission de la syphilis constitutionnelle. Tout dernièrement, à l'Académie de médecine (séance du 19 mai 1863), il a été question de la syphilis transmise par la vaccine, et M. Ricord, se fondant sur ce fait d'observation, que souvent les manifestations de la syphilis héréditaire n'apparaissent pas avant le cinquième ou le sixième mois qui suit la naissance, en a conclu qu'il n'y avait aucune sécurité à emprunter du vaccin à un enfant âgé de moins de six mois, même quand cet enfant jouissait en apparence de la meilleure santé. En résumé, a-t-il ajouté, aucune précaution ne peut mettre sûrement un médecin à l'abri du danger de transmettre la syphilis en vaccinant. M. Depaul pense, contrairement à l'assertion de M. Ricord, que les enfants ont la vérole en venant au monde, quand leurs parents sont infectés; il est d'avis, que lorsque la mère est saine et que l'enfant se porte bien, on peut prendre sans danger du vaccin sur cet enfant.

Pour moi, je me range plus volontiers à l'opinion exprimée par M. Ricord, et, comme d'autre part la variole est extrêmement rare chez les enfants âgés de moins de six mois, j'en conclus qu'il est sage de ne vacciner les enfants qu'après six mois révolus (1).

(1) Voici quelques unes des précautions qui ont été indiquées dans la récente discussion, qui a eu lieu à l'Académie de médecine sur la transmission de la syphilis par la vaccine (janvier, février, mars 1865).

M. Depaul, rapporteur, propose de ne vacciner les enfants qu'à l'âge de deux mois, l'expérience lui ayant appris que la syphilis héréditaire se manifeste presque toujours plus tôt ; il recommande de s'assurer que l'enfant vaccinifère, ainsi que les parents de cet enfant, ne présentent pas de symptômes syphilitiques, et enfin de se servir, pour pratiquer la vaccination, d'une aiguille plutôt que d'une lancette, afin d'avoir une solution de continuité de moindre étendue.

Suivant M. Trousseau, il conviendrait d'attendre l'âge de trois mois, avant de pratiquer la vaccination.

M. Diday, dans une lettre qu'il a adressée à l'Académie, exprime l'opinion qu'on devrait vacciner les enfants de trois à cinq semaines après leur naissance. C'est à cet âge, dit-il, que la syphilis héréditaire se manifeste par les lésions les plus accentuées, par conséquent les moins faciles à méconnaître par le vaccinateur ; plus tard, la syphilis devient latente, sans cesser d'être transmissible. Il croit aussi qu'au lieu de vacciner de bras à bras, il serait préférable de vacciner avec du vaccin conservé dans des tubes.

Enfin, bon nombre d'orateurs se sont demandé s'il ne conviendrait pas, pour éviter sûrement la syphilis vaccinale, d'aller puiser le liquide vaccinogène à sa source même, c'est-à-dire sur la vache. (*Note du rédacteur.*)

Le docteur Viennois, pour qui la transmission de la syphilis par la vaccine est due à la petite quantité de sang qui souille presque toujours le virus vaccin, recommande de ne recueillir que du fluide vaccinal bien pur : c'est une précaution utile à observer; mais il n'est pas du tout prouvé que le vaccin recueilli sur un sujet syphilitique ne puisse à lui seul transmettre la vérole.

Que dire de la syphilisation préventive pratiquée sur des nourrices saines, dans le but de leur confier ensuite des enfants syphilitiques, sinon que la morale réprouve une pareille conduite. Si vous tenez absolument à donner une nourrice à un enfant vérolé, choisissez une femme antérieurement contaminée et guérie par la syphilisation ou par tout autre moyen curatif, mais n'allez pas encourir la grave responsabilité de transmettre la syphilis à une femme saine.

DEUXIÈME PARTIE.

DE LA SYPHILIS TÉGUMENTAIRE.

CONSIDÉRATIONS GÉNÉRALES.

On se rappelle qu'en commençant ces leçons j'ai divisé mon sujet en trois parties; l'exposé de la première partie, c'est-à-dire de la syphilis considérée comme unité pathologique, a été fait d'une manière succincte et complète, sans négliger aucun point doctrinal important. Cet exposé était indispensable pour nous montrer la place que doivent occuper les syphilides dans l'évolution de la maladie syphilitique. Nous allons maintenant aborder la deuxième partie, qui comprend l'étude des éruptions syphilitiques envisagées d'une manière générale.

On peut rencontrer des altérations de la peau dans toutes les périodes de la syphilis; mais les syphilides, c'est-à-dire les affections débutant primitivement par l'appareil tégumentaire, sous la seule influence de la diathèse syphilitique, n'appartiennent en propre qu'à la deuxième période.

Le chancre et la plaque syphilitique initiale dans la première période sont à la vérité des altérations syphilitiques de la peau, mais des altérations qui, ayant besoin, pour se produire de la double influence de la cause spécifique (le virus) et du traumatisme qui accompagne l'inoculation ou la contagion directe, se trouvent par cela même exclues de la classe des syphilides. A plus forte raison ne pourrait-on ranger au nombre des syphilides les altérations de la peau dans les troisième et quatrième périodes, puisqu'elles sont toujours consécutives à des lésions qui ont débuté ailleurs que dans l'appareil tégumentaire lui-même.

Ces éclaircissements préalables étant fournis, je vais passer tout de suite à l'étude générale des éruptions syphilitiques proprement dites.

Les auteurs anciens avaient rencontré, sans aucun doute, des affections cutanées d'origine syphilitique, je persiste dans cette opinion, à laquelle se rangent bon nombre d'auteurs actuels, entre autres Melchior Robert, M. Follin, etc., mais comme ils ignoraient leur véritable nature, ils les décrivaient sous les noms les plus divers et les englobaient avec toutes sortes d'autres affections, sous les noms de *lèpres, mentagres,* etc. Lorsque parut la grande épidémie du quinzième siècle, force fut bien aux moins clairvoyants de s'apercevoir des liens intimes qui unissaient certaines éruptions de la peau à la maladie vénérienne ; l'unité syphilitique se trouva désormais constituée, et les éruptions, ainsi que les autres symptômes constitutionnels, rattachés à leur véritable cause.

Les éruptions, au début de l'épidémie, se produisaient avec une remarquable intensité, et, tout en tenant compte de l'exagération évidente des écrivains contemporains et de la confusion de leurs descriptions, on ne peut s'empêcher de reconnaître qu'elles acquirent alors une gravité tout à fait inaccoutumée : on employa, pour les désigner le terme générique de *pustules*, mot emprunté aux arabistes et qui a prévalu jusqu'à notre époque. A cette dénomination vague de pustules, les auteurs joignaient des épithètes plus ou moins expressives, qui donnaient de la couleur à leurs descriptions, et qui, aujourd'hui encore, nous permettent de rattacher à leur véritable origine les lésions dont ils nous ont laissé le tableau.

C'est sans doute, pour le dire en passant, à cause de la ressemblance de quelques-unes des éruptions pustuleuses de la syphilis avec celle de la variole que les anciens syphiliographes désignèrent, entre autres dénominations, la première de ces deux maladies par le nom de *grosse vérole*.

§ I. — CLASSIFICATIONS.

Dès le commencement du seizième siècle, on trouve, pour les affections syphilitiques de la peau, des divisions qui ne sont pas sans analogie avec les classifications modernes. « Ainsi Gaspard Torella (1498) divise les affections en sèches et humides, puis il subdivise chacune de ces formes en trois espèces. Antoine Beniveni (1502) admet cinq espèces de pustules syphilitiques, d'après leur largeur ou leur degré d'ulcération, et Gabriel Fallope (1600) distingue, comme Gaspard Torella, les pustules en sèches et en croûteuses (1) ». Nicolas Massa, Gallus font reposer leurs divisions sur l'ordre d'apparition, le volume, la couleur; de là, des pustules précoces et tardives, de grosses et de petites pustules, des pustules noires, grises, etc. Ce sont là, comme on le voit, des tentatives de classification encore peu rai-

(1) Bassereau, *Affections syphilitiques de la peau*, 1852, p. 5.

sonnées et peu méthodiques. Il faut arriver à Fernel, copié plus tard par Samuel Hafenrefer, pour trouver les accidents de la vérole classés d'une façon un peu scientifique.

Hafenrefer en admettait quatre espèces :

1° *La pelade et l'onglade ;*
2° *Les taches et les boutons secs ;*
3° *Les boutons humides, les croûtes et les ulcères ;*
4° *Les affections plus profondes* intéressant les os, les muscles, le système fibreux et les nerfs.

La pelade, remarquons-le de suite, figure à tort dans cette classification, puisque c'est une affection parasitaire. Nous en dirons autant d'une prétendue teigne syphilitique admise par Swediaur, et qui ne peut guérir que par l'arrachement des cheveux.

Le dix-septième siècle, ainsi que le dix-huitième, furent stériles en travaux sur les affections syphilitiques de la peau. Il est juste, cependant, de citer les tentatives faites par les nosographes de la fin du dix-huitième siècle pour établir diverses formes d'affections syphilitiques, et, en particulier, les travaux de Plenck (1) qui introduisit dans sa *Classification des maladies cutanées*, publiée en 1783, dix espèces syphilitiques, qu'on trouve éparses dans diverses classes, sous les dénominations suivantes :

1° Gutta rosacea, vel maculæ syphiliticæ ; 2° scabies venerea ; 3° herpes syphiliticus ; 4° tinea venerea ; 5° mentagra venerea ; 6° impetigo venerea ; 7° verrucæ venereæ ; 8° condylomata venerea ; 9° aphthæ venereæ ; 10° rhagades venereæ.

Au commencement de l'an X, Trappe, chirurgien interne

(1) Voyez Bassereau, *loc. cit.*, p. 9, 10 et 11.

des hôpitaux de Paris, publia une Dissertation pleine d'intérêt sur les excroissances et les pustules vénériennes. Il y divise les excroissances en sept espèces, puis il admet huit espèces de pustules. Chaque genre est suivi d'un exposé succinct de ses principaux caractères, parmi lesquels on remarque la couleur cuivrée; mais où le travail de cet auteur laisse le plus à désirer, c'est quand il veut établir le diagnostic différentiel des éruptions vénériennes et des éruptions qu'on peut confondre avec elles. On s'aperçoit bien vite qu'il lui manquait un élément indispensable pour mener cette entreprise à bonne fin : je veux parler d'une connaissance approfondie des diverses affections de la peau.

Cullerier l'ancien et M. Lagneau ont conservé le mot pustules et ont adopté chacun une classification qui mérite d'être examinée.

Je me borne à reproduire ici ce que je disais de ces deux classifications dans mes Leçons de 1858.

Cullerier admet onze espèces de pustules :

1° *Les pustules ortiées*, dans lesquelles il range notre roséole syphilitique et l'urticaire, qui jamais n'appartient à la syphilis.

2° *Les pustules miliaires*, qui correspondent à cette forme de syphilide à laquelle nous donnons le nom de syphilide miliaire acnéique.

3° *La gale syphilitique*. — Ce que Cullerier désigne ainsi n'est autre qu'une syphilide compliquée d'une éruption galeuse. C'est là, du reste, une complication des affections syphilitiques de la peau, qui est loin d'être rare et qui donne souvent lieu à des erreurs de diagnostic.

Quelques frictions avec la pommade d'Helmerich suffisent dans ce cas pour détruire la complication parasitaire et pour rendre à l'affection syphilitique sa physionomie habituelle.

4° *Pustules lenticulaires.* — Cette espèce correspond exactement à ce que nous appelons syphilide papuleuse et pustuleuse lenticulaires.

5° *Pustules merisées.* — Cullerier désigne ainsi une éruption caractérisée par des éléments primitifs qui atteignent le volume d'une merise. C'est la syphilide pustuleuse merisée d'Alibert, la syphilide tuberculeuse disséminée de Biett et de ses élèves, et notre syphilide papulo-tuberculeuse exanthématique.

6° *Pustules muqueuses.* — Les pustules muqueuses ne sont autre chose que les plaques muqueuses, que nous excluons de la classe des syphilides, et que nous étudierons plus loin séparément sous le nom de *plaques syphilitiques.*

7° *Pustules séreuses.* — Ces pustules correspondent à l'ecthyma profond et au *rupia*.

8° *Pustules squammeuses.* —Par pustules squammeuses, Cullerier entend des plaques recouvertes de squammes qui peuvent s'observer dans toutes les régions, mais qui se rencontrent principalement à la paume des mains et à la plante des pieds. Ces pustules squammeuses, qui constituent le psoriasis syphilitique des willanistes, ne sont autre chose que des *plaques syphilitiques* ou des tubercules qui se recouvrent d'une abondante exfoliation.

9° *Pustules croûteuses.* — Ces pustules répondent aux syphilides pustulo-crustacée et tuberculo-crustacée.

10° *Pustules ulcéreuses.* — La croûte et l'ulcère sont des états différents d'une même affection. Aussi, Cullerier a-t-il tort de faire des pustules ulcéreuses une espèce à part, séparée des pustules croûteuses.

11° *Pustules vivaces ou végétations.* — Nous avons déjà parlé des végétations et nous avons montré qu'elles étaient dues à l'irritation déterminée par un liquide spécifique; on ne peut donc pas faire figurer parmi les syphilides des productions qui ne se développent pas sous l'influence diathésique.

On voit de suite quels sont les vices d'une pareille classification.

Elle procède, il est vrai, du simple au composé, mais elle ne tient aucun compte de l'ordre d'évolution des accidents syphilitiques. De plus, elle renferme des éruptions qui ne dépendent pas de la syphilis, et établit comme espèces distinctes des phases différentes d'une même affection.

Examinons maintenant la division proposée par M. Lagneau. Il admet douze espèces de pustules :

1° *Les pustules miliaires ;*
2° *Les pustules ortiées ;*
3° *Les pustules galeuses ;*
4° *Les pustules séreuses ;*
5° *Les pustules lenticulaires ;*
6° *Les pustules merisées ;*
7° *Les pustules plates ;*
8° *Les pustules squammeuses ;*
9° *Les pustules croûteuses ;*
10° *Les pustules ulcérées ;*
11° *Les pustules serpigineuses ;*
12° *Les pustules dartreuses* ou *dartres vénériennes.*

Les observations que nous avons présentées à propos de

chacune des espèces de la division de Cullerier sont parfaitement applicables aux espèces correspondantes de celle de M. Lagneau.

Ce syphiliographe fait remarquer que les pustules squammeuses peuvent être répandues sur toute la surface du corps, ou limitées à la paume des mains et à la plante des pieds, et que, dans le premier cas, elles ne disparaissent pas sous l'influence d'un traitement mercuriel, ce qui se conçoit facilement, parce que c'est à un véritable psoriasis dartreux ou arthritique et non à une syphilide qu'on a affaire en pareil cas.

Comme Swediaur, il décrit la teigne syphilitique, qu'il range parmi les pustules croûteuses et contre laquelle il préconise le traitement par l'avulsion des cheveux. Quant à ce qu'il appelle les dartres vénériennes auxquelles il n'assigne aucun caractère spécifique, il en décrit six variétés :

1° Le *lichen lividus*, qui s'observe sur le front, le menton, le nez, les oreilles, et qui, dans la plupart des cas, est une affection de nature arthritique;

2° Les *dartres de la marge de l'anus*;

3° Le *prurigo pudendum*. Ces deux affections cutanées sont toujours de nature arthritique ou dartreuse, et n'appartiennent jamais à la syphilis;

4° Les *boutons rouges et vésiculeux du prépuce*. Ces boutons ne sont autre chose, le plus souvent, que des vésicules d'herpès præputialis ou des vésicules de gale;

5° Les *taches cuivrées*. Ces taches, de couleur jaunâtre, se recouvrent d'une légère exfoliation et ressemblent au chloasma des femmes enceintes. A ces caractères, on reconnaît qu'il s'agit des éphélides parasitaires développées sur des sujets syphilitiques, mais tout à fait indépendantes de la syphilis ;

6° Les taches *formiculaires* ou *formiées*, qui répondent à notre roséole syphilitique.

Ainsi, la division de M. Lagneau comme celle de Cullerier, comprend un bon nombre d'affections qui ne sont point syphilitiques ; comme elle, elle procède du simple au composé, mais elle est vicieuse aussi, en ce qu'elle ne tient aucun compte de l'évolution régulière de la syphilis.

Alibert, vers 1838, créa le nom de *syphilides* pour désigner toutes les éruptions vénériennes dont il forma un des groupes les plus naturels de son ingénieuse classification des dermatoses, puis il partagea les syphilides en trois groupes : 1° *Syphilides pustulantes ;* 2° *Syphilides végétantes ;* 3° *Syphilides ulcérantes.* Chacun de ces groupes fut ensuite divisé comme il suit :

La syphilide pustulante en douze variétés :

1° Squammeuse ;

2° Crustacée ;

3° Pemphigoïde ;

4° Lenticulaire ;

5° En grappe ;

6° Merisée ;

7° Miliaire ;

8° Ortiée ;

9° Serpigineuse ;

10° Scabioïde ;

11° Varioloïde ;

12° Tuberculeuse.

La syphilis végétante en six variétés :

1° Framboisée ;
2° En choux-fleurs ;
3° En crêtes ;
4° En poireaux ;
5° En verrues ;
6° En condylômes.

La syphilide ulcérante en trois variétés :

1° Serpigineuse ;
2° En profondeur ;
3° En fente (rhagades).

La seule particularité qui mérite d'être relevée dans cette classification, c'est la création du mot *syphilides;* pour le reste, Alibert suivit les errements de ses devanciers, comme il est facile de s'en assurer, en comparant ses classes à celles de Trappe, de Lagneau, de Cullerier l'ancien ; son œuvre reste donc passible des objections que nous avons déjà énumérées.

Biett, contemporain d'Alibert, placé sur le même théâtre d'observation, adopta le nom de syphilides pour désigner les éruptions syphilitiques, et les classa d'après la méthode de Willan ; il en admit six ordres :

1° La syphilide *exanthématique*, qui comprend la roséole et l'érythème papuleux syphilitique ;

2° La syphilide *vésiculeuse*, qui comprend l'eczéma, la varicelle et l'herpès ;

3° La syphilide *pustuleuse*, dont il existe trois genres : l'acné, l'impétigo, l'ecthyma ;

4° La syphilide *papuleuse*, qui se divise en lichen à petites papules et en lichen à larges papules ;

5° La syphilide *squammeuse*, qui se compose de deux genres : le psoriasis et la lèpre syphilitiques ;

6° La syphilide *tuberculeuse*, divisée en syphilide tuberculeuse disséminée, syphilide tuberculeuse en groupes, syphilide tuberculeuse perforante, syphilide tuberculo-crustacée ulcéreuse et tuberculo-crustacée serpigineuse.

MM. Cazenave, Gibert, Rayer, Bassereau, Devergie, Hardy, sans rien changer aux bases essentielles de cette classification, y ont cependant apporté quelques modifications de détail, dont je vais vous signaler les principales. C'est ainsi que M. Bassereau admet une syphilide papuleuse humide ou muqueuse qui répond à la plaque muqueuse des auteurs, et une syphilide bulleuse, qui comprend le pemphigus et le rupia syphilitiques.

M. Hardy, de son côté, décrit sous le nom de syphilide pigmentaire ou maculeuse une affection dyschromateuse de la peau, un véritable vitiligo syphilitique, qui peut se rencontrer dans toutes les périodes de la vérole, qui ne cède ni au mercure ni à l'iodure de potassium, et ne saurait mériter pour ces raisons le nom de syphilide. Il décrit aussi, sous le nom de syphilide bulleuse, le pemphigus des nouveau-nés, tout en paraissant conserver des doutes sur la nature syphilitique de cette affection. Enfin, il réunit dans une même classe, sous le nom de syphilides végétantes, les plaques muqueuses qui nous paraissent mériter une place et une dénomination différentes et les excroissances syphilitiques, qui, nées sous l'influence d'une simple modification locale de la nutrition, ne devraient pas être ainsi rapprochées d'une manifestation essentiellement constitutionnelle, comme l'est la plaque muqueuse (1).

Quant à M. Gibert, pour rester tout à fait fidèle à la classification anglaise, il n'a pas hésité à rompre le faisceau si naturel que forment les syphilides, et à décrire

(1) Je ferai remarquer que les appréciations qu'on vient de lire et celles en général qui ont été ou qui seront faites dans le cours de cette publication, à propos des idées de M. Hardy en matière de syphilis, s'appliquent à la première édition des Syphilides de cet auteur (*Leçons sur les maladies de la peau, dartres, scrofulides, syphilides;* Paris, 1858), la seule qui eût encore paru, lorsque, en 1863, j'entrepris mes *Nouvelles leçons sur la syphilis et les syphilides.*

Postérieurement à cette date, M. Hardy a fait paraître, en 1864, d'autres Leçons, dans lesquelles les bases de sa classification des syphilides ont été entièrement modifiées et se rapprochent jusqu'à un certain point de celles que j'ai admises dès l'année 1858. Un simple rapprochement des textes suffira pour montrer le changement profond qui s'est accompli à cet égard dans l'esprit de M. Hardy, de 1858 à 1864, changement auquel mes travaux n'ont peut-être pas été étrangers.

J'ajouterai que M. Hardy semble avoir perdu jusqu'au souvenir de sa première publication sur les syphilides, puisqu'il n'y fait même pas allusion dans celle qui a paru récemment.

Quoi qu'il en soit, voici comment M. Hardy s'exprimait, en 1858, à propos du classement des syphilides :

« ..... Nous dirons qu'on a proposé un grand nombre d'espèces de syphilides. Pour nous, en nous plaçant pour ces divisions secondaires sur le terrain des lésions anatomiques élémentaires admises par tout le monde, nous admettrons neuf variétés, ou plutôt neuf espèces de syphilides, qui sont :

« 1° Les syphilides pigmentaires ; 2° les syphilides exanthématiques ; 3° les syphilides vésiculaires ; 4° les syphilides pustuleuses ; 5° les syphilides papuleuses ; 6° les syphilides bulleuses ;

chacune d'elles à propos de la forme commune qui lui correspond; ainsi dans le livre de M. Gibert, l'histoire de la syphilide papuleuse se trouve dans le chapitre consacré aux papules, celle de la syphilide tuberculeuse, dans celui des tubercules.

La classification willanique, appliquée à l'étude des affections syphilitiques de la peau, a eu de grands avantages, on ne saurait le méconnaître; elle a conduit à une détermination plus exacte des formes élémentaires de ces

7° les syphilides squammeuses; 8° les syphilides végétantes; 9° les syphilides tuberculeuses. »

Voici maintenant comment s'exprime M. Hardy dans sa publication de 1864 :

« Un grand nombre d'auteurs ont rangé les syphilides d'après les lésions anatomiques élémentaires qu'elles présentent, et ils ont admis des syphilides vésiculeuses, papuleuses, pustuleuses, etc. Cette méthode a certainement quelques avantages : elle les rapproche des éruptions d'une autre nature ayant la même lésion élémentaire, et elle permet de reconnaître les caractères qui les en séparent; mais elle a peu de valeur pratique, et elle ne donne aucune valeur spéciale pour le traitement. Pour nous, en nous appuyant sur ce fait que la syphilis a une marche régulière et que ses manifestations varient selon ses périodes, nous pensons qu'il est mieux d'adopter, pour classer les syphilides, l'époque de leur apparition, et de les ranger d'après l'âge de la maladie..... Considérant donc l'âge de la maladie, nous rangerons les syphilides en trois groupes qui sont :

« I. Les syphilides précoces;

« II. Les syphilides intermédiaires;

« III. Les syphilides tardives. »

(*Note de M. Bazin.*)

affections et à une étude plus approfondie des caractères qui les distinguent les unes des autres, et des éruptions d'une autre nature.

Malheureusement, ces avantages sont compensés par de graves inconvénients. Désireux de retrouver dans les syphilides toutes les formes élémentaires qu'on rencontre dans les affections dartreuses, les partisans de la méthode anglaise ont décrit des formes squammeuses : des psoriasis des lèpres, des pityriasis de nature syphilitique, tandis que l'état squammeux ne constitue, en réalité, qu'une période de l'évolution de certaines syphilides, et ne doit pas être élevé au rang d'affection générique.

De même quand il s'est agi de la plaque muqueuse, cette lésion spéciale à la syphilis et sans analogue dans les autres classes d'affections cutanées, il a fallu, bon gré mal gré, la rattacher à l'une des formes élémentaires admises par Willan, et la faire entrer dans les cadres établis par cet auteur ; j'espère vous prouver dans un instant, que, par toutes les particularités de son histoire, la plaque muqueuse mérite réellement une place à part dans le tableau des éruptions syphilitiques.

Mais il est un autre reproche plus sérieux, qu'on peut à bon droit adresser aux partisans de la méthode anglaise, c'est qu'ils n'ont tenu aucun compte dans leur classification de l'évolution régulière de la maladie syphilitique. Oubliant que parmi les syphilides, les unes sont précoces et les autres tardives, division sur laquelle M. Ricord a insisté avec raison ; ils ont rapproché des éruptions qui sont caractérisées, il est vrai, par une même lésion élémentaire, mais qui appartiennent à une phase différente de l'évolution de la syphilis secondaire; c'est ainsi qu'à côté de la syphilide tuberculeuse disséminée, qui apparaît, en général, de bonne heure, ils placent la syphilide tuberculo-crustacée, qui ne survient que tardivement. Une pareille conséquence est bien faite pour montrer que les éruptions syphilitiques ne sauraient être classées d'après la seule considération de la lésion élémentaire qui les constitue.

Je reviens maintenant à la plaque muqueuse; je vous disais, il y a un instant, qu'elle méritait par sa manière d'être une place distincte à côté des autres éruptions syphilitiques, et que, de plus, on ne pouvait, sans forcer les analogies, la faire rentrer dans une des formes élémentaires admises par Willan. Je vais essayer de vous démontrer cette double proposition.

Pour ce qui est du premier point, je tire mes preuves de certaines particularités qui n'appartiennent en propre qu'à la plaque muqueuse, à savoir : son pouvoir contagieux, sa fréquence, l'époque variable de son apparition.

La contagiosité des plaques muqueuses, naguère si contestée, est un fait admis maintenant par tout le monde, et cette propriété peut d'autant mieux servir à caractériser la plaque muqueuse, que parmi les éruptions syphilitiques, qu'elles soient ou non secrétantes, aucune autre ne semble posséder le pouvoir contagieux. La plaque muqueuse se fait aussi remarquer par son extrême fréquence; c'est au point qu'on ne voit presque jamais la vérole parcourir ses différents stades sans provoquer une ou plusieurs poussées de plaques muqueuses; aucune autre éruption syphilitique ne peut lui être comparée sous ce rapport, pas même la roséole, si commune pourtant au début de la syphilis secondaire. Le troisième caractère, enfin, qui assure à la plaque muqueuse une place à part parmi les autres éruptions syphilitiques, c'est l'époque variable de son apparition. Ainsi, elle se montre, au début de la vérole, comme accident initial et constitue alors la plaque muqueuse initiale ou le pseudo-chancre induré de M. Auzias-Turenne ; un peu plus tard, elle apparaît comme transformation du chancre *in situ*, puis on la voit survenir dans toutes les phases de la période secondaire ; il n'est pas même impossible de la rencontrer dans la période tertiaire, si bien que M. Cazenave s'est cru autorisé à admettre des plaques muqueuses primitives, des plaques muqueuses secondaires et des plaques muqueuses tertiaires.

Notre première proposition ainsi démontrée, établissons que la seconde n'est pas moins vraie, à savoir que la plaque muqueuse ne saurait être rattachée à aucune des lésions élémentaires admises par Willan. Comme nous allons surtout tirer nos preuves des caractères objectifs de la plaque muqueuse, il est nécessaire, au préalable, que nous fassions connaître ces caractères d'une façon succincte et complète.

Cette description aura, d'ailleurs, pour avantage de bien préciser ce qu'on doit entendre par plaque muqueuse et peut-être aussi de rendre moins fréquents les cas dans lesquels cette lésion est méconnue, même par des médecins très-exercés au diagnostic des affections cutanées.

Ce serait une erreur de croire que la plaque muqueuse ait son siége exclusif sur les muqueuses, comme son nom semble l'indiquer, ou même sur les régions où la peau se rapproche des muqueuses par sa finesse et son humidité, les aisselles, la région génito-anale, par exemple ; on peut l'observer sur tous les points de la surface cutanée, et c'est précisément alors qu'elle est méconnue et prise, suivant la période de son évolution, pour une syphilide vésiculeuse, squammeuse, papuleuse ou tuberculeuse disséminée. Pour faire cesser la part de confusion inhérente au nom, je propose de remplacer le mot de *plaque muqueuse* par celui de *plaque syphilitique;* cette nouvelle dénomination a, comme l'ancienne, l'avantage de ne préjuger en rien la forme élémentaire de la lésion, mais elle a de plus que l'ancienne celui de n'entraîner aucune idée fausse relativement à la question de siége; il me semble, en outre, qu'elle est parfaitement appropriée pour désigner un accident spécial à la syphilis, comme l'est la plaque muqueuse.

J'arrive maintenant à la description de la *plaque syphilitique;* je divise son évolution en trois temps, tout en faisant remarquer que l'éruption peut s'arrêter après chaque temps et ne pas aller au delà.

Evolution de la plaque syphilitique. — Premier temps. — La plaque syphilitique revêt au début la forme d'une tache rouge, circulaire, de dimension variable, nettement délimitée, saillante, avec une circonférence surelevée en forme de bourrelet.

L'éruption, quand elle s'arrête à ce degré, est prise pour de la roséole et constitue la roséole discoïde de l'hôpital du Midi.

Deuxième temps. — Il se fait au niveau des plaques une sécrétion de liquide séro-purulent qui soulève l'épiderme. Sur les muqueuses, l'épiderme est bientôt déchiré, il en résulte une plaque saillante, grisâtre, exulcérée. A la région génito-anale, les choses se passent à peu près comme sur les muqueuses, mais sur d'autres régions du corps, sur le visage par exemple, le liquide, après avoir soulevé et même déchiré l'épiderme, se dessèche au fur et à mesure de sa sécrétion et produit une croûte centrale qui est enchâssée par le rebord circonférentiel de la plaque. De là vient qu'à la deuxième période de son évolution, la plaque syphilitique de la peau est quelquefois prise pour de l'impétigo.

Sur d'autres régions encore, à la paume des mains et à la plante des pieds, le travail de sécrétion n'a pas lieu, ou plutôt le liquide sécrété, rencontrant un épiderme extrêmement résistant, qu'il ne peut rompre, se résorbe au fur et à mesure de sa production ; un peu plus tard, cet épiderme se détache et laisse voir au niveau de chaque plaque une surface rouge légèrement déprimée, très-régulièrement arrondie, qui est limitée par un liséré épidermique circonférentiel.

Troisième temps. — C'est la période de guérison de la plaque; les croûtes se détachent, il se fait un travail d'exfoliation épidermique ; l'éruption est dite alors : syphilide squammeuse, psoriasis, lèpre circinée.

C'est à ce moment encore qu'on voit se produire assez souvent, à l'endroit des plaques, une abondante sécrétion pigmentaire, qui leur donne une coloration plus ou moins foncée et justifie la dénomination de *maculeuse* ou *pigmentaire*, assignée à cette période de la lésion.

Nous avions, tout dernièrement, au numéro 36 de la salle Sainte-Foy, une jeune fille qui nous a présenté ce phénomène à un haut degré : des taches pigmentaires très-foncées, presque noires, avaient remplacé chez elle une éruption généralisée et assez confluente de plaques syphilitiques ce qui donnait aux téguments un aspect tigré très-curieux à observer. Ajoutons que cette hypersécrétion de pigment, qu'on observe également à la suite des autres manifestations cutanées de la vérole, disparaît à la longue, sans laisser aucune espèce de trace, et que la peau reprend alors sa coloration normale.

Nous en avons fini avec l'évolution de la plaque syphilitique; sa description ne répondant à aucune des formes de lésion élémentaire admises par Willan; notre seconde proposition se trouve ainsi justifiée.

Un des caractères de la plaque syphilitique, c'est, comme nous l'avons vu, d'apparaître simultanément sur plusieurs régions du corps avec une physionomie différente suivant les régions qu'elle occupe; les auteurs alors ne manquent jamais de la décrire comme une syphilide polymorphe. Qu'elle siége, par exemple, à la paume des mains et à la plante des pieds, elle est taxée par l'école du Midi de syphilide papulo-squammeuse palmaire et plantaire précoce. On lui donne l'épithète de précoce, dans ce cas, pour la différencier d'une autre syphilide palmaire et plantaire, qui survient plus tardivement.

Je dis, moi, que les disques de la paume des mains et de la plante des pieds, dénommés par l'école du Midi de la façon que je viens de vous indiquer, sont des plaques syphilitiques, ou, si vous aimez mieux, des plaques muqueuses, pour me servir de l'ancienne expression. Comment, en effet, étant admise la supposition d'une syphilide précoce, l'éruption resterait-elle circonscrite à la paume des mains et à la plante des pieds, si elle n'était pas constituée par des plaques syphilitiques? Est-ce qu'au début de la syphilis, et en dehors du traitement mercuriel, on voit apparaître des syphilides circonscrites? Nullement, dans ces conditions, les éruptions sont toujours disséminées. Le seul fait de la circonscription, dans les circonstances indiquées, doit, par conséquent, porter à admettre l'existence de plaques syphilitiques bien plutôt que l'existence d'une syphilide.

Mais pourquoi les syphilides précoces sont-elles toujours disséminées, alors que les plaques syphilitiques peuvent rester circonscrites? C'est un point qu'il me sera facile de vous faire comprendre.

Lorsque les plaques syphilitiques, en dehors de tout traitement mercuriel, constituent à elles seules la manifestation cutanée, j'admets qu'alors la vérole est le résultat de la contagion d'accidents secondaires et qu'elle a débuté, non pas par un chancre, mais par une plaque muqueuse initiale. Or, à la suite de la plaque initiale, la vérole est fatale, quel que soit le degré de prédisposition du sujet, puisque la plaque initiale est déjà un accident constitutionnel. Si la prédisposition du sujet est faible, il n'y aura qu'une poussée limitée de plaques syphilitiques; si, au contraire, la prédisposition du sujet est forte, l'éruption de plaques syphilitiques sera généralisée. Comprenez-vous, maintenant, pourquoi les plaques syphilitiques peuvent se montrer par poussées circonscrites, même dès le début de la vérole?

Après le chancre, les phénomènes sont différents; la vérole alors n'est pas obligatoire, le chancre peut rester un simple accident local, sans retentissement sur l'économie. Si donc après le chancre, l'individu a la syphilis, c'est que, chez lui, la prédisposition est forte; rien de plus simple dès lors que de comprendre pourquoi les syphilides précoces sont toujours disséminées, exanthématiques.

Un autre caractère, qui appartient en propre aux plaques syphilitiques et qui les différencie des syphilides ordinaires, c'est qu'elles peuvent récidiver un grand nombre de fois dans la même forme, tandis que les syphilides ne récidivent ainsi dans la même forme que pendant un temps très-limité. La roséole, par exemple, peut bien récidiver une ou deux fois, mais en général, elle sera bientôt remplacée par une autre syphilide précoce, papuleuse, ou pustuleuse; plus tard, on verra survenir une syphilide circonscrite.

Enfin, l'observation m'a appris que lorsqu'on rencontre un individu portant sur le visage ou sur d'autres régions du corps de ces plaques discoïdes que je viens de décrire sous le nom de plaques syphilitiques, on est en mesure d'affirmer qu'il est atteint en outre de plaques muqueuses de la gorge ou de la région génito-anale. Comme aucune autre éruption syphilitique n'autoriserait une semblable assertion, je trouve encore dans cette coïncidence à peu près fatale une nouvelle preuve de l'identité complète qui existe entre la plaque syphilitique et la plaque muqueuse.

Le véritable auteur de cette séparation entre les plaques muqueuses et les lésions communes de la syphilis, dans laquelle je viens d'entrer avec quelques détails, ce n'est pas moi, c'est mon regrettable ami et collègue Legendre, trop tôt enlevé à la science. Cet observateur, aussi exact que profond, a démontré (Thèse de 1841) que la plaque muqueuse qu'il appelle *tubercule plat*, peut se développer sur toutes les régions du corps, mais qu'elle change d'aspect et de forme selon le siége qu'elle occupe.

M. Bassereau, en rapportant cette opinion de Legendre, rejette, comme contraire à l'esprit de la classification de Willan et comme amenant de la confusion dans des choses que cette classification s'était chargée de simplifier, l'assimilation qu'a faite Legendre des éruptions croûteuses de la barbe et du cuir chevelu avec les plaques muqueuses.

Apparemment que pour M. Bassereau une croûte ne peut succéder qu'à une vésicule ou à une pustule desséchée ; si c'est là sa manière de voir, je répondrai qu'il ne s'est pas suffisamment rendu compte de l'évolution de la plaque syphilitique, car alors il aurait vu que, dans ce cas, la croûte se produit par le mécanisme que j'ai indiqué plus haut, sans avoir été précédée de vésicule ni de pustule. Il n'y a donc rien dans l'opinion de Legendre qui soit contraire à l'esprit de la méthode willanique.

Je ne trouve pas non plus fondé le deuxième reproche que lui adresse M. Bassereau de n'avoir fait attention qu'aux analogies et nullement aux différences. Que ce reproche soit adressé à MM. Cullerier et Ratier, qui ont essayé de ramener toutes les syphilides à un type unique, la papule, j'y applaudis. Mais Legendre n'a pas fait une semblable confusion ; il a très-bien vu que, sous des différences d'aspect assez tranchées, qu'il explique par une simple question de siége anatomique, les *plaques syphilitiques*, aussi bien celles de la peau que celles des muqueuses, présentent au fond une lésion identique.

Voyons maintenant comment les élèves de Biett ont classé la plaque muqueuse.

M. Gibert, M. Cazenave la rangent dans l'ordre des tubercules et en font un tubercule plat; mais les caractères du tubercule syphilitique sont bien différents de ceux de la plaque muqueuse. Le tubercule est dur, plein, conique, il laisse habituellement à sa suite une cicatrice durable; la plaque muqueuse, au contraire, est molle, humide, étalée, déprimée au centre et ne laisse jamais de cicatrice à sa suite.

L'époque d'apparition est essentiellement différente dans l'un et l'autre cas, précoce pour la plaque muqueuse, toujours tardive pour la syphilide tuberculeuse.

Je n'admets pas non plus que la lésion qui nous occupe soit une papule, et je rejette la dénomination de *grande papule humide*, qui lui a été donnée par M. Bassereau; une papule, en effet, n'est jamais déprimée au centre et relevée sur les bords, elle ne fournit pas de sécrétion qui se concrète pour former une croûte enchâssée par un bourrelet circonférentiel. Voilà pour les caractères objectifs. Mais, en outre, une première poussée de syphilide papuleuse, comme nous l'avons expliqué plus haut, est toujours et forcément disséminée lorsque le malade n'a pas encore pris de mercure, tandis que dans les mêmes conditions, l'éruption de plaques syphilitiques peut être circonscrite.

Quant à l'opinion de Hunter, qui considérait la plaque muqueuse comme la papule des muqueuses, il suffit pour la réfuter de faire remarquer que la plaque muqueuse existe avec tous ses caractères sur le tégument cutané.

Je regarde comme très-probable que la plaque syphilitique a son siége dans le conduit excréteur des glandes sudoripares, idée que j'essayerai de développer à propos de l'histoire particulière des plaques syphilitiques.

Avant d'aller plus loin, je vous citerai, comme exemple de ce que j'entends par éruptions généralisées de *plaques syphilitiques cutanées* ou *plaques muqueuses de la peau*, les deux observations suivantes, recueillies toutes deux par M. Dubuc.

OBSERVATION I.

C*** Charles, quarante-deux ans, peintre en bâtiments, entré le 5 octobre 1863 à l'hôpital Saint-Louis, pavillon Saint-Mathieu, n° 25.

Vers le commencement de juin, cet homme remarqua à la partie inférieure de la verge, au niveau de l'extrémité antérieure du raphé médian, l'existence d'un bouton excorié, qui présentait environ les dimensions d'un pois et qui était déjà dur au toucher; ce bouton, qui avait paru trois semaines environ après le dernier rapport sexuel, ne tarda pas à se cicatriser; mais il resta à sa place une dureté; le malade ne s'aperçut pas que les ganglions inguinaux fussent engorgés.

Au bout de deux mois environ, C***, qui n'avait fait aucune espèce de traitement, devint faible, courbaturé, sans douleurs de tête ni des membres, et, dès le commencement du mois d'août, une éruption de plaques cuivrées se montra sur la poitrine, puis sur le visage, le tronc et les membres. C***, malgré la sortie de cette éruption, ne commença pas de traitement et ce ne fut que le 5 novembre qu'il se décida à entrer à l'hôpital.

État du malade au moment de son entrée. — A l'extrémité antérieure du raphé médian de la verge, on sent encore, à l'endroit indiqué précédemment, une petite tumeur dure, cartilagineuse, du volume d'un pois, qui présente à son centre une petite dépression cicatricielle et qui semble à M. Bazin le vestige d'une *plaque syphilitique initiale* (pseudo-chancre induré d'Auzias-Turenne).

Dans les deux aines existent parallèlement aux arcades de Fallope quelques ganglions engorgés, assez petits, indolents.

L'éruption est très-curieuse à étudier ; elle occupe principalement le visage et le tronc ; sur les membres, elle est très-discrète, surtout sur les avant-bras et les jambes. Cette éruption, composée partout des mêmes éléments, consiste dans des plaques arrondies, parfaitement nettes, dont la dimension varie depuis une pièce de 20 centimes jusqu'à une pièce de 2 francs ; une de ces plaques, située au niveau de la partie moyenne de la clavicule droite, atteint même les dimensions d'une pièce de 5 francs.

Ces plaques sont extrêmement nombreuses sur le tronc, groupées sans ordre ; sur le visage, où elles sont parfaitement régulières et très-belles, elles occupent le front, les lèvres, les sillons naso-labiaux et jugaux, les joues. Elles ont une coloration brunâtre, rouge éteint. Leur circonférence forme un bourrelet saillant, très-net, de sorte que la partie centrale, recouverte d'un feuillet épidermique desséché, semble être déprimée ; la surface des plaques est entièrement sèche.

Les plus nombreuses atteignent la dimension d'une pièce de 1 franc et sont distribuées sans ordre au milieu des autres plus petites ou plus grandes ; la nuque en est littéralement recouverte, ainsi que la face antérieure et la face postérieure du tronc.

Quelques plaques, au lieu d'être parfaitement arrondies, sont ovalaires ou bien semi-elliptiques, quelques-unes même sont un peu irrégulières, mais toutes présentent le bourrelet circonférentiel et la dépression centrale. Sur les membres, on les voit surtout au niveau des plis articulaires, aisselles, plis du coude, jarrets, etc. ; elles présentent d'ailleurs les mêmes caractères sur les membres que sur le tronc.

Aucune trace d'éruption à la paume des mains ni à la plante des pieds.

Le fond de la gorge est de couleur rouge sombre ; il existe des croûtes assez nombreuses sur le cuir chevelu et des plaques muqueuses ulcérées des commissures labiales. De nombreux ganglions post-cervicaux sont engorgés, indolents, quelques-uns atteignent même le volume d'une noisette.

Traitement. — Une pilule de protoiodure de 0ᵍ,025 matin et soir; salsepareille, sirop sudorifique; bains sulfureux.

24 novembre. — La plupart des plaques ont été le siége d'une desquammation épithéliale furfuracée, ce qui leur donnait une ressemblance éloignée avec le psoriasis; sur quelques-unes, le bourrelet circonférentiel s'est affaissé et elles ne constituent plus, à vrai dire, que des taches cuivrées de couleur très-foncée, mais sur la plupart le bourrelet circonférentiel est encore très-marqué ainsi que la dépression centrale; toutefois, envisagées dans leur ensemble, ces dernières elles-mêmes semblent affaissées, quand on les compare à ce qu'elles étaient au moment de l'entrée du malade.

18 décembre. — Toutes les plaques sont actuellement converties en surfaces maculeuses brunâtres, de forme arrondie, de dimension correspondante à celle des plaques. Même traitement.

21 décembre 1863. — Sortie du malade.

OBSERVATION II.

D***, Louis, dix-neuf ans, vannier, entré le 15 septembre 1863, pavillon Saint-Mathieu, n° 8.

Ce garçon de très-petite taille, maigre, chétif, raconte qu'il y a trois mois environ, il lui est survenu des ulcérations à la face interne du prépuce, un mois après qu'il avait eu des rapports sexuels avec une fille travaillant dans le même atelier que lui.

Au bout de trois ou quatre semaines, ces ulcérations furent suivies d'une éruption qui se montra sur le front d'abord, un peu plus tard sur le corps, puis à la paume des mains et à la plante des pieds. Cette éruption ne fut précédée d'aucune douleur de tête ni des membres, non plus que de courbature ni de fièvre.

État du malade au moment de son entrée à l'hôpital. — Il est impossible de constater *de visu* les traces de l'accident initial, attendu que C*** est atteint d'un phimosis accidentel et consécutif qui s'oppose à ce que le gland soit mis à découvert ; de nombreux ganglions sont engorgés dans chacune des régions inguinales. L'éruption occupe la région frontale, le cuir chevelu, le tronc, les membres, le fourreau de la verge, les bourses, le pourtour de l'anus et surtout la *paume des mains* et la *plante des pieds*. C'est une éruption constituée par la lésion que M. Bazin désigne sous le nom de *plaques syphilitiques ou plaques muqueuses de la peau.*

Sur le front, elle consiste dans de larges plaques arrondies, à peine saillantes, de couleur rouge sombre, limitées par un bourrelet circonférentiel peu prononcé et légèrement déprimées à leur partie centrale ; elles ont des dimensions variables, depuis une pièce de 20 centimes jusqu'à une pièce de 1 franc.

Sur la face cutanée du prépuce, les éléments éruptifs ont les mêmes dimensions, seulement ils sont plus saillants ; sur le tronc et les membres les plaques sont, en général, plus petites, elles atteignent à peine la dimension d'une pièce de 20 centimes, sont peu saillantes et recouvertes de fines squammes épidermiques ; elles n'affectent aucun mode régulier de groupement.

A la plante et à la face interne des pieds, on aperçoit de beaux *disques cuivrés*, de la dimension d'une pièce de 50 centimes, saillants, aplatis et même un peu déprimés au centre ; ces disques sont si confluents, qu'ils se touchent par leur circonférence ; il existe des plaques muqueuses ulcérées entre les orteils. A la paume des mains, même lésion qu'à la plante des pieds, mais à un degré plus avancé, c'est-à-dire qu'au lieu de disques nous avons des surfaces arrondies de même dimension, dépouillées de leur épiderme et limitées par un liséré épidermique très-net. Ces surfaces arrondies, légèrement déprimées, tapissent toute la face palmaire de la main et des doigts.

Le limbe du prépuce, les bourses, le pourtour de l'anus sont littéralement recouverts de plaques muqueuses ulcérées, très-suintantes ; il existe également des plaques muqueuses à la face interne des amygdales. Les ganglions post-cervicaux sont engorgés. Pas de malaise général, appétit bon.

Traitement. — 2 pilules de protoiodure de 0^g,025 chacune, bains sulfureux.

21 octobre 1863. — Cet individu sort complétement débarrassé des lésions multiples qu'il présentait lors de son entrée à l'hôpital.

L'application du classement willanique aux éruptions syphilitiques n'a pas été cause seulement de la confusion de la plaque muqueuse avec les syphilides communes; elle a encore amené l'importation au milieu d'elles des formes squammeuse et maculeuse.

De ce que je refuse d'admettre les formes squammeuse et maculeuse dans la famille des syphilides, à titre d'affections génériques, s'ensuit-il que je nie leur existence et que je range les formes squammeuses parmi les affections parasitaires, comme le prétend Melchior Robert? Nullement. J'ai vu avec tous les auteurs l'état squammeux se montrer pendant le cours de certaines éruptions syphilitiques, mais je dis que dans ces cas, il ne constitue qu'une des phases d'évolution de la lésion, et qu'il ne doit pas servir à la dénommer. Il en est de même de l'état maculeux.

Je fais une exception, toutefois, pour la syphilide pigmentaire de M. Hardy et de M. Pilon, qui a une existence propre, mais qui n'est pour moi, comme vous le savez déjà, qu'une affection dyschromateuse de la peau, un véritable vitiligo survenu sous la double influence de la syphilis et des agents extérieurs, l'air, la chaleur, la lumière.

L'examen critique que nous venons de faire des diverses classifications qu'on a appliquées aux éruptions syphilitiques nous montre assez qu'elles sont loin d'avoir atteint la perfection.

A quelle méthode, pour notre compte, allons-nous donner la préférence? Etablirons-nous tout d'abord deux classes d'éruptions suivant qu'elles siégent sur la peau ou sur les muqueuses. Mais ce serait méconnaître la simultanéité d'apparition qui caractérise les syphilides des membranes tégumentaires externe et interne. La roséole, par exemple, est presque toujours accompagnée de rougeur inflammatoire du voile du palais, des amygdales et du pharynx.

Je suis persuadé, pour le dire en passant, que si tant de médecins négligent, dans le cours de la syphilis, d'explorer les cavités tapissées par des muqueuses : la bouche, la gorge, le vagin, le rectum, le conduit auditif, les narines, etc.; cela tient à ce qu'on n'a pas assez signalé dans les livres cette simultanéité d'apparition des éruptions sur la peau et sur les muqueuses.

Nous ne ferons donc pas deux chapitres distincts pour les éruptions de la peau et pour celles des muqueuses. Mais nous rappelant que la syphilis secondaire a une évolution régulière, qu'on y observe d'une part des éruptions généralisées, qui sont précoces et résolutives, et, d'autre part, des éruptions circonscrites qui, toujours plus ou moins tardives, sont, les unes résolutives et les autres ulcéreuses; nous adopterons cette évolution régulière de la syphilis secondaire, comme point de départ, comme base de notre classification. Nous aurons recours à la méthode de Willan et de Biett pour établir les divisions de second ordre. Enfin, nous réserverons une colonne à part pour les *plaques muqueuses* ou *plaques syphilitiques*, qui, comme nous l'avons vu, méritent, par toutes les particularités de leur histoire, d'être séparées des autres éruptions syphilitiques.

Voici maintenant les cinq temps que nous admettons dans l'évolution de la syphilis secondaire ; nous n'avons rien à changer à ce que nous disions, sur ce sujet, dans les Leçons de 1858.

Premier temps. — Le premier temps est surtout caractérisé par l'induration des chancres et du système lymphatique, par l'apparition spontanée des plaques muqueuses et aussi par la transformation des chancres en plaques muqueuses.

Deuxième temps. — Le second temps est marqué par l'apparition des premières syphilides, souvent précédées du cortége des phénomènes généraux qui annoncent l'invasion des fièvres éruptives : elles sont exanthématiques dans le sens qu'Alibert attachait à ce mot, c'est-à-dire généralisées et ne s'ulcérant pas.

Troisième temps. — Au troisième temps appartiennent les syphilides circonscrites résolutives, qui surviennent quelques mois, souvent plusieurs années, dix et même vingt ans après les accidents primitifs, et se terminent par résolution, tout en laissant une cicatrice.

Quatrième temps. — Ce quatrième temps est celui des syphilides circonscrites ulcéreuses, ou syphilides de la troisième poussée. Cependant les syphilides ulcéreuses peuvent se montrer tout de suite après les accidents primitifs, mais cela n'a lieu que dans la syphilis maligne.

Cinquième temps. — Ce cinquième temps est caractérisé par l'apparition des plaques indurées sur la tunique albuginée du testicule.

Il me reste encore, avant de mettre sous vos yeux le tableau des éruptions syphilitiques, à vous dire un mot des causes qui modifient la physionomie de la syphilis cutanée.

Ces causes résident principalement dans la prédisposition du sujet et dans le traitement mercuriel. C'est à la prédisposition du sujet qu'il faut attribuer les différentes formes de la syphilis ; la forme bénigne, la forme commune et la forme maligne. Le traitement mercuriel a une puissance d'action beaucoup plus limitée relativement à la manière d'être de la syphilis, il est incapable d'en modifier la forme, mais il peut retarder l'apparition des éruptions syphilitiques et changer leur mode de groupement.

D'après toutes les considérations qui précèdent, voici, en dernière analyse, le tableau auquel nous nous sommes arrêté et dans lequel sont classées les différentes éruptions syphilitiques :

§ I. — CLASSIFICATION.
Des affections syphilitiques de l'appareil tégumentaire. (Deuxième période de la syphilis.)

A

PLAQUES SYPHILITIQUES OU ÉRUPTIONS DISCOÏDES.
(Affections propres).

a Plaques nées de la transformation des chancres.
b — génito-anales.
c — bucco-pharyngiennes.
d — faciales.
e — de l'ombilic, des aisselles, etc.
f — génito-anales, buccales, palmaires et plantaires.
g — généralisées.

C

SYPHILIDES POLYMORPHES.
1º Plaques et syphilide.
2º — et syphilides multiples.
3º — entremêlées de syphilides.
4º — avec satellites (forme irisée de M. Ricord).

D

AFFECTIONS DÉVELOPPÉES
SOUS
LA DOUBLE INFLUENCE DE LA SYPHILIS ET D'UNE CAUSE EXTÉRIEURE.

a Végétations.
b Vitiligo, éphélides syphilitiques.

B

SYPHILIDES.
(Éruptions communes ou génériques).
1º FORME COMMUNE DE LA SYPHILIS.
Première section.
Syphilides exanthématiques ou généralisées.

    A   **B**
  Exanthèmes purs. *Exanthèmes modifiés par le mercure.*
a Syphilide érythémateuse (roséole).. a Annulaire, en groupes.
b — papulo-tuberculeuse (lichen).............. b En groupes, grappes, corymbes, etc.
c — pustuleuse............ c En groupes, grappes, corymbes, etc.
d — vésiculeuse........... d En groupes, grappes, corymbes, etc.

Deuxième section.
Syphilides circonscrites résolutives.
a Syphilide pustulo-crustacée.
b — tuberculeuse.
c — papulo-vésiculeuse.

Troisième section.
Syphilides circonscrites ulcéreuses.
a Syphilide pustulo-ulcéreuse.
b — tuberculo-ulcéreuse.
c — gommeuse (hidrosadénite syphilitique).

2º FORME MALIGNE DE LA SYPHILIS.
a Syphilide puro-vésiculeuse.
b — tuberculo-ulcéreuse.
c — tuberculo-ulcérante-gangréneuse.

Avant d'aller plus loin, quelques mots d'explication me semblent nécessaires, à propos du tableau que je viens de placer sous vos yeux. J'ai réservé, ainsi que je l'avais annoncé, une colonne distincte pour les plaques syphilitiques (plaques muqueuses), dont j'énumère les différentes poussées en les désignant par le siége qu'elles affectent plus particulièrement. Nous avons ainsi :

1° Les plaques nées de la transformation *in situ* des chancres ;

2° Les plaques de la région génito-anale, qui forment une seconde poussée ;

3° Les plaques de la région bucco-pharyngienne, qui constituent une troisième forme éruptive ;

4° et 5° Les plaques de la face, ou bien celles de l'ombilic, des aisselles, des jarrets, etc., qui constituent une quatrième et une cinquième forme éruptive ;

6° Les plaques génito-anales et bucco-pharyngiennes, qui, réunies aux plaques syphilitiques palmaires et plantaires, constituent une sixième forme éruptive ;

7° Enfin, les plaques syphilitiques généralisées, qui constituent une septième forme éruptive.

La deuxième colonne du tableau renferme les syphilides proprement dites.

Par syphilide, on entend une affection cutanée de nature syphilitique qui emprunte, dans ses manifestations, la lésion élémentaire et le genre des éruptions communes de la peau.

Notre première section des syphilides contient les syphilides exanthématiques ou généralisées, qui ont pour caractères d'être précoces et précédées de prodromes, tels que malaise, courbature, douleurs de tête et des membres, et, quelquefois même, d'une véritable fièvre d'invasion. Ces particularités, comme on le voit, les rapprochent par beaucoup de points des exanthèmes fébriles, mais leur durée est toujours beaucoup plus longue que celle de ces derniers.

A côté des exanthèmes syphilitiques purs, nous plaçons les exanthèmes syphilitiques modifiés par le mercure. La modification due au mercure consiste dans une dissémination moindre de l'éruption, dans un mode de groupement spécial et aussi dans un changement de coloration tel que la teinte cuivrée devient, en général, beaucoup plus prononcée.

J'ai eu l'occasion d'observer, l'année dernière, les particularités que je viens de vous indiquer à propos d'une roséole qui avait récidivé chez un malade soumis au traitement mercuriel. Outre que l'éruption chez cet individu était très-discrète, elle présentait encore la forme annulaire et une coloration cuivre rouge des plus marquées ; au centre de chaque tache, la peau avait conservé sa coloration normale.

Je ne m'arrêterai pas, en ce moment, sur notre deuxième et sur notre troisième section qui renferment : l'une, les syphilides circonscrites résolutives; l'autre, les syphilides circonscrites ulcéreuses.

Je me borne de même à vous signaler les syphilides de la forme maligne, qui sont au nombre de trois : la syphilide puro-vésiculeuse, la syphilide tuberculo-ulcéreuse et la syphilide tuberculo-gangréneuse, me réservant de vous les décrire plus loin avec détails.

Au-dessous des plaques syphilitiques et des syphilides,

dans une colonne intermédiaire, j'ai placé les syphilides polymorphes, qui sont une des formes les plus communément observées dans la pratique.

Les syphilides polymorphes consistent dans le mélange des plaques syphilitiques avec une syphilide ordinaire, ou bien dans le mélange de deux ou de plusieurs syphilides de forme élémentaire différente.

Je vais vous indiquer quelques-unes des associations les plus habituelles dans les syphilides polymorphes. On peut rencontrer sur le même individu :

1° Une éruption de plaques syphilitiques à la gorge, à la région génito-anale, et une syphilide exanthématique sur la peau ;

2° Une éruption de plaques syphilitiques dans les mêmes régions que précédemment, et plusieurs syphilides exanthématiques sur la peau, un mélange de roséole et de syphilide papuleuse, par exemple ;

3° Des syphilides ordinaires et des plaques syphilitiques siégeant sur les téguments cutanés et entremêlées ensemble ;

4° Enfin ; on rencontre quelquefois une forme qui a été désignée par M. Ricord sous le nom de forme *irisée*.

Cette dernière forme, que je n'ai trouvée mentionnée nulle part ailleurs que dans l'*Iconographie de l'hôpital du Midi*, où elle est décrite et dessinée, est pour moi une syphilide polymorphe. Chaque groupe éruptif est constitué par une plaque syphilitique centrale avec des satellites en corymbe ; c'est la plaque avec satellites. J'y reviendrai en temps et lieu.

Il me reste, pour en finir avec l'explication de notre

tableau de classement des éruptions syphilitiques, à vous signaler le dernier groupe, celui qui vient après les syphilides polymorphes. Ce groupe, je l'ai relégué à dessein tout à fait au bas du tableau, parce que les affections qu'il comprend, ne se développent pas sous l'influence unique de la diathèse syphilitique. Elles ont encore besoin, pour se produire, de l'intervention d'une cause étrangère, soit une modification locale de la nutrition (végétations), soit l'action des agents extérieurs, l'air, la chaleur, la lumière (vitiligo et éphélides syphilitiques ou syphilide pigmentaire de M. Hardy).

Ce n'est peut-être pas à moi qu'il appartiendrait de faire l'éloge de ma classification; toutefois, comme on l'a critiquée, je veux vous en montrer les avantages; j'essayerai ensuite de réfuter les objections qu'on a cru devoir m'adresser à cette occasion.

Je ne prétends pas assurément faire de cette classification une sorte d'arche sainte à laquelle il soit défendu de toucher, j'accorde qu'elle peut prêter à la critique par quelque point de détail; j'y ai moi-même introduit des modifications d'une certaine importance cette année, témoin le rôle plus considérable que j'ai attribué aux plaques syphilitiques, et l'introduction d'une nouvelle forme de syphilide, la syphilide tuberculo-ulcérante gangréneuse, que je n'avais pas encore observée en 1858, sans parler de quelques autres changements de moindre valeur. Mais ce que je défends avec conviction, c'est la méthode qui a présidé à la création des principaux groupes, méthode qui, j'ose le dire, repose sur la saine observation des choses, et qui, derrière l'affection, se préoccupe toujours de l'évolution de la maladie générale elle-même ; méthode, enfin, qui, d'après les détails dans lesquels je viens d'entrer, diffère essentiellement des systèmes purement arbitraires, qui sont dérivés du willanisme.

Prenons une syphilide quelconque : la place qu'elle occupe dans notre tableau de classement nous dira à quel point la maladie syphilitique en est arrivée de son évolution ; nous connaîtrons, du même coup, les manifestations qui ont pu précéder, celles qui ont chance de suivre, et de cette connaissance nous tirerons des renseignements précieux pour le traitement qu'il convient d'instituer.

En est-il ainsi, je vous le demande, avec les classifications qui prennent la lésion élémentaire pour unique point de départ? évidemment non. Elles font connaître l'affection en soi, mais elles ne conduisent à aucune vue pratique ni d'ensemble.

Quand Melchior Robert me reproche (p. 484) de séparer des accidents qui, sous le rapport de la lésion élémentaire, ont la plus grande analogie, de décrire la syphilide pustuleuse loin de la syphilide pustulo-crustacée, la syphilide papuleuse loin de la syphilide papulo-vésiculeuse, de faire figurer la syphilide tuberculeuse dans ma deuxième section, tandis que la syphilide tuberculo-ulcéreuse est dans la troisième, il se fait le défenseur du drapeau willanique, mais il ne me paraît pas avoir compris toute l'importance des raisons qui m'ont décidé à agir comme je l'ai fait.

J'ai cru, je le répète, que la considération de l'évolution générale devait primer celle de la lésion élémentaire. Est-ce ma faute à moi si, dans le cours de l'évolution des éruptions syphilitiques, la syphilide pustuleuse qui est précoce, exanthématique, se trouve éloignée de la syphilide pustulo-crustacée, qui est circonscrite et tardive ?

Il me semble que je suis en droit, à mon tour, de me faire l'accusateur de Melchior Robert et de lui reprocher avec raison de sacrifier l'essentiel à l'accessoire. Quand on fait de la nosographie, il faut avant tout suivre l'ordre clinique ; la considération des lésions anatomiques ne doit venir qu'en seconde ligne. Mon but, en faisant l'histoire de la syphilide pustuleuse, par exemple, c'est de montrer la place qu'elle occupe dans l'évolution de la syphilis, la manière dont elle se comporte, le traitement qu'elle réclame ; de signaler, en un mot, les particularités qui la caractérisent, et nullement de m'appesantir sur la pustule, lésion élémentaire.

§ II. — CARACTÈRES COMMUNS ET DIFFÉRENTIELS DES ÉRUPTIONS SYPHILITIQUES.

Ces caractères, que j'exposerai brièvement, sont les suivants :

1° La contagion et l'inoculabilité. Ce caractère est-il commun à toutes les affections syphilitiques de la peau ? La plupart des auteurs répondent par la négative ; mais il ne saurait être mis en doute pour les plaques syphilitiques, comme l'ont démontré sans réplique, en dernier lieu, les inoculations de mon savant collègue, M. Gibert.

2° Les syphilides ne restent pas stationnaires. Elles ont de la tendance soit vers la résolution, soit vers l'ulcération, tandis que les scrofulides peuvent rester longtemps stationnaires et se distinguent, entre autres, par leur tendance à l'hypertrophie et à l'ulcération ; quant aux affections de nature dartreuse et arthritique, elles sont stationnaires ou résolutives.

3° La mortification est une terminaison fréquente de certaines éruptions syphilitiques de la peau. Quand on la rencontre dans le scorbut et la scrofule, c'est seulement à titre de complication.

4° Rien n'est plus fréquent que d'observer, dans la syphilis comme dans la scrofule, l'érosion et même l'ulcération profonde du derme comme terminaison des manifestations cutanées ; il en résulte alors des cicatrices indélébiles, mais elles ont dans l'une et l'autre maladie constitutionnelle des caractères distinctifs sur lesquels nous reviendrons, lorsque nous nous occuperons des syphilides en particulier.

5° Les éruptions syphilitiques sont fixes et ne voyagent pas comme les éruptions dartreuses ; elles ne récidivent jamais, du moins avec les mêmes formes, et par ce caractère encore elles se distinguent des affections dartreuses, qui reparaissent habituellement sous la même forme.

6° L'engorgement des vaisseaux et des ganglions lymphatiques, qui accompagne les syphilides précoces, peut servir à éclairer le diagnostic dans les cas douteux.

Dans la scrofule, où les engorgements lymphatiques ne sont pas rares non plus, les ganglions forment presque toujours des masses volumineuses situées sur les parties latérales du cou, tandis que dans la syphilis les ganglions restent plus ou moins isolés les uns des autres.

7° L'absence de prurit est un caractère d'une grande valeur qui sert à distinguer les syphilides des éruptions dartreuses et parasitaires, où l'on observe des démangeaisons souvent très-intenses. Pourtant, dans les syphilides exanthématiques, il y a presque toujours un léger prurit qui cesse quand le malade a pris du mercure; signalons encore comme exception les syphilides des régions velues, qui s'accompagnent souvent d'un prurit assez marqué.

8° Presque tous les auteurs ont attaché une grande importance à la coloration spéciale des éruptions syphilitiques; c'est un caractère dont il faut tenir compte, mais qui ne doit pas être considéré isolément, si l'on ne veut être induit en erreur, puisque, d'une part, il peut manquer, et que, de l'autre, il se rencontre aussi dans des affections qui n'ont rien de spécifique.

Gabriel Fallope comparait la couleur des syphilides à celle du maigre de jambon cuit, Swédiaur, à celle du cuivre. Cette dernière comparaison a prévalu, non pas peut-être, comme on l'a dit, parce que la première est entachée de vulgarité, mais parce qu'entre la couleur cuivre jaune et la couleur cuivre rouge, il y a une foule de nuances intermédiaires qu'on peut utiliser dans la description. Toutes les syphilides, d'ailleurs, sont bien loin de présenter la teinte cuivrée, souvent les syphilides exanthématiques sont rosées avec diverses nuances, et la teinte cuivrée n'apparaît qu'au moment où l'éruption va s'éteindre. La nuance cuivre jaune semble appartenir plus spécialement aux syphilides tuberculeuses circonscrites, et la nuance cuivre rouge ou violacée, aux syphilides ulcéreuses.

Notons encore les macules pigmentaires plus ou moins

foncées, qui persistent assez souvent après la résolution des syphilides et qui ne disparaissent quelquefois qu'après un temps fort long.

9° La prompte disparition des syphilides sous l'influence du traitement mercuriel peut devenir un renseignement précieux, et servir à lever tous les doutes dans les cas où le diagnostic est embarrassant.

10° Notons enfin, comme dernier caractère d'une certaine importance relativement au diagnostic des éruptions syphilitiques, la polymorphie, c'est-à-dire l'existence simultanée de plusieurs formes éruptives.

§ III. — CARACTÈRES PROPRES.

Je n'ai rien à vous dire, sur ce sujet, qui n'ait été déjà exprimé dans mes leçons de 1858, je me borne donc à reproduire à peu près textuellement mes paroles d'alors.

A. — *Syphilides exanthématiques ou généralisées.*

Les syphilides exanthématiques sont souvent précédées de phénomènes généraux, tels que malaise, courbature, douleurs de tête et des membres, accélération du pouls, qui constituent une véritable fièvre syphilitique d'invasion ; elles sont accompagnées de cette induration des ganglions et des vaisseaux lymphatiques sur laquelle j'ai déjà souvent insisté.

Les syphiliographes font bien mention de l'engorgement des ganglions cervicaux postérieurs, mais aucun d'eux n'a parlé de ces petits cordons moniliformes, constitués par les vaisseaux lymphatiques engorgés, et dont on constate si facilement la présence en promenant légèrement la pulpe des doigts sur la face antérieure des avant-bras et sur la face interne des bras. De plus, les autres ganglions peuvent s'engorger tout comme les ganglions cervicaux postérieurs, et si les derniers sont plus souvent malades, cela tient à ce que les syphilides du cuir chevelu sont les plus fréquentes.

Les syphilides exanthématiques sont essentiellement caractérisées par la précocité de leur apparition et par la dissémination de leurs éléments éruptifs sur toute la surface du corps. La lenteur de leur évolution, qui se fait quelquefois par poussées successives, les distingue des fièvres éruptives. Elles peuvent guérir spontanément sous l'influence seule des moyens hygiéniques ; elles laissent après leur disparition une simple maculature, qui s'efface elle-même un peu plus tard.

B. — *Syphilides circonscrites résolutives.*

Tandis que les syphilides exanthématiques sont souvent précédées de symptômes généraux, que leurs éléments primitifs se disséminent sans affecter de dispositions particulières, les syphilides circonscrites résolutives apparaissent habituellement sans prodromes.

Leurs éléments éruptifs ont pour caractère essentiel de se grouper de manière à former des arcs de cercle, des fers à cheval, des ellipses, des grappes, et d'avoir des siéges spéciaux, qui sont les ailes du nez, le front, le cuir chevelu, la nuque et les épaules.

La syphilide circonscrite résolutive présente une coloration cuivrée beaucoup plus marquée que la syphilide exanthématique, elle se traduit par des éléments inflammatoires ou fibro-plastiques et laisse après leur disparition une cicatrice et non plus une simple maculature. Ajoutons encore qu'il y a absence de prurit et d'engorgement des vaisseaux et des ganglions lymphatiques.

C. — *Syphilides circonscrites ulcéreuses.*

Les syphilides circonscrites ulcéreuses sont caractérisées par des ulcères dont l'aspect varie suivant l'élément éruptif qui a précédé.

Si l'élément éruptif est une pustule ou un tubercule, l'ulcère est remarquable par ses bords nettement découpés et son fond grisâtre ou gris jaunâtre, il fournit un pus jaune verdâtre très-épais, qui se concrète facilement et produit des croûtes plus ou moins étendues, caractérisées par leur couleur noire, leur aspect bombé au centre et l'enchâssement de leurs bords.

Si l'élément éruptif est une gomme de la peau ramollie, l'ulcère est petit, arrondi et ne constitue à proprement parler que l'orifice d'une cavité dont l'ouverture est plus étroite que le fond. Mais il arrive quelquefois que plusieurs gommes, frappées d'un même travail de destruction, se réunissent pour former des ulcères profonds, anfractueux, dont le fond étagé est recouvert de matière blanchâtre, caséeuse et de tissus mortifiés.

Les syphilides circonscrites ulcéreuses portent une atteinte plus grave à la constitution que celles des sections précédentes, et sont suivies de cicatrices indélébiles plus profondes. Elles réclament un traitement mixte par le mercure et l'iodure de potassium, soit qu'on administre isolément ces deux ordres de préparations, ou, mieux encore, qu'on les associe comme dans le sirop de bi-iodure ioduré dont M. Gibert a donné la formule.

TROISIÈME PARTIE.

DES AFFECTIONS SYPHILITIQUES DE LA PEAU EN PARTICULIER.

SECTION I.

AFFECTIONS PROPRES ET ACCIDENTS SPÉCIAUX.

Sous ce titre, nous allons décrire : les plaques syphilitiques, les végétations et le vitiligo syphilitique (syphilide pigmentaire de M. Hardy).

CHAPITRE I.

DES PLAQUES SYPHILITIQUES.

Les plaques syphilitiques présentent des caractères objectifs différents, suivant qu'on les observe sur la peau ou sur les muqueuses. C'est même pour cette raison que tous les auteurs, Legendre excepté, ont méconnu l'identité qui existe entre les plaques syphilitiques de la peau et les plaques muqueuses proprement dites. Nous avons montré dans la précédente leçon que cette différence d'aspect tient uniquement à ce que les conditions de structure et d'humidité ne sont pas les mêmes pour la peau et pour les muqueuses, mais qu'au fond la lésion élémentaire est identique dans les deux cas ; cette lésion élémentaire, nous l'avons analysée avec le plus grand soin ; puis nous avons énuméré les différentes poussées auxquelles peuvent donner lieu les plaques syphilitiques.

Aujourd'hui nous allons étudier les plaques syphilitiques au point de vue de la nosographie, de la séméiotique, de l'étiologie, et pour cela il nous suffira de répéter textuellement, ou à peu près, ce que nous avons déjà enseigné sur ce sujet dans nos leçons de 1858, recueillies par le docteur L. Fournier; seulement, au terme générique de *plaques muqueuses* nous substituerons celui de *plaques syphilitiques*, en prévenant toutefois qu'il pourra nous arriver d'employer ces deux expressions comme synonymes.

§ I. — NOSOGRAPHIE.

La plaque syphilitique est constituée par une élevure de la peau ou des muqueuses dont les bords sont nettement circonscrits et dont le centre est, en général, déprimé.

1° *Siége.* — Les plaques syphilitiques peuvent envahir toutes les régions du corps : cette généralisation, que je croyais rare encore en 1858, parce que je méconnaissais, dans la plupart des cas, les plaques syphilitiques de la peau, je l'ai fréquemment observée depuis quelques années. Il est juste de reconnaître cependant que, le plus habituellement, chez les adultes, les plaques syphilitiques sont localisées. Au nombre des régions qu'elles affectionnent plus particulièrement, il convient de citer en première ligne la région génito-anale : le pourtour de l'anus, les grandes et les petites lèvres en sont le siége de prédilection ; mais on en trouve fréquemment aussi à la partie interne et supérieure des cuisses, sur le prépuce, le gland, le fourreau de la verge et le scrotum chez l'homme, sur les mamelles chez la femme.

Après la région génito-anale, c'est à l'ouverture des narines, sur le sillon naso-labial, aux commissures des lèvres et sur les amygdales qu'elles se montrent le plus souvent ; rarement elles franchissent l'isthme du gosier pour apparaître sur la paroi postérieure du pharynx. On en trouve aussi derrière la conque, à la région mastoïdienne, sous les aisselles, à l'ombilic et entre les doigts et les orteils.

Une éruption de plaques syphilitiques peut, comme nous l'avons vu, se développer sur le tronc, le front et les membres ; mais alors les plaques syphilitiques, ne présentant plus les mêmes caractères que celles des membranes muqueuses, sont facilement méconnues et prises pour de la syphilide pustuleuse, papuleuse ou squammeuse, et même pour de la syphilide vésiculeuse ; d'autres fois encore on les désigne, dans ce cas, sous le nom de syphilide tuberculeuse plate disséminée. Legendre a bien décrit, dans sa excellente thèse sur les syphilides, les caractères de cette variété des plaques syphilitiques et leur a donné leur véritable signification en les considérant comme les analogues des plaques muqueuses proprement dites.

2° *Forme.* — Les plaques syphilitiques ont la forme d'un

segment d'ellipsoïde ou d'ovoïde dont les bords sont nettement circonscrits et détachés ou se confondent insensiblement avec les téguments voisins. Leur surface, légèrement excavée, est lisse ou granuleuse, unie ou érodée.

3° *Couleur*. — Elles ont une coloration rosée, quelquefois rouge et même violacée; mais il est rare qu'elles présentent cette teinte cuivrée que leur assignent MM. Cazenave et Gibert, sans doute pour leur trouver un caractère qui permette de les rapprocher des syphilides.

D'ailleurs les autres syphiliographes, MM. Lagneau, Deville et Davasse, ne font point mention de cette prétendue teinte spécifique.

4° *Etat de la sensibilité; consistance*. — A moins qu'il ne survienne des complications inflammatoires, les plaques syphilitiques sont à peu près insensibles; leur consistance est molle et se distingue par là de celle des tubercules, parmi lesquels les willanistes n'ont pu les ranger qu'en forçant les analogies.

5° *Etat de la surface*. — Elles peuvent être sèches ou humides; sur la peau elles sont presque toujours sèches, mais sur les muqueuses elles sont humides. Dans ce dernier cas, elles exhalent un mucus qui acquiert souvent une fétidité extrême. Elles sont distinctes ou confluentes, et à leur surface l'irritation spécifique déterminée par le liquide qu'elles produisent peut provoquer le développement de végétations.

6° *Evolution*. — Les plaques syphilitiques peuvent naître spontanément ou résulter de la transformation *in situ* des ulcères chancreux.

Dans le premier cas, on voit d'abord paraître un petit

point rouge, granuleux, qui peu à peu s'étale circulairement ; sa surface est tapissée par une lamelle épithéliale, au-dessous de laquelle il se dépose un peu de sérosité. Bientôt cette lamelle se déchire et met à nu une surface d'un rouge vif qui se recouvre d'une matière plastique blanchâtre.

Baignées sans cesse par un liquide extrêmement fétide, exposées à des frottements continuels, les plaques syphilitiques des parties génitales ne sont jamais recouvertes de croûtes; mais sur le tronc, les membres et le front, Legendre a bien fait voir qu'elles étaient constituées par des plaques arrondies, recouvertes d'une croûte jaune, transparente, déprimée en godet et enchâssée par un bord légèrement soulevé et de couleur rosée.

Dans le second cas, la transformation du chancre en plaque muqueuse se fait du centre à la circonférence ou de la circonférence au centre. Exposés d'abord par M. Ricord dans les notes du livre de Hunter, ces phénomènes ont été ensuite étudiés dans leurs plus grands détails par MM. Davasse et Deville.

Lorsque cette transformation s'opère, on voit le pourtour du chancre se soulever et former un anneau violacé autour de la partie centrale, qui est comme grisâtre et comme excavée. Dans cet état, la contagion de la plaque syphilitique est possible et a été attribuée à l'ulcère chancreux. Mais si cela était vrai, tout accident se transmettant dans son espèce, ce ne serait pas une plaque muqueuse, mais un chancre qui devrait se développer.

Les plaques syphilitiques ou plaques muqueuses disparaissent très-bien sous la seule influence des soins de propreté, mais aussi, lorsqu'on n'emploie aucun traitement interne, elles ne tardent pas à reparaître.

7° *Durée*. — Leur durée varie depuis quelques mois jusqu'à plusieurs années. Elles disparaissent en laissant après elles des maculatures et quelquefois des cicatrices plissées.

8° *Structure*. — La structure des plaques syphilitiques a été peu étudiée. Tout ce que l'on sait, c'est qu'elles ne renferment pas de tissu fibro-plastique, ce dont on peut s'assurer facilement par le toucher. C'est là un caractère qui suffit pour les exclure de la classe des syphilides tuberculeuses.

Cependant on est frappé de l'analogie que présente le liquide qu'elles exhalent avec le produit de la sécrétion des glandes sébacées et de leur ressemblance avec les plaques d'acné végétantes, si fréquentes dans la région dorsale.

Ces raisons m'avaient porté à les considérer comme une affection voisine de l'acné et par conséquent à en placer le siége dans les glandes sébacées; je suis plus disposé à croire aujourd'hui qu'elles ont leur siége dans le conduit des glandes sudoripares.

9° *Variétés*. — Nous admettons cinq variétés de plaques syphilitiques :

1° Les plaques discrètes ou confluentes;
2° Les plaques ulcérées ;
3° Les plaques diphthéritiques ;
4° Les plaques végétantes ;
5° Les condylomes et les rhagades.

1° *Plaques discrètes ou confluentes*. — Le nom même de ces deux variétés indique suffisamment les caractères qui les distinguent, sans qu'il soit nécessaire d'en parler avec plus de détails. Nous ferons remarquer que cette confluence s'observe principalement sur les grandes lèvres et au pourtour de l'orifice anal.

2° *Plaques ulcérées.* — Les plaques se compliquent souvent d'ulcération. Tantôt elles ne sont qu'érodées par suite de la destruction de la lamelle épithéliale qui les recouvre ; tantôt elles sont ulcérées profondément et présentent une excavation grisâtre qui a pu en imposer pour un chancre.

3° *Plaques diphthéritiques.* — Elles sont caractérisées par la présence à leur surface d'une matière plastique blanchâtre, sorte de pseudo-membrane qui peut quelquefois revêtir une grande épaisseur.

4° *Plaques végétantes.* — Les plaques syphilitiques qui appartiennent à cette variété bourgeonnent, et se recouvrent bientôt de végétations qui lui donnent un aspect mamelonné.

5° *Condylomes et rhagades.* — Les condylomes sont des saillies convexes, implantées sur la région anale par un pédicule, et les rhagades, de petits ulcères allongés occupant la même région et qui ne diffèrent des fissures simples que par leurs bords arrondis et soulevés.

§ II. — ÉTIOLOGIE.

Les plaques syphilitiques sont plus fréquentes chez les sujets blonds et d'un tempérament lymphatique. Les femmes et les enfants en sont plus souvent atteints que les hommes. Toutefois les plaques de la peau, sèches et généralisées, sont peut-être aussi fréquentes dans un sexe que dans l'autre. On a accordé beaucoup d'importance à la malpropreté comme cause des plaques muqueuses. C'est là certainement une condition favorable à leur développement, mais dont il ne faut pourtant pas s'exagérer l'importance.

La plaque syphilitique est un symptôme secondaire dont la place est par conséquent bien marquée dans l'évolution de la syphilis.

§ III. — SÉMÉIOTIQUE.

1° *Diagnostic*. — Quand la plaque muqueuse n'est pas ulcérée, sa couleur rosée, sa consistance molle, la pellicule mince qui la recouvre, ne permettent pas de la confondre avec l'ulcère grisâtre à bords taillés à pic reposant sur une base indurée qui constitue le chancre.

Mais vient-elle à s'ulcérer, ses caractères se rapprochant beaucoup de ceux du chancre, la distinction peut devenir difficile à établir. L'ulcère repose-t-il sur une base indurée ; le pus qu'il fournit est-il inoculable, il n'y a pas de doute à avoir : c'est d'un chancre qu'il s'agit.

Lorsqu'un chancre approche de la cicatrisation, on voit quelquefois les bourgeons charnus, qui s'élèvent de la surface ulcérée, devenir exubérants et lui donner un aspect papuleux qui simule la plaque muqueuse. C'est en examinant attentivement les parties malades, en recherchant s'il existe encore de l'induration, en s'enquérant avec soin de la marche des accidents, qu'on évitera l'erreur.

Il ne faut pas confondre le chancre en voie de transformation avec la plaque muqueuse ulcérée. L'inoculabilité du pus, l'induration, la présence d'un anneau violacé soulevé, entourant une ulcération grisâtre qui présente encore l'aspect chancreux, sont les signes distinctifs du chancre en voie de transformation.

Il s'agit, dans les lignes qui précèdent, du diagnostic du chancre induré et de la plaque syphilitique consécutive; nous avons établi ailleurs celui du chancre induré et de la plaque initiale. Rappelons encore que le produit de sécrétion des plaques consécutives peut être inoculé avec succès à un individu sain, seulement dans ce cas la période d'incubation est toujours très-longue.

Une éruption de plaques syphilitiques cutanées peut être prise pour une syphilide papuleuse et réciproquement; mais la syphilide papuleuse est plus consistante que la plaque, qui est molle au toucher et paraît n'intéresser que les parties superficielles du derme; elle présente une teinte cuivrée et est entourée d'un liséré épidermique signalé par Biett, tandis que la plaque syphilitique a une coloration rosée; celle ci est recouverte d'une croûte jaune transparente, quelquefois déprimée en godet et entourée par un bourrelet circonférentiel dans lequel elle paraît enchâssée. Le bourrelet, dont la couleur, quelquefois blanchâtre, peut en imposer pour une syphilide vésiculeuse, et la dépression centrale constituent les deux signes diagnostiques les plus importants de la plaque syphilitique cutanée. Le tubercule syphilitique, par sa teinte cuivrée, sa sécheresse, sa dureté, diffère de la plaque syphilitique, qui est molle et humide.

La rhagade ne peut être prise pour une fissure simple, si l'on tient compte de ses bords, qui sont saillants et violacés. Les condylomes diffèrent des hémorrhoïdes par l'absence de flux hémorrhoïdal et par leur forme pédiculée

L'eczéma de l'anus et du périnée peut, au premier abord, en imposer pour une éruption de plaques muqueuses. Mais un examen attentif fait voir, au lieu des disques rouges légèrement saillants qui caractérisent ces dernières, une surface suintante d'un rouge uniforme, ne présentant aucune saillie et recouverte de squammes grisâtres et de croûtes gris jaunâtre.

Les plaques muqueuses ulcérées sur le gland doivent être distinguées de l'herpès præputialis ulcéré et de la balanoposthite. La présence d'un bord soulevé autour de l'ulcération est le caractère pathognomonique de la plaque muqueuse, et il faudra toujours le rechercher avec soin. Dans l'herpès preputialis, les ulcères sont disposés en groupes et précédés de vésicules. Quand les plaques muqueuses ulcérées siégent dans la bouche et à l'isthme du gosier, on peut croire au premier abord à l'existence d'une stomatite mercurielle ou d'une angine diphthéritique. Si l'on tient compte de la marche des accidents, des phénomènes concomitants et des caractères que présentent les parties malades, l'erreur, possible à un examen superficiel, devient facile à éviter.

2° *Pronostic.* — La plaque muqueuse n'est pas grave par elle-même, mais elle indique que le malade est sous l'influence de la diathèse syphilitique.

CHAPITRE II.

VÉGÉTATIONS.

Les végétations sont des excroissances ramifiées, sessiles ou pédiculées, qui se développent, ainsi que nous l'avons dit, sous l'influence de l'irritation déterminée par un liquide spécifique et sont complétement indépendantes de la diathèse syphilitique.

§ I. — NOSOGRAPHIE.

C'est d'après les formes qu'on a établi les différentes variétés de végétations, qu'il suffit de nommer pour se les représenter : verrues, crêtes de coq, framboises, mûres, choux-fleurs, etc.

Siége. — Elles siégent le plus ordinairement à l'anus, à la vulve, et sur le gland et le prépuce, entre lesquels elles forment quelquefois une masse considérable, qui détermine le phimosis; on en trouve parfois dans l'urèthre et sur le col de l'utérus.

Rarement il s'en développe sur la muqueuse bucco-pharyngienne, ce qui s'explique par la rareté même du chancre et de la blennorrhagie de cette muqueuse, c'est-à-dire par le peu de fréquence d'une cause provocatrice de ces produits accidentels.

On trouve quelquefois des végétations sur d'autres membranes muqueuses ; c'est ainsi que Vidal a cité un cas où il s'en était formé sur la conjonctive, et M. Lagneau un autre, où il y en avait sur la langue. Nous-même, cette année, nous en avons observé une fois sur la langue, à la suite de plaques muqueuses de cet organe.

Volume, nombre. — Rien n'est plus variable que le volume et le nombre des végétations. Depuis la végétation unique, jusqu'à ces masses énormes qu'on rencontre si souvent à l'anus et à l'entrée du vagin chez la femme, on observe tous les degrés intermédiaires. Elles peuvent s'implanter sur des cicatrices de chancre ou sur des plaques muqueuses.

§ II. — ÉTIOLOGIE.

Les auteurs ont admis des végétations spontanées, mais je n'en ai jamais observé; toujours elles sont provoquées par l'irritation déterminée par un liquide spécifique. On a attribué à toutes ces causes, qui, comme la grossesse, les tumeurs, donnent lieu à une stase sanguine, une certaine influence sur le développement des végétations ; sans nier positivement cette influence, je ne puis la considérer que comme une prédisposition.

§ III. — SÉMÉIOTIQUE.

Diagnostic. — Les caractères du chancre induré sont trop différents de ceux de la végétation pour que la confusion soit possible. Cependant, on conçoit que si cette dernière siège à la face interne du prépuce, sur un sujet atteint d'un phimosis congénital, il soit difficile de savoir si l'induration qu'on perçoit par le toucher est due à un chancre induré ou à une végétation.

C'est en introduisant un stylet dans l'orifice préputial, et mieux, en pratiquant l'opération du phimosis, qu'on complétera le diagnostic.

Les plaques syphilitiques, qui sont des disques semi-ovoïdes, à bords nettement circonscrits, se distinguent facilement des végétations dont l'aspect est celui d'excroissances ramifiées ; la confusion n'est possible que lorsque la surface de la plaque devient végétante ou lorsque celle-ci prend la forme de condylome.

La marche de l'affection, les antécédents, l'existence du flux hémorrhoïdal, la forme des hémorrhoïdes disposées en anneau autour de l'anus et ne présentant jamais une disposition ramifiée, permettront de ne pas les confondre avec les végétations.

(Le chapitre qui précède est emprunté textuellement aux Leçons de 1858, publiées par le docteur Louis Fournier).

CHAPITRE III.

DU VITILIGO SYPHILITIQUE

(*Syphilide pigmentaire* de M. HARDY.)

§ I. — NOSOGRAPHIE.

Cette affection, qui a été décrite par M. Hardy en 1853, sous le nom de *syphilide pigmentaire ;* plus tard (1857) par M. Pilon, dans sa thèse inaugurale, sous le nom de *syphilide maculeuse du cou*, ne mérite point, à proprement parler, le nom de syphilide. C'est une affection dyschromateuse, qu'on rencontre trop fréquemment chez les sujets syphilitiques pour nier toute influence de la syphilis sur sa production ; mais comme elle apparaît indistinctement dans toutes les périodes de la maladie et qu'elle n'est influencée ni par le mercure, ni par l'iodure de potassium, j'ai cru devoir lui assigner une place à part et la ranger à côté des végétations dans la classe des affections qui reconnaissent à la fois pour cause la syphilis et une influence extérieure.

Dans ses premières publications, M. Hardy avait avancé que la syphilide pigmentaire était caractérisée seulement par l'augmentation du pigment, et que ce n'était que par l'effet d'une illusion d'optique provenant de la coloration plus foncée des parties voisines, que les parties blanches semblaient décolorées ; il reconnaît aujourd'hui que les taches blanches sont de vraies taches causées par la diminution d'épaisseur et de teinte de la matière pigmentaire; j'avais toujours enseigné, pour ma part, que dans le vitiligo syphilitique il existe des taches d'achromie et des taches d'hyperchromie.

Le vitiligo syphilitique est caractérisé par des taches blanches et grises entremêlées, dont les dimensions varient depuis celles d'une pièce de vingt centimes jusqu'à celles d'une pièce d'un franc ou même au delà. Ces taches ont pour siége de prédilection le cou, qu'elles peuvent entourer complétement ou occuper seulement de chaque côté; parfois elles s'étendent sur la poitrine en avant; dans quelques cas rares, on en a trouvé à la figure, au front, à l'abdomen. Cette affection est pour ainsi dire exclusive aux femmes, et quand on la rencontre chez des hommes, c'est qu'on a affaire à des individus lymphatiques dont la peau a la délicatesse et la blancheur de celle des femmes. Voilà une particularité qui montre bien que si la syphilis joue un rôle dans la production du vitiligo dont nous nous occupons en ce moment, elle a cependant besoin de rencontrer certaines circonstances adjuvantes.

Le vitiligo syphilitique est constitué, comme nous venons de le voir, par des taches blanches et des taches grises; nous pouvons ajouter que ces taches ne font aucune saillie au-dessus de la peau, elles ne présentent ni desquammation, ni cuisson, ni démangeaison. Les taches grises ont la teinte du café au lait, c'est-à-dire une teinte moins foncée que celle des plaques de *pityriasis versicolor;* leur grandeur varie d'une pièce de cinquante centimes à une pièce d'un franc; elles ont une forme à peu près arrondie, des bords inégaux, déchiquetés; parfois isolées, elles sont le plus ordinairement placées les unes à côté des autres, de manière à recouvrir une surface assez étendue. C'est dans leur intervalle qu'on rencontre les taches blanches caractérisées par une diminution de la matière pigmentaire et dont la blancheur est encore relevée par la teinte sombre des parties voisines.

Le vitiligo syphilitique se montre d'ordinaire vers la fin de la période secondaire, et si, dans certains cas, on le voit disparaître au bout d'un ou deux mois, il arrive très-souvent qu'il persiste beaucoup plus longtemps et même d'une manière indéfinie. Les préparations mercurielles et iodurées sont d'ailleurs tout à fait impuissantes contre lui.

§ II. — SÉMÉIOTIQUE.

1° *Diagnostic*. — Le vitiligo syphilitique a des caractères assez tranchés pour qu'il soit facile de le reconnaître quand on a eu l'occasion de l'observer quelquefois.

Le *pityriasis versicolor*, quand il s'étend en plaques circonscrivant des espaces de peau saine, pourrait en imposer pour un vitiligo syphilitique, la coloration morbide faisant ressortir la blancheur de la peau saine ; mais outre que la coloration est plus jaune, il y a des squammes, du prurit et de la matière cryptogamique dans la première affection, tandis que tout cela manque dans la deuxième.

Les *éphélides solaires* pourraient aussi, dans certains cas, faire croire à l'existence d'un vitiligo syphilitique ; mais, outre qu'elles siégent rarement au cou, elles sont constituées par des taches plus larges, plus accentuées que celles du vitiligo, et puis elles ne s'accompagnent pas, comme le vitiligo, des symptômes de la syphilis constitutionnelle.

2° *Pronostic*. — Le vitiligo syphilitique n'a d'autre inconvénient que celui d'une légère difformité, il n'augmente en rien la gravité de la syphilis dans le cours de laquelle il se développe. Je ne saurais partager, quant à moi, l'opinion émise par M. Hardy, dans ses premières leçons sur les syphilides : que la persistance de la syphilide pigmentaire pourrait servir à mesurer l'intensité de la diathèse latente.

OBSERVATION.

M*** (Hélène), vingt ans, domestique, entrée le 23 juin 1863, salle Sainte-Foy, n° 8 (service de M. Bazin).

Cette fille, d'origine allemande, s'explique difficilement en français ; elle ne paraît pas être malade depuis plus de deux mois.

Elle a eu, tout d'abord, deux ou trois boutons sur les grandes lèvres, et cinq semaines plus tard, s'est déclarée une éruption occupant le visage, le tronc, les membres, y compris la paume de la main et la plante des pieds ; c'est une éruption de plaques syphilitiques relevées sur les bords, déprimées au centre. On remarque, en outre, des plaques syphilitiques des amygdales, de la vulve et du fondement, de l'engorgement des ganglions post-cervicaux et de quelques ganglions inguinaux.

Sur le cou existe, à un degré très-marqué, l'affection que M. Hardy désigne sous celui de *syphilide pigmentaire* et M. Bazin sous le nom de *vitiligo syphilitique*. Cette affection occupe toute la surface du cou, mais plus particulièrement les régions latérales et postérieures ; elle se compose de taches blanches, arrondies, de la dimension d'une pièce de 50 centimes ou de 1 franc ; plus blanches que le reste de la peau, ces taches tranchent surtout sur la coloration des parties voisines, qui est très-foncée, nuance café au lait ; elles sont disséminées sans ordre, de manière à circonscrire des îlots de peau foncée, dont la configuration est irrégulière, mais les surfaces foncées l'emportent en étendue sur les surfaces décolorées.

Sur le nez et la partie médiane du front, existent deux plaques d'hyperchromie, qui n'ont été précédées d'aucun élément éruptif en ce point.

La malade n'a remarqué les particularités de coloration offertes par son cou que huit jours avant d'entrer à l'hôpital.

Traitement. — Une pilule de protoiodure ; bains alcalins.

28 juillet 1863. — *Exeat.* — Les plaques syphilitiques de la peau et des muqueuses sont guéries, celles de la peau remplacées par des maculatures brunâtres ; quant au vitiligo, il n'a nullement changé d'aspect. (Observation recueillie par M. Dubuc.)

SECTION II.

DES SYPHILIDES EN PARTICULIER.

Nous allons maintenant passer à l'histoire des syphilides en particulier et étudier ces éruptions au point de vue de la nosographie et de la séméiotique; puis nous consacrerons, pour terminer, deux chapitres, l'un à l'étiologie et l'autre à la thérapeutique générale de ces affections.

CHAPITRE I.

DES SYPHILIDES EXANTHÉMATIQUES OU GÉNÉRALISÉES.

Avant d'aborder l'étude particulière de chaque variété de syphilide exanthématique, je crois qu'il est bon de jeter un coup d'œil d'ensemble sur l'exanthème syphilitique envisagé d'une manière générale, et de rappeler que la peau, les muqueuses et le système lymphatique sont simultanément atteints dans cette première phase de la syphilis secondaire.

Si l'on consulte les auteurs qui se sont occupés du même sujet, on voit qu'au lieu de suivre cette méthode si naturelle, ils ont séparé les affections des muqueuses de celles de la peau, disséminé les éruptions cutanées dans les divers ordres de Willan et décrit à part l'engorgement du système lymphatique. Je trouve qu'il est plus logique et aussi plus conforme au véritable esprit d'observation de réunir dans un tableau d'ensemble toutes les affections qui constituent le premier temps de la syphilis secondaire.

Généralement précédées de prodromes, fièvre, malaise général, etc., les syphilides exanthématiques sont caractérisées par des taches ou des boutons disséminés dont l'éruption offre de l'analogie avec ce qu'on observe dans les fièvres éruptives et s'accompagne, dans l'immense majorité des cas, d'une angine due souvent à un exanthème qui se développe aussi sur la muqueuse pharyngée.

Les syphilides exanthématiques présentent une période d'invasion, une période d'éruption et une période de terminaison.

Dans la période d'invasion, on rencontre de la courbature, des douleurs rhumatoïdes, des céphalées opiniâtres revenant principalement la nuit, de l'alopécie, de la fièvre qui prend quelquefois le type intermittent quotidien, tierce ou double tierce; c'est pendant cette période qu'on peut commettre des erreurs et prendre la fièvre syphilitique pour une synoque, une fièvre typhoïde ou une fièvre intermittente; disons toutefois qu'avec un peu d'attention il sera facile de rapporter les symptômes à leur véritable cause.

Les accidents prodromiques peuvent persister plus ou moins longtemps après la sortie de l'éruption, ou disparaître au moment où l'exanthème se développe.

Le début de la syphilide exanthématique peut être brusque; c'est alors qu'on la voit envahir simultanément, en vingt-quatre heures, la peau et les muqueuses. Mais le plus souvent sa marche est lente; elle se montre sur une région, puis sur une autre, commence par la gorge, s'étend à la peau et de là au système lymphatique. Quelquefois elle couvre tout le corps, mais le plus ordinairement elle se borne au tronc et aux membres; il est rare, dans tous les cas, que la gorge soit épargnée.

Les altérations qu'elle produit sur les muqueuses ne sont peut-être pas encore toutes suffisamment connues, malgré les travaux très-bien faits de M. Martellière (Thèse 1854) et de M. Pilon sur le sujet qui nous occupe.

On ne connaît guère, en fait d'angines syphilitiques et précoces, que les plaques muqueuses de la gorge, ainsi que les formes érythémateuse et papuleuse; les formes vésiculeuse et pustuleuse ont été peu étudiées.

La durée de la syphilide exanthématique est variable : elle s'accroît ordinairement pendant un ou deux septenaires, reste stationnaire pendant le même espace de temps, et met aussi un ou deux septenaires à disparaître; il en résulte que sa durée totale varie entre un mois et six semaines; quelquefois cependant elle se prolonge pendant trois mois et plus. Cette longue durée des syphilides exanthématiques suffit pour les différencier des fièvres éruptives.

Elles se terminent par desquammation épidermique ou par chute des croûtes dans les formes vésiculeuse et pustuleuse; elles laissent souvent après elles des taches grises, des maculatures plus ou moins foncées, qui, au bout d'un certain temps, s'effacent d'elles-mêmes; sur les muqueuses, l'évolution est plus rapide.

Le chancre induré, la plaque initiale, l'engorgement des vaisseaux et des ganglions lymphatiques, l'angine, les végétations, les plaques syphilitiques de la peau et des muqueuses sont les phénomènes qui le plus souvent accompagnent les syphilides exanthématiques.

On peut encore citer, à titre de complications fréquentes, les maladies parasitaires, telles que la gale et le pityriasis versicolor; de là des démangeaisons qu'il faudrait bien se garder de rapporter à l'éruption syphilitique elle-même.

Sur le nombre des sujets syphilitiques observés par moi dans le cours de l'année 1862, cinquante-huit étaient atteints de syphilides exanthématiques, vingt-neuf avaient de la roséole, et sur ces vingt-neuf, dix-huit présentaient en même temps des plaques syphilitiques; il faut en conclure par conséquent que l'érythème simple est plus rare que l'érythème compliqué de plaques muqueuses.

Les syphilides exanthématiques peuvent récidiver; toutefois les véritables récidives n'ont guère lieu que pendant les cinq ou six premiers mois; au fur et à mesure qu'elles se multiplient, la syphilide exanthématique perd de ses caractères pour se rapprocher de plus en plus de la syphilide circonscrite, c'est-à-dire qu'elle a de la tendance à se grouper et à occuper des surfaces très-limitées.

Mais au bout d'un an, dix-huit mois, deux ans, la syphilide exanthématique ne récidive plus, ce sont de nouvelles poussées syphilitiques que l'on observe. Cette distinction très-importante, M. Diday ne l'a pas faite, sans quoi il aurait fondé sa division des syphilis faibles et des syphilis fortes sur une autre base que la considération des premières poussées syphilitiques; car, ce que M. Diday a pris pour de nouvelles poussées d'une syphilis faible, ce n'était que des récidives d'une syphilis exanthématique bénigne; de là résulte qu'il a pu considérer comme guéris des malades qui ont eu, en effet, des récidives de plus en plus légères, mais qui ne seront pas pour cela à l'abri de poussées tardives et graves.

La section des syphilides exanthématiques comprend quatre formes :

1° La syphilide érythémateuse ;
2° La syphilide papulo-tuberculeuse ;
3° La syphilide pustuleuse ;
4° La syphilide vésiculeuse.

Mon chiffre de cinquante-huit cas de syphilides exanthématiques observées en 1862 se répartit de la manière suivante : vingt-neuf roséoles; dix-sept syphilides papuleuses; dix syphilides pustuleuses; deux syphilides vésiculeuses.

§ I. — PREMIÈRE FORME. — SYPHILIDE ÉRYTHÉMATEUSE.

A. — *Nosographie.*

Décrite sous le nom de roséole et d'érythème papuleux syphilitique, la syphilide érythémateuse est caractérisée par des taches rouges, congestives, maculeuses ou granulées, lisses ou proéminentes, et disparaissant en totalité ou en partie par la pression, et qui par leur aspect se rapprochent de la roséole simple, de la rougeole ou de l'urticaire ; elles étaient autrefois désignées sous le nom de pustules ortiées et formiculaires.

Quelquefois précédée de ces phénomènes prodromiques sur lesquels nous avons insisté dans la description des syphilides exanthématiques, la roséole se développe d'une manière lente et progressive, et débute le plus souvent par le tronc et la partie supérieure des membres, mais il n'est pas rare de la voir répandue sur toute la surface du corps.

Dans quelques cas elle apparaît brusquement et, comme nous l'avons dit, couvre en vingt-quatre ou quarante-huit heures tout le corps du malade. Ce mode d'apparition, peu fréquent d'ailleurs, s'observe principalement lorsqu'une cause déterminante, comme un bain chaud, un bain sulfureux, une émotion morale vive, une grande fatigue a provoqué le développement de la roséole.

Les taches de roséole sont quelquefois limitées à des régions circonscrites, la partie antérieure de l'abdomen, les flancs, le visage et la paume des mains, lorsque leur marche a été enrayée par un traitement mercuriel.

Discrètes ou confluentes, elles ressemblent dans le premier cas à des marbrures, et dans le second forment des surfaces rouges continues et comme scarlatineuses ; quoique confluentes, elles peuvent rester très-distinctes et offrent alors une largeur qui varie de 1 millimètre à 1 centimètre.

Leur coloration présente une foule de nuances, depuis le rose tendre jusqu'au rouge sombre tirant sur le gris ; souvent elles prennent une teinte jaunâtre qui devient de plus en plus manifeste, à mesure que l'éruption est plus ancienne. Comme plusieurs de ces nuances peuvent exister à la fois, la peau revêt alors un aspect particulier que J.-L. Petit avait caractérisé par le nom de *peau truitée*. Ces taches érythémateuses sont tantôt arrondies, tantôt inégales, à bords irréguliers, sans aucune disposition bien déterminée. Quelquefois cependant elles se réunissent pour former des losanges, des croissants, des arcs de cercle et simulent alors la disposition des taches de la rougeole; on peut aussi observer la forme annulaire quand la roséole a été modifiée par le traitement mercuriel.

Les taches de roséole se terminent par une desquammation épidermique plus ou moins abondante, elles laissent à leur suite des maculatures brunâtres ou jaunâtres qui sont, ainsi que l'a dit M. Gibert, plus caractéristiques que l'éruption elle-même.

L'âge, le sexe, la constitution des malades ne sont pas sans influence sur la syphilide érythémateuse. Les taches, en effet, présentent une coloration plus vive pendant l'été que pendant l'hiver, sur les femmes que chez les hommes, sur les sujets blonds que sur ceux qui ont la peau brune ; une émotion morale suffit souvent aussi pour les rendre plus apparentes.

Dans les leçons de 1858, j'avais admis les trois variétés suivantes de la syphilide érythémateuse :

1° Roséole maculeuse ; 2° roséole granuleuse ; 3° roséole squammeuse. A côté de ces trois variétés, j'avais signalé la roséole papuleuse, ne la considérant que comme le premier degré de l'évolution de la syphilide papuleuse.

Voici les modifications que j'apporte aujourd'hui dans la dénomination et la distinction des différentes variétés de roséole. J'appelle la roséole maculeuse *roséole commune* ou *vulgaire* pour ôter tout prétexte aux esprits pointilleux qui prétendent que la dénomination de *maculeuse* entraîne l'idée d'un dépôt de pigment, tandis que la roséole vulgaire est en effet constituée par des taches simplement congestives. Erasmus Wilson désigne encore cette variété de roséole sous le nom de *roseola versicolor*.

Je maintiens la roséole *granuleuse* qui est admise par tous les auteurs. Dans cette variété, les taches apparaissent d'emblée avec une surface granulée (*roseola punctata*), ou bien les granulations, au nombre de cinq ou six, traversées par des poils, ne se montrent qu'à la disparition des taches ; de là, une roséole *granulée primitive* et une roséole *granulée secondaire*.

Je rejette maintenant la roséole *squammeuse ;* à l'époque où je l'ai décrite (1858) je connaissais mal les plaques syphilitiques de la peau et je rapportais à la roséole squammeuse l'éruption papulo-squammeuse précoce, qui a son siége dans la paume des mains et à la plante des pieds, tandis qu'aujourd'hui je considère cette éruption comme formée par de véritables plaques syphilitiques. J'ai encore un autre motif pour repousser la roséole squammeuse ; c'est que les squammes, par cela même qu'elles se rencontrent dans presque toutes les éruptions syphilitiques, constituent un caractère trop vague pour qu'on puisse fonder sur leur présence une espèce particulière de syphilide.

A la place de la roséole squammeuse, je décrirai la roséole *papuleuse*, que j'avais signalée dans les leçons de 1858, mais en la considérant comme une forme de transition entre la roséole proprement dite et la syphilide papuleuse. J'ai reconnu depuis qu'elle pouvait demeurer pendant toute sa durée à l'état de roséole papuleuse et qu'elle constituait en réalité une variété de la syphilide érythémateuse.

En résumé, j'admets actuellement trois variétés de syphilide érythémateuse, qui sont les suivantes :

1° La roséole commune ou vulgaire ;

2° La roséole granulée ou piquetée ;

3° La roséole papuleuse.

A ces trois variétés il convient d'ajouter la roséole *annulaire*, qui est une roséole modifiée par le mercure.

Erasmus Wilson établit, parmi les variétés de la syphilide érythémateuse deux subdivisions principales, suivant que l'éruption est constituée par des taches simplement congestives ou bien par des taches qui présentent un certain degré d'élévation.

La première comprend :

    La roséole versicolore (*roseola versicolor*);

    La roséole orbiculaire (*roseola orbicularis*);

    La roséole annulaire (*roseola annularia*).

La deuxième :

    La roséole ponctuée (*roseola punctata*);

    La roséole papuleuse (*roseola papulata*).

Les différentes variétés d'Erasmus Wilson sont comprises dans ma division, à l'exception de la roséole orbiculaire, qui, caractérisée par des taches ovalaires, discoïdes, avec bords relevés, doit être rattachée aux plaques syphilitiques.

La syphilide érythémateuse occupe le premier rang parmi les éruptions de la période secondaire, autant par sa fréquence que par la date de son apparition ; elle apparaît ordinairement dans les deux premiers mois qui suivent l'induration du chancre, quelquefois dans le troisième, très-rarement plus tard, à moins que les malades n'aient été soumis dès le début à un traitement mercuriel.

a. Première variété. — *Roséole commune ou vulgaire.*

Elle est constituée par des taches sans élévation, ayant

une couleur rosée plus ou moins foncée, qui disparaît sous la pression des doigts.

Ces taches sont irrégulièrement arrondies, comme finement dentelées à leur circonférence, d'une largeur qui varie de cinq à dix millimètres; tantôt nettement séparées les unes des autres, elles sont d'autres fois assez confluentes pour former de larges surfaces rouges, comme s'il s'agissait d'une rougeur scarlatineuse; d'autres fois encore elles figurent des arcs de cercle, des losanges, des huit de chiffre, et ressemblent à l'éruption de la rougeole.

Dans la variété dite *annulaire*, les taches sont clair-semées sur la peau et se rencontrent de préférence sur la face externe des avant-bras, quelquefois sur la poitrine et sur le ventre. Elles sont alors régulièrement arrondies et formées par un anneau de couleur rosée, au centre duquel la peau conserve sa coloration normale.

Cette varriété est un signe de récidive et indique que les malades ont déjà subi un traitement mercuriel.

b. Deuxième variété. — *Roséole granulée* ou *piquetée*.

Les taches de la roséole granuleuse sont remarquables par la présence de petites saillies papuleuses traversées par un poil et plus rapprochées vers le centre de la tache que du côté de la circonférence. Ces petites saillies paraissent formées par des follicules pileux augmentés de volume; quelquefois elles deviennent surtout apparentes dans la période de résolution des taches.

c. Troisième variété. — *Roséole papuleuse.*

Dans cette troisième variété de l'érythème syphilitique, les taches sont élevées en saillie légèrement papuleuse, saillie plus ou moins prononcée, qu'on peut constater tantôt sans le secours du toucher, en regardant la surface du derme presque parallèlement à son plan, tantôt en promenant légèrement la pulpe des doigts sur la peau.

Les taches de l'érythème papuleux sont plus ou moins larges, plus ou moins confluentes, leur teinte est généralement plus prononcée que celle de la roséole ordinaire; leur siége est le même que dans les autres variétés, cependant on les observe peut-être plus fréquemment sur le visage. L'érythème papuleux coïncide souvent avec la roséole ordinaire, si bien qu'on pourrait croire qu'il n'en est qu'une période plus avancée; mais il est des cas où il existe seul et revêt d'emblée les caractères qui lui sont propres.

Les différentes variétés de syphilide érythémateuse que nous venons de décrire, n'incommodent en aucune façon les malades; elles n'occasionnent ni chaleur, ni prurit, ni picotements; aussi n'est-il pas sans exemple qu'elles parcourent leurs phases à l'insu de ceux qui en sont affectés.

Leur marche est généralement chronique et leur durée varie de un à plusieurs mois, quand on les abandonne à elles-mêmes.

Elles se terminent par résolution, leur teinte rosée s'efface alors peu à peu et est remplacée par une coloration jaune brunâtre, comme si le derme avait été sali; on observe assez souvent une desquammation pulvérulente au niveau des parties atteintes.

Parmi les accidents concomitants de la syphilide érythémateuse, il convient de noter les phénomènes morbides décrits sous le nom de prodromes, les éruptions croûteuses du cuir chevelu, l'érythème syphilitique de la gorge, les plaques syphilitiques de la même région ainsi que de la région génito-anale, quelquefois des plaques syphilitiques disséminées sur toute la surface du corps et mélangées avec la roséole, l'engorgement des vaisseaux et des ganglions lymphatiques.

B. — *Séméiotique.*

1° *Diagnostic.* — Le diagnostic de la roséole est en général facile. L'intensité de la fièvre, le catarrhe oculo-nasal permettent de distinguer la roséole de la *rougeole*, à laquelle elle ressemble assez souvent par la couleur et la disposition racémiforme des taches.

La *roséole simple* ne sera pas prise pour une roséole syphilitique, si l'on se rappelle que cette dernière s'accompagne de l'engorgement des ganglions et des vaisseaux lymphatiques, qu'elle procède ordinairement par poussées successives, qu'elle marche avec une certaine lenteur, et que sa durée est toujours plus longue que celle de la roséole simple.

Les démangeaisons, la marche particulière de l'*urticaire*, caractérisée par des plaques saillantes, qui disparaissent et reparaissent successivement avec une grande rapidité, empêcheront de la confondre avec la syphilide érythémateuse.

Les *plaques syphilitiques* de la peau pourraient plus facilement en imposer pour une roséole, mais il suffira, pour éviter toute erreur, de se rappeler que les plaques syphilitiques sont très-nettement délimitées par un bourrelet circonférentiel plus ou moins saillant, tandis que les taches de roséole vont en s'atténuant insensiblement jusqu'à ce que leur coloration cesse de trancher sur celle des téguments voisins.

Il faut éviter aussi l'erreur commise par M. Cazenave, lorsqu'il décrit comme des roséoles consécutives à une blennorrhagie de simples éruptions pathogénétiques déterminées par l'usage du copahu. Ces dernières se manifestent à la suite de l'ingestion du copahu, et pour les faire disparaître, il suffit de suspendre pendant quelque temps l'usage du médicament, mais aussi elles reparaissent avec une grande facilité lorsqu'on administre de nouvelles doses de cette préparation balsamique.

L'*éruption copahique*, constituée tantôt par de simples taches congestives, tantôt par des plaques saillantes semblables à celles de l'urticaire, excite de la cuisson, des démangeaisons, des picotements douloureux; jamais elle ne s'accompagne d'engorgement du système lymphatique. On voit, d'après ce qui précède, qu'il sera aisé, avec un peu d'attention, de rapporter l'éruption copahique à sa véritable cause.

2° *Pronostic*. — Le pronostic de la syphilide érythémateuse présente une certaine gravité, puisque cette affection implique l'existence de la syphilis constitutionnelle; mais de toutes les éruptions syphilitiques, la roséole est certainement la plus bénigne.

§ II. — DEUXIÈME FORME. — SYPHILIDE PAPULO-TUBERCULEUSE.

A. — *Nosographie.*

La syphilide papuleuse, la seconde par ordre de fréquence, était décrite par Cullerier l'ancien et ses élèves sous les noms de *pustules miliaires, lenticulaires, merisées*. Richard Carmichael, adoptant pour les éruptions syphilitiques la plupart des dénominations données par Willan aux différentes affections cutanées de cause commune, distingua le premier la syphilide papuleuse des éruptions tuberculeuses et pustuleuses avec lesquelles on l'avait confondue. Il convient d'ajouter, toutefois, qu'il ne sépara pas les plaques syphilitiques de la forme papuleuse.

La syphilide papulo-tuberculeuse est, comme la roséole, souvent précédée de céphalées, de douleurs rhumatoïdes, de malaise, de courbature et de fièvre syphilitique; comme elle aussi, elle est accompagnée d'engorgement des ganglions et des vaisseaux lymphatiques. Elle apparaît le plus souvent comme première poussée éruptive, sans avoir été précédée d'aucune autre éruption syphilitique.

Nous admettons deux variétés de cette forme :

1° La syphilide papulo-tuberculeuse ou papuleuse lenticulaire ;

2° La syphilide papuleuse miliaire.

a. Première variété. — Syphilide papulo-tuberculeuse ou papuleuse lenticulaire.

La syphilide papuleuse lenticulaire est caractérisée par des papules ordinairement coniques, quelquefois hémisphériques, ou bien semblables par la forme et le volume au fruit de l'*ervum lens* (lentille), d'un rouge éteint, qui peuvent atteindre le volume d'une merise et présentent tous les degrés intermédiaires entre la papule et le tubercule.

C'est à cause de ce volume, si variable des éléments primitifs, que nous lui donnons le nom de syphilide papulo-tuberculeuse, sous lequel nous décrivons la syphilide papuleuse lenticulaire, la syphilide tuberculeuse disséminée de Biett et de ses élèves, la syphilide merisée d'Alibert.

Elle peut envahir simultanément toutes les régions du corps; mais le plus souvent elle débute par le tronc, quelquefois par les membres, les bras principalement; d'autres fois encore par le cuir chevelu et se montre ensuite par poussées successives sur les autres régions.

Discrète ou confluente, quelquefois discrète sur certaines parties, confluente sur d'autres, la syphilide papuleuse lenticulaire est, comme la roséole, généralement accompagnée de plaques muqueuses et des traces du chancre induré.

D'une durée ordinairement plus longue que la roséole, elle se termine rarement avant trois à cinq septénaires, et plus souvent au bout de trois mois seulement. Lorsque la résolution s'opère, la papule s'affaisse, se recouvre d'une écaille épidermique qui se rompt circulairement, de manière à laisser autour de l'élément primitif une petite collerette blanchâtre. Cette collerette épidermique, qui se rencontre dans bon nombre de syphilides, était considérée avec raison par Biett comme un caractère d'une grande importance pour caractériser la nature syphilitique d'une éruption.

La papule disparaît enfin, laissant une maculature de couleur foncée non persistante, parce que, quelle que soit la nature de l'élément primitif, il est toujours superficiel, tandis que les vrais tubercules syphilitiques sont suivis de cicatrices indélébiles.

La syphilide papuleuse lenticulaire peut se produire à la paume des mains et à la plante des pieds, mais dans ces régions, comme sur le reste du corps, elle se compose d'éléments éruptifs bombés au centre, caractère qui les différencie suffisamment des plaques syphilitiques qui ont au contraire leur centre déprimé.

b. Deuxième variété. — Syphilide papuleuse miliaire.

Connue généralement sous le nom de *lichen syphilitique*, de *miliaire syphilitique*, la syphilide papuleuse miliaire a été décrite par M. Bassereau sous celui de *syphilide papuleuse conique*, car l'éruption à laquelle il applique le nom de *syphilide papuleuse miliaire* n'est autre chose qu'une syphilide pustuleuse.

Cette variété de la syphilide papuleuse est comme toutes les autres formes de syphilides exanthématiques, souvent précédée de phénomènes généraux et présente alors une certaine analogie avec la miliaire fébrile.

Constituée par de petites papules du volume d'une tête d'épingle, coniques, rouges dans leur période d'acuïté et plus tard d'une couleur cuivrée, ternes, situées ou non à la base des poils et fréquemment disposées en groupes, cette éruption ne donne lieu à aucune démangeaison et coexiste le plus souvent avec de l'angine syphilitique, des chancres, des plaques muqueuses ou des végétations.

Elle dure généralement six semaines, deux mois et même trois ou quatre mois ; elle se compose d'ailleurs assez souvent de plusieurs poussées successives. Lorsque les papules s'affaissent, elles se recouvrent d'une exfoliation quelquefois très-abondante, qui a pu en imposer dans certains cas pour un psoriasis ou une icthyose. Je me rappelle, à ce propos, avoir été consulté pour un enfant nouveau-né dont la peau était couverte d'écailles épidermiques et qui était considéré comme atteint d'icthyose par le médecin ordinaire de la famille. En examinant les parties malades, je m'aperçus bientôt que cette desquammation s'était établie sur une éruption de petites papules rouges, coniques, que je reconnus pour appartenir à la syphilide papuleuse miliaire.

Il n'est pas rare de voir cette syphilide récidiver, mais on doit remarquer que ce sont les récidives partielles qui sont les plus fréquentes; il n'est pas rare non plus de la voir coïncider sur le même individu avec la forme précédente.

B. — *Séméiotique.*

1° *Diagnostic.* — Les *plaques syphilitiques* ou plaques muqueuses de la peau (syphilide tuberculeuse plate de M. Cazenave) pourraient en imposer à des médecins peu familiarisés avec le diagnostic des éruptions syphilitiques pour une syphilide papuleuse lenticulaire; qu'il nous suffise de rappeler que leur dimension est en général plus considérable que celle des éléments de la syphilide papuleuse lenticulaire, qu'au lieu d'être convexes, bombées au centre, elles sont, au contraire, déprimées à leur partie centrale et relevées à la circonférence. Ajoutons à cela qu'elles sont recouvertes d'une mince croûte centrale, comme encadrée par le bourrelet circonférentiel, qu'elles sont généralement beaucoup plus discrètes que les éléments de la syphilide papuleuse, et nous aurons fourni des indications suffisantes pour le diagnostic différentiel des deux éruptions qui nous occupent en ce moment.

La présence des croûtes sur les éléments primitifs suffit pour différencier la *syphilide pustuleuse* de la syphilide papuleuse. Mais on conçoit que lorsque les croûtes sont tombées l'erreur devienne possible. Pour arriver au diagnostic dans ce cas, on tiendra compte de la consistance des éléments primitifs et de la confluence de l'éruption : la papule est, en effet, plus consistante que la pustule, la syphilide papuleuse, plus confluente que la syphilide pustuleuse. D'ailleurs les éléments pustuleux laissent à leur suite une petite cicatrice arrondie, caractéristique, qu'on n'observe jamais après la disparition des éléments papuleux.

Les pustules indurées de l'*acné scrofuleuse* ne seront pas confondues avec la syphilide papuleuse lenticulaire, car l'acné siége sur la face, sur le dos, sur les épaules, sur la partie postérieure des bras et jamais sur les membres inférieurs, contrairement à ce qui a lieu pour les syphilides; elle produit de plus de petites cicatrices plissées, caractéristiques.

Le *prurigo*, à grosses ou à petites papules, est suffisamment caractérisé par les vives démangeaisons qu'il occasionne et par l'existence d'une petite croûte sanguine noirâtre au sommet des papules. Le prurigo reconnaît presque toujours pour origine une affection parasitaire; les particularités que je viens de signaler permettront de le reconnaître quand il compliquera la syphilide papuleuse.

Lorsque la syphilide miliaire est précédée de phénomènes généraux, elle présente alors, comme nous l'avons dit, une certaine ressemblance avec la *miliaire fébrile*. Mais cette dernière, outre qu'elle est caractérisée par des vésicules ou même des vésico-pustules, s'accompagne de phénomènes particuliers qu'on ne rencontre jamais dans la syphilide papuleuse miliaire, comme des sueurs abondantes et des troubles du côté des fonctions digestives, nausées, vomissements, etc.

J'ai eu l'occasion d'observer assez souvent une affection qu'on ne trouve pas décrite dans les auteurs, à laquelle j'ai donné le nom de *lichen à papules déprimées* et qui consiste dans une éruption de petites papules souvent très-confluentes sur les membres, d'une couleur jaunâtre ou cuivrée, aplaties dans leur partie centrale, avec foliole épidermique enchâssée, disséminées sans régularité, ou bien disposées en groupe. Cette éruption, dont le vice arthritique est presque toujours la cause, pourrait, au premier abord, faire croire à l'existence d'une syphilide papuleuse ; mais aux démangeaisons qui l'accompagnent, à l'absence d'engorgement des ganglions et des vaisseaux lymphatiques, et enfin à la facilité avec laquelle elle cède ordinairement aux bains sulfureux et aux préparations alcalines, on reconnaît bientôt sa véritable nature.

2° *Pronostic.* — La syphilide papulo-tuberculeuse, en tant qu'éruption, est sans gravité ; toutefois elle est plus tenace que la syphilide érythémateuse et indique une vérole plus intense. Plus fréquemment peut-être que toute autre syphilide, elle s'accompagne d'iritis syphilitique.

§ III. — TROISIÈME FORME. — SYPHILIDE PUSTULEUSE.

A. — *Nosographie.*

Après la roséole et la syphilide papuleuse, c'est la syphilide pustuleuse qui s'observe le plus fréquemment. Elle était bien plus commune encore et surtout bien plus grave à la fin du quinzième siècle et au commencement du seizième, s'il faut en croire les descriptions effrayantes des auteurs contemporains, relatives à la maladie nouvelle, qu'ils désignaient sous le nom de *mal français*.

Il convient d'ajouter cependant que, même au début de la terrible épidémie à laquelle nous faisons allusion, la syphilis ne se traduisait pas toujours par des éruptions pustuleuses. On trouve, en effet, dans les écrivains de l'époque, ainsi que le fait remarquer avec raison M. Bassereau, des passages qui prouvent que les éruptions syphilitiques se montraient déjà avec l'apparence bénigne que nous leur connaissons aujourd'hui, et dès l'année 1502 un syphiliographe célèbre, Antonio Beniveni, écrivait que les larges pustules suppurantes n'étaient pas la forme la plus fréquente.

La pustule syphilitique présente dans son évolution trois périodes bien marquées : Elle forme d'abord un bouton, puis ce bouton suppure et se recouvre d'une croûte ; enfin lorsque la croûte tombe, on trouve une ulcération ou une cicatrice.

La syphilide pustuleuse peut s'étendre à toute la surface du corps ; fréquemment elle débute par le visage, et de là se répand sur le tronc et sur les membres supérieurs et inférieurs.

Lorsque la date de la contagion n'est pas encore très-éloignée et que l'éruption reste limitée à quelque région du corps, cela indique presque à coup sûr qu'on a affaire à une récidive ou bien que l'affection a été enrayée dans son développement par un traitement mercuriel antérieur.

La syphilide pustuleuse, dont l'évolution se résume par ces trois états, bouton, croûte, ulcère ou cicatrice, est loin de se présenter toujours avec les mêmes caractères. Aussi en admettrons-nous trois variétés :

1° La syphilide pustuleuse lenticulaire ou acné syphilitique ;

2° La syphilide pustuleuse miliaire ;

3° La syphilide pustuleuse phlyzaciée.

a. Première variété.—Syphilide pustuleuse lenticulaire ou acné syphilitique. — La syphilide pustuleuse lenticulaire, sans être rare, est cependant moins fréquente que la syphilide papulo-lenticulaire, avec laquelle elle est souvent confondue. Son siège dans les glandes sébacées lui a mérité le nom d'*acné syphilitique*, sous lequel on la trouve assez généralement désignée.

Habituellement discrets et réunis en groupes, les éléments de la syphilide pustulo-lenticulaire, purulents au sommet, indurés à la base, entourés d'une auréole d'un rouge assez vif, ressemblent aux pustules de la varioloïde, dont ils présentent à peu près le volume.

Ils débutent le plus souvent par la face ou par le cou, et envahissent le dos et les membres par poussées successives ; toutefois il est juste de remarquer que, dans l'acné vulgaire, cette marche successive est encore plus accentuée. Le sommet de chaque pustule se recouvre d'une croûte qui tombe au bout d'un certain temps, et alors il ne reste plus qu'un bouton induré qu'il est facile de prendre pour une papule. Ce bouton, qui, dans la plupart des cas, est gros comme une lentille, peut présenter un volume plus considérable, sans pourtant jamais atteindre celui d'une merise, comme cela se voit dans la syphilide papulo-tuberculeuse exanthématique; il finit par disparaître en laissant une petite cicatrice blanche, arrondie, légèrement déprimée, bien différente de la cicatrice allongée et plissée qui appartient à l'acné vulgaire.

b. Deuxième variété. — *Syphilide pustuleuse miliaire.* — C'est la syphilide papuleuse miliaire de M. Bassereau. Vaguement décrite par les willanistes sous le nom d'impetigo disséminé, la syphilide pustuleuse miliaire débute par le tronc et la face, et même par les membres.

Elle est caractérisée par de petites pustules du volume d'un grain de millet, disposées en groupes nombreux, dont l'éruption se fait par poussées successives.

Ces petites pustules, ordinairement discrètes, occupent les glandes annexées aux poils, de sorte que ceux-ci les traversent à leur partie centrale; elles sont dures à la base, entourées d'une auréole d'un rouge vif, dont la teinte n'est point cuivrée ainsi que l'a prétendu M. Cazenave, et surmontées d'une petite ampoule purulente qui se transforme bientôt en une croûte jaunâtre analogue à celle de l'impetigo scrofuleux.

De ce que nous venons de dire, il résulte que dans la syphilide pustuleuse miliaire les caractères spécifiques des éléments primitifs ne sont pas très-tranchés et que c'est plutôt d'après l'ensemble de l'éruption qu'on établit le diagnostic de sa nature.

Mais si les pustules ne sont pas très-caractéristiques, il n'en est plus de même des petites taches cicatricielles qui leur succèdent: elles sont, en effet, cuivrées, de forme arrondie, et présentent au centre une dépression circulaire par laquelle commence la décoloration et qui est traversée par un poil ; sur les régions où les pustules étaient groupées, la cicatrice prend, après la chute des croûtes, l'aspect d'une plaque gaufrée, parsemée de petites taches brunes, arrondies, déprimées, séparées par de petites crêtes ; chacune de ces taches a son centre déjà blanc, que le pourtour est encore de couleur cuivrée. Ajoutons que l'éruption se faisant ordinairement par poussées successives, on rencontre sur le même sujet, à côté de pustules commençantes, ces petits points cicatriciels déprimés, dont la présence est d'un si grand secours pour le diagnostic.

c. *Troisième variété.* — *Syphilide pustuleuse phlyzaciée* (*variole syphilitique*).

Cette variété est généralement désignée par les willanistes sous les noms d'ecthyma superficiel, d'ecthyma généralisé.

Elle peut, comme toutes les autres syphilides exanthématiques, débuter simultanément par toutes les régions du corps, c'est alors surtout qu'elle simule la variole peu confluente, ou bien se montrer par poussées successives. Dans tous les cas, elle semble avoir une préférence marquée pour le cuir chevelu et les membres inférieurs, où les éléments éruptifs sont plus nombreux que partout ailleurs.

Les pustules, dans la syphilide qui nous occupe, sont isolées ou réunies par groupes ; leur diamètre n'excède que très-rarement quatre ou cinq millimètres. Elles débutent par des taches rouges, circonscrites, au centre desquelles on voit apparaître des vésicules, vésicules qui, d'abord remplies d'une sérosité trouble, ne tardent pas à devenir tout à fait purulentes ; l'auréole rouge qui les entoure se transforme en une base dure d'un rouge sombre.

Les pustules, coniques ou lenticulaires, peuvent être ombiliquées au centre ; elles ressemblent alors à celles de la variole. Cette analogie des deux exanthèmes est bien plus frappante lorsque la syphilide pustuleuse phlyzaciée est précédée de symptômes généraux : fièvre, céphalée, malaise général ; aussi l'a-t-on désignée quelquefois sous le nom de variole syphilitique.

Le liquide contenu dans les pustules se concrète et forme des croûtes larges, rugueuses, brunâtres et même noirâtres, qui, en tombant, laissent à nu une papule rouge, sèche ou érodée, ou bien une ulcération peu profonde, qui ne tarde pas à se guérir, en laissant une cicatrice superficielle, mais indélébile.

On voit donc que les pustules qui appartiennent à cette variété, bien que se rapprochant par leur forme et leur ombilication de celles de la variole, s'en distinguent par leurs croûtes, qui sont plus larges et plus épaisses, et par leurs cicatrices, très-différentes des cicatrices gaufrées de la variole ; elles s'en distinguent aussi par leur durée, qui est beaucoup plus longue que celle des pustules varioliques.

La *marche* de la syphilide pustuleuse est essentiellement chronique ; quand il existe, au début, un certain appareil inflammatoire, on le voit bien vite disparaître, en même temps que l'auréole des pustules, d'abord d'un rouge vif, s'assombrit pour passer peu à peu à la teinte cuivrée.

La *durée* de la syphilide pustuleuse est toujours de plusieurs mois ; M. Bassereau estime avec raison qu'elle dure pendant quatre ou cinq mois, malgré l'administration des préparations mercurielles, et que sa durée serait probablement d'une année au moins, si l'on ne faisait pas intervenir un traitement approprié.

B. — *Séméiotique.*

1° *Diagnostic.* — Nous ne reviendrons pas ici sur le diagnostic différentiel de la syphilide papuleuse et de la syphilide pustuleuse.

Il est possible de confondre la syphilide pustuleuse lenticulaire avec l'*acné arthritique* ou *scrofuleuse*. Mais les pustules de l'acné non syphilitique présentent une couleur rouge sombre, suppurent lentement, siégent sur la face, le cuir chevelu et le dos, ne s'observent jamais sur les membres inférieurs, s'accompagnent de picotements, de démangeaisons, et sont suivies de petites cicatrices plissées et allongées; tandis que celles de la syphilide sont entourées d'une auréole cuivrée, suppurent plus rapidement, peuvent se montrer sur les membres, notamment sur les membres inférieurs, ne provoquent ni picotements, ni démangeaisons, et produisent ces maculatures cicatricielles que nous avons décrites plus haut.

La syphilide pustuleuse miliaire et la syphilide pustuleuse phlyzaciée, lorsqu'elles sont précédées de symptômes généraux, pourraient, au premier abord, être prises, la première pour *une varioloïde*, et la seconde pour *une variole;* mais les symptômes généraux sont plus accentués dans les fièvres éruptives, et d'ailleurs la marche si différente des affections, dans les deux cas, ne permettrait pas l'erreur plus longtemps que quelques jours.

L'éruption pustuleuse *de la gale*, qui d'ailleurs complique souvent toutes les formes de syphilides, se distingue de la syphilide pustuleuse par les démangeaisons intenses qu'elle détermine, par le siége des pustules, qui occupent surtout les mains, le ventre, les fesses, la verge et les mamelons, et principalement par la présence des sillons.

La syphilide pustuleuse, qui se développe sur le cuir chevelu et sur le visage, au milieu des cheveux et de la barbe, pourrait être confondue avec l'*impetigo scrofuleux;* mais, outre qu'elle ne donne pas lieu à ces larges croûtes jaunâtres, recouvrant des surfaces très-étendues, qu'on rencontre dans l'impetigo scrofuleux, elle s'accompagne généralement d'autres symptômes syphilitiques propres à la faire reconnaître.

La syphilide pustuleuse miliaire présente la plus grande analogie d'aspect avec la *syphilide papuleuse miliaire*, mais elle s'en distingue par le siége de ses éléments, qui occupent la base des poils, par l'existence d'une petite croûte jaunâtre au sommet de chacun d'eux, et enfin par la persistance de ces petites cicatrices arrondies sur lesquelles nous avons déjà insisté en faisant la description de la syphilide pustuleuse miliaire.

Quant au *favus épidermique*, qu'on pourrait, au premier abord, confondre avec la syphilide pustuleuse miliaire, il suffit, pour éviter toute erreur, de se rappeler qu'il est formé de petites plaques arrondies, répandues çà et là, et recouvertes de petites écailles d'un jaune soufré, qu'il excite de la démangeaison et qu'il coexiste toujours avec des croûtes faveuses du cuir chevelu, dont la nature est facile à reconnaître.

2º *Pronostic.* — Le pronostic de la syphilide pustuleuse

est plus sérieux que celui des autres syphilides exanthématiques que nous avons déjà étudiées. Outre que les pustules peuvent laisser sur la peau des cicatrices indélébiles, les récidives d'accidents constitutionnels sont plus fréquentes et plus graves après ce genre d'éruption qu'après les syphilides à forme sèche.

§ IV. — QUATRIÈME FORME. — SYPHILIDE VÉSICULEUSE.

La syphilide vésiculeuse paraît avoir échappé à l'observation des syphiliographes anciens, du moins ne rencontre-t-on dans leurs écrits aucun passage qui s'y rapporte.

Aujourd'hui encore la syphilide vésiculeuse est considérée avec raison comme la plus rare de toutes les syphilides exanthématiques.

Les auteurs modernes en décrivent trois variétés : l'eczéma, l'herpès et la varicelle syphilitique.

Dans mes leçons de 1858, j'avais cru n'en devoir admettre qu'une seule variété, la varicelle, parce que jusqu'alors les deux autres ne s'étaient pas présentées à mon observation; mais depuis cette époque j'ai eu l'occasion de rencontrer, très-rarement il est vrai, des syphilides vésiculeuses à forme d'herpès et d'eczéma. Je décrirai donc, à l'exemple des autres auteurs, trois variétés de syphilide vésiculeuse :

1° La syphilide à vésicules subglobuleuses (varicelle syphilitique);

2° La syphilide à vésicules cerclées (herpès syphilitique);

3° La syphilis à vésicules en groupes (eczéma syphilitique).

A. — *Nosographie*.

a. Première variété. — **Syphilide à vésicules subglobuleuses (varicelle syphilitique).** — La varicelle syphilitique coexiste, dans la plupart des cas, avec une angine, avec des taches d'érythème, des plaques muqueuses; elle débute généralement par les parties latérales du thorax, après quelques jours de prodromes : malaise général, anorexie, céphalées, douleurs vagues des membres et mouvement fébrile. Elle commence par des taches d'une couleur rouge vif et non pas cuivrées, comme le dit M. Cazenave.

Sur chaque tache se développe une petite vésicule, ordinairement arrondie, subglobuleuse, quelquefois conique, dont la sérosité devient purulente au bout de huit à dix jours et se transforme en croûte. A ce moment, l'auréole qui entoure chaque élément vésiculeux devient d'un rouge cuivré caractéristique. Parfois le fluide est résorbé, la vésicule se plisse et disparaît en laissant une petite desquammation. L'éruption de la varicelle syphilitique, lente, se faisant par poussées successives, dure généralement de trois à quatre septenaires. Elle laisse des maculatures cicatricielles, qui finissent presque toujours par disparaître complétement.

b. Deuxième variété. — **Syphilide à vésicules cerclées (herpès syphilitique).** — Suivant M. Bassereau, dont j'emprunte ici la description (1), « la syphilide vésiculeuse, à forme d'herpès, se présente tantôt sous la forme d'herpès

(1) Bassereau, *Traité des affections syphilitiques de la peau*, p. 389.

phlycténoïde, tantôt sous l'aspect de l'herpès circiné.

« Dans le premier cas, les vésicules sont en groupes irréguliers; elles sont globuleuses, citrines, très-apparentes, et ne se distinguent de l'herpès phlycténoïde vulgaire que par la coloration cuivrée du corps muqueux sur lequel elles se sont développées.

« Dans le second cas, les vésicules sont rassemblées en groupes arrondis ou ovales; elles sont petites, à peine visibles, éphémères, et le fluide limpide qu'elles contiennent se résorbe et ne laisse que des lamelles épidermiques, tantôt minces, tantôt épaisses, qui reposent sur un fond rougeâtre, cuivré, ne dépassant pas la surface occupée par les vésicules, ou la débordant sous forme d'auréole. »

b. Troisième variété. — Syphilide à vésicules en groupes (eczéma syphilitique). — La syphilide vésiculeuse, à forme d'eczéma, se compose de vésicules groupées dont le volume dépasse un peu celui des éléments de la syphilide pustuleuse miliaire.

Le liquide contenu dans les vésicules peut être résorbé, la plaque eczémateuse se recouvre alors de débris épidermiques plus ou moins abondants. D'autres fois le liquide contenu dans les vésicules agglomérées se trouble, jaunit et donne naissance à des croûtes flavescentes minces; cette forme, qui simule l'eczéma impétigineux, se rencontre surtout sur les régions dont la peau est fine, comme la face, le scrotum, etc.

Les syphilides vésiculeuses affectent toujours une marche chronique, caractère qui sert déjà à les différencier de la plupart des affections vésiculeuses d'une autre nature; quand elles occupent une certaine étendue, elles se développent habituellement par poussées successives, pendant plusieurs semaines. Les cicatrices qui leur succèdent, petites, déprimées, brunâtres ou cuivrées, disposées en groupes pointillés comme l'éruption qui les a précédées, finissent par disparaître au bout d'un certain temps.

La durée habituelle des syphilides vésiculeuses varie entre six semaines et deux mois, quand un traitement approprié a été dirigé contre elles.

B. — *Séméiotique.*

1° *Diagnostic.* — Rien de plus facile que de confondre, au début, la varicelle syphilitique avec la *varicelle* ordinaire, ou même avec la *varioloïde ;* cette méprise m'est arrivée deux fois dans ma pratique civile. Dans l'une et l'autre éruption, il y a des phénomènes généraux et les boutons présentent sensiblement le même aspect. Mais la lenteur de la marche de l'éruption, qui coexiste généralement avec d'autres accidents syphilitiques, comme une angine, des plaques muqueuses ou des végétations, empêche que l'erreur ne se prolonge.

L'herpès syphilitique, suivant qu'il est circiné ou phlycténoïde, peut être confondu avec l'herpès circiné parasitaire, le pityriasis rubra aigu circinata, les plaques syphilitiques d'une part, avec le zona et l'herpès phlycténoïde ordinaire de l'autre.

J'ai cité, dans mes leçons de 1858, l'histoire d'un malade qui était affecté d'un herpès circiné parasitaire du front, dont la couleur cuivrée et les bords arrondis en imposèrent pour une *corona Veneris.* Vidal (de Cassis), dans son *Traité des maladies vénériennes*, donne le dessin d'un herpès circiné du scrotum, qu'il considère comme étant de nature syphilitique, bien qu'il présente exactement tous les caractères de l'herpès parasitaire.

L'*herpès circiné parasitaire* se distingue de l'herpès circiné syphilitique par sa marche centrifuge, le bourrelet circonférentiel s'éloignant de plus en plus du centre du cercle, par les démangeaisons très-vives qu'il occasionne, par sa propriété contagieuse.

Le *pityriasis rubra aigu circinata* ne présente de vésicules à aucun moment de son existence, il envahit d'emblée la presque totalité de la surface du corps, provoque des démangeaisons assez vives, n'est point entouré d'une auréole cuivrée et ne laisse à sa suite aucune maculature appréciable.

Le *zona* est suffisamment caractérisé par sa disposition en demi-ceinture, par les douleurs névralgiques souvent très-intenses dont il est précédé et accompagné par la cuisson, les picotements qu'il détermine, etc.

L'*herpès phlycténoïde simple* qui survient au pourtour de l'orifice buccal, sur les différentes parties du visage, presque toujours à la suite d'un mouvement fébrile plus ou moins marqué, se distingue facilement de l'herpès syphilitique par la rapidité et l'acuité de sa marche.

Ajoutons aux considérations qui précèdent que, quand l'herpès est de nature syphilitique, il s'accompagne toujours ou presque toujours d'autres manifestations caractéristiques qui facilitent singulièrement le diagnostic.

Quant aux *plaques syphilitiques*, que l'on a souvent confondues avec l'herpès, telle est du moins notre conviction, nous avons suffisamment insisté ailleurs sur les caractères particuliers auxquels on peut les reconnaître, pour être dispensé d'y revenir en ce moment.

La nature syphilitique de l'eczéma se reconnaît à l'auréole cuivrée qui entoure les plaques, à l'absence de démangeaisons, à la chronicité de la marche, à l'aspect particulier des maculatures qui succèdent à la chute des croûtes, et par-dessus tout à la coexistence d'autres manifestations syphilitiques caractéristiques.

2° *Pronostic.* — La syphilide vésiculeuse est un symptôme local léger; mais, en tant que manifestation constitutionnelle, elle doit rendre réservé sur le pronostic, puisque rien n'indique qu'elle ne puisse être suivie dans l'avenir de manifestations plus sérieuses.

CHAPITRE II.

DES SYPHILIDES CIRCONSCRITES RÉSOLUTIVES.

CONSIDÉRATIONS GÉNÉRALES.

Dans le chapitre consacré aux généralités sur les éruptions syphilitiques, nous avons dit qu'en tenant compte de la tendance de ces éruptions soit vers la résolution, soit vers l'ulcération, on pouvait les diviser en *résolutives* et *ulcéreuses;* qu'il fallait se rappeler toutefois que cette division, applicable à la forme commune de la syphilis, cessait d'être vraie pour la forme maligne, dans laquelle toutes les éruptions, même les plus précoces, sont ulcéreuses ou gangréneuses.

Après l'exposé que nous venons de faire des caractères de notre premier groupe de syphilides résolutives, c'est-à-dire des syphilides exanthématiques ou généralisées, nous allons, dans la leçon d'aujourd'hui, nous livrer à l'étude du second groupe, c'est-à-dire des syphilides circonscrites résolutives.

Si vous ouvrez les traités modernes de syphiliographie vous n'y trouverez pas de chapitre séparé pour les syphilides circonscrites résolutives ; c'est qu'en effet les auteurs de ces traités, fidèles à la méthode de Willan, ont classé les éruptions syphilitiques d'après la seule considération de la lésion élémentaire, sans tenir compte ni de l'époque d'apparition, ni du mode d'évolution. Ne vous semble-t-il pas, comme à moi, que c'est là une base tout à fait insuffisante ?

La circonscription des syphilides n'a pourtant pas échappé à l'attention des médecins de l'hôpital du Midi, moins asservis que ceux de l'hôpital Saint-Louis à la classification willanique ; seulement ils l'ont attribuée à l'action du mercure, qui éloignerait et localiserait les manifestations cutanées de la vérole. Mais le fait seul de la localisation ne suffit pas pour constituer une syphilide circonscrite, deux autres éléments sont indispensables : l'époque d'apparition et le mode d'évolution; d'ailleurs les syphilides circonscrites se rencontrent fréquemment sur des malades qui n'ont jamais fait usage du traitement mercuriel.

Le mercure, qui exerce une influence réelle sur le mode de groupement des éruptions syphilitiques, est impuissant à changer leur mode pathogénique; il ne peut faire qu'une syphilide papuleuse, par exemple, se transforme en syphilide ulcéreuse. Si les affections cutanées de la syphilis prennent la forme circonscrite, ce n'est donc qu'en vertu d'une loi propre à l'évolution de la maladie; elles marquent le deuxième temps de cette évolution.

Bien que, dans l'immense majorité des cas, lorsqu'on suit attentivement la marche des accidents constitutionnels, on voie les syphilides exanthématiques précéder les syphilides circonscrites, il est certain que quelquefois les premières peuvent manquer; c'est alors qu'on est autorisé à invoquer l'influence du traitement mercuriel pour expliquer cette dérogation à la loi générale. Toutefois dans la syphilis irrégulière, la syphilide circonscrite peut se montrer comme première manifestation constitutionnelle après une blennorrhagie ou un chancre mou; c'est là un fait d'observation que nous serions embarrassé d'expliquer, mais que nous devons néanmoins enregistrer, tout exceptionnel qu'il peut être.

Quand la syphilide circonscrite a été précédée de syphilides exanthématiques, ce qui est le cas le plus habituel, on trouve, comme accident initial de la vérole, le chancre induré ou la plaque muqueuse. Les accidents se déroulent alors dans l'ordre que nous avons indiqué : syphilides exanthématiques, syphilides circonscrites résolutives, syphilides circonscrites ulcéreuses, etc., tandis qu'à la suite de la blennorrhagie et du chancre mou syphilitiques la vérole suit une marche irrégulière et débute le plus ordinairement par des syphilides circonscrites, longtemps après la guérison de l'accident primitif.

A. — *Nosographie.*

Définition. — Sous le nom de syphilide circonscrite résolutive, on doit entendre une éruption de nature syphilitique, limitée à certaines régions du corps, caractérisée par des groupes de boutons couverts de squammes, de croûtes, de volume variable, ayant une marche lente, une tendance marquée à la résolution, mais laissant presque toujours à leur suite des cicatrices durables.

Contrairement à ce qui a lieu pour les syphilides exanthématiques, qui apparaissent en général un mois ou six semaines après la cicatrisation du chancre, les syphilides circonscrites résolutives ne se montrent guère que huit ou dix mois et souvent plusieurs années après l'accident primitif.

Avec la syphilide exanthématique, on rencontre presque toujours le chancre induré ou tout au moins des vestiges de ce chancre, qui est contemporain des premiers accidents de l'infection syphilitique ; avec la syphilide circonscrite résolutive, il ne reste plus de traces de l'accident primitif, à moins que ce ne soit une de ces cicatrices indélébiles qui succèdent quelquefois au chancre.

1° *Période d'invasion*. — A la période d'invasion, les syphilides circonscrites ne sont pas, comme les syphilides exanthématiques, précédées par les prodromes, fièvre syphilitique, céphalées, malaise, courbature, douleurs rhumatoïdes, que nous avons désignés sous le nom de symptômes communs. Dans quelques cas cependant, leur apparition est annoncée par des maux de tête, des douleurs au siége de l'éruption, plus fortes la nuit que le jour. Vous avez pu voir plus d'une fois à la consultation de l'hôpital Saint-Louis des malades atteints de douleurs, à qui l'on avait prescrit un peu précipitamment des bains de vapeur, revenir au bout de quelques jours avec une syphilide circonscrite, développée au siége même de la souffrance qu'ils avaient d'abord ressentie.

Jamais le développement de la syphilide circonscrite n'est accompagnée d'angine, ni d'engorgement des vaisseaux et des ganglions lymphatiques.

2° *Période d'éruption*.—Lorsque l'éruption se produit, elle peut n'occuper qu'une seule région du corps ou se développer sur plus d'une région à la fois ; le plus ordinairement elle est successive, c'est-à-dire qu'après s'être montrée d'abord en un seul endroit, elle envahit ensuite successivement de nouvelles régions, de manière à parcourir ainsi, avec le temps, les différents points de la surface cutanée. Toutefois les syphilides circonscrites résolutives affectent des lieux d'élection, qui sont : la face, particulièrement le front et les ailes du nez, le cuir chevelu, les épaules, la nuque, la paume des mains et la plante des pieds.

Nous distinguerons trois formes de syphilides circonscrites résolutives :

1° La forme tuberculeuse ;
2° La forme pustulo-crustacée ;
3° La forme papulo-vésiculeuse.

La forme tuberculeuse, caractérisée par des boutons durs, pleins, présente encore d'autres caractères, sur lesquels je reviendrai lorsqu'il sera question de cette forme en particulier. Ce que je veux vous dire dès à présent, c'est qu'il n'existe pas de syphilide tuberculeuse disséminée ; l'éruption désignée sous ce nom par les willanistes est une éruption papuleuse ; j'ai cru néanmoins devoir rappeler cette dénomination des willanistes en désignant la syphilide papuleuse exanthématique sous le nom de syphilide papulo-tuberculeuse ; pour moi, toute syphilide tuberculeuse est circonscrite. Il ne faut pas prendre pour des syphilides tuberculeuses certaines récidives tardives de la forme papuleuse, dans lesquelles l'éruption reste circonscrite à cause du traitement mercuriel suivi par le malade.

En faisant le recensement des cas de syphilides circonscrites résolutives, que j'ai observés pendant l'année 1862, j'ai trouvé le résultat suivant :

Syphilides pustulo-crustacées.	10
Syphilides tuberculeuses.	5
Syphilides papulo-vésiculeuses.	2

Cette statistique, en opposition avec celle de 1858, qui donnait le chiffre le plus élevé pour les syphilides tuberculeuses, repose sur un nombre trop restreint de faits pour qu'on doive se hâter d'en conclure que la forme pustulo-crustacée est deux fois plus fréquente que la forme tuberculeuse; il me semble, à ne consulter que mes souvenirs, que j'ai rencontré la forme tuberculeuse aussi souvent que la forme pustulo-crustacée. Quant à la syphilide papulo-vésiculeuse, elle est beaucoup plus rare que les deux autres.

M. Cazenave ayant avancé, il y a plusieurs années déjà, que la syphilide tuberculeuse est la plus commune de toutes les variétés d'éruptions syphilitiques, M. Ricord s'émut d'une pareille assertion et répliqua que la roséole est certainement beaucoup plus fréquente qu'elle. Cette divergence d'opinion entre les deux syphiliographes vient tout simplement d'un malentendu. Si, à l'exemple de M. Cazenave, on englobe dans la forme tuberculeuse les tubercules plats ou plaques muqueuses des auteurs et la syphilide tuberculeuse disséminée, nul doute qu'elle ne soit plus fréquente que la roséole; mais si, comme l'a fait avec raison M. Ricord, on en distrait ces deux variétés d'éruption, la roséole reste en réalité beaucoup plus commune.

Dans la syphilide circonscrite, le *nombre* des éléments

éruptifs peut varier depuis cinq ou six jusqu'à soixante ou même davantage. Leur mode d'arrangement est très-important à connaître : tantôt ils forment des groupes irréguliers où les éléments sont d'autant plus rapprochés qu'on les examine plus près du centre de la plaque; tantôt, au contraire, ils affectent une disposition régulière en anneau, en fer à cheval, en croissant, en demi-lune, en T. C'est d'après ces caractères que j'ai établi deux variétés de syphilide circonscrite résolutive, la *syphilide en cercles* et la *syphilide en groupes*, que leur nom caractérise assez pour qu'il soit inutile d'en faire une description particulière.

Erasmus Wilson a donné le nom de *corymbe* à l'une des formes régulières de groupement, celle dans laquelle les éléments éruptifs, disposés en groupes circulaires, sont très-rapprochés les uns des autres, sans pourtant se confondre. Pour moi, la disposition en corymbe est un peu différente; je désigne sous le nom de *corymbifère* une syphilide circulaire dans laquelle les éléments éruptifs sont accolés, confondus ensemble au centre de la plaque, tandis qu'à la périphérie, ils sont nettement séparés les uns des autres.

La portion de téguments sur laquelle repose la plaque éruptive dans la syphilide circonscrite peut avoir conservé son épaisseur normale, mais d'autres fois elle est notablement hypertrophiée; c'est alors que la syphilide peut ressembler à une grappe, de là le nom de *racémiforme*, sous laquelle on la trouve désignée dans Alibert.

Il n'est pas rare d'observer sur un même malade les différents modes de groupement que nous venons de passer en revue; d'autres fois il n'existe qu'une seule forme, qui persiste du début jusqu'à la terminaison ; d'autres fois enfin, l'affection commence par des groupes irréguliers et prend en dernier lieu la forme circulaire.

Dans la syphilide circonscrite, la *coloration* des éléments est plus caractéristique qu'elle ne l'était dans les exanthèmes syphilitiques; elle varie du cuivre jaune au cuivre rouge, et cette différence de nuance n'est pas sans importance, puisque la première indique une tendance très-marquée vers la résolution, tandis qu'avec la seconde on doit craindre la terminaison par ulcération.

Dans la forme tuberculeuse, ce sont les éléments éruptifs eux-mêmes qui présentent la couleur cuivre jaune ou cuivre rouge, tandis que dans la syphilide pustulo-crustacée, c'est l'auréole qui entoure les pustules.

L'évolution doit être envisagée au point de vue de chaque groupe en particulier et au point de vue de la syphilide circonscrite en général.

Chacun des groupes se compose de cinq ou six boutons, quelquefois davantage, qui se développent tous à la fois ou successivement ; au début, ils sont petits, puis ils augmentent de volume, restent un certain temps stationnaires et enfin rétrogradent.

Comme nous l'avons déjà fait remarquer, la syphilide circonscrite peut se composer d'un seul groupe éruptif ou bien de plusieurs groupes qui se montrent à la fois ou successivement sur les différentes régions du corps. Signalons encore la marche serpigineuse, herpétiforme, qui, très-fréquente dans la scrofulide maligne, s'observe aussi dans les syphilides circonscrites. Elle est caractérisée par l'apparition, sur la limite, d'un groupe en voie de résolution d'une nouvelle poussée éruptive, à laquelle en succède une seconde, puis une troisième, etc., de telle sorte que l'affection gagne ainsi de proche en proche et peut durer des années entières, à moins qu'un traitement efficace ne lui soit opposé.

3° *Période de terminaison.* — La syphilide circonscrite se termine en général par résolution, mais elle laisse toujours après elle une cicatrice durable, que cette cicatrice succède à l'exfoliation dans la forme tuberculeuse ou à la chute des croûtes dans la forme pustulo-crustacée. Quelquefois on observe la terminaison par ulcération, mais ce fait est assez rare, car la syphilide ulcérative s'établit ordinairement d'emblée avec ses caractères propres.

La syphilide circonscrite résolutive peut être accompagnée d'autres accidents syphilitiques, habituellement tertiaires, comme le testicule vénérien, les exostoses, etc.; elle peut aussi se compliquer d'éruptions d'une nature différente.

B. — *Séméiotique.*

1° *Diagnostic.* — Le siége, la couleur, le mode de groupement sont les caractères diagnostiques les plus importants des syphilides circonscrites. Ainsi, quand le médecin se trouve en présence d'une éruption de boutons dont la couleur est cuivrée, qui occupent la nuque, le front, les ailes du nez ou l'épaule, ou qui sont disposées en anneaux, en fers à cheval, en demi-cercles, la première idée qui doit se présenter à son esprit est celle d'une syphilide circonscrite.

C'est dans les chapitres suivants, consacrés à l'étude particulière des différentes formes de syphilides circonscrites, que nous parlerons en détail du diagnostic différentiel de ces affections.

2° *Pronostic*. — Envisagée d'une manière générale, la syphilide circonscrite résolutive est beaucoup plus grave que la syphilide exanthématique, puisqu'elle laisse des cicatrices et qu'elle indique que, malgré la longueur du temps écoulé depuis le développement de l'accident primitif, la diathèse syphilitique reste toujours en possession de l'organisme.

DES SYPHILIDES CIRCONSCRITES RÉSOLUTIVES EN PARTICULIER.

§ 1. — Première forme. — Syphilide tuberculeuse circonscrite.

A. — *Nosographie*.

Définition. — La syphilide tuberculeuse circonscrite est caractérisée par des boutons durs, solides, généralement rugueux, dont la surface se recouvre quelquefois d'une abondante exfoliation épidermique, et qui se terminent par résolution, en laissant toutefois après eux des cicatrices durables.

Tous les auteurs qui ont écrit sur les syphilides, MM. Cazenave, Gibert, Bassereau, etc., fidèles à la méthode de Willan, décrivent la syphilide tuberculeuse circonscrite en même temps que les syphilides tuberculeuse disséminée, tuberculo-ulcéreuse et tuberculo-serpigineuse. Rien, à mon avis, n'est mieux fait pour montrer l'insuffisance de la classification willanique que le rapprochement, dans un même chapitre, d'affections aussi dissemblables, par l'époque d'apparition et le mode d'évolution, que les syphilides exanthématiques et les syphilides circonscrites.

Les *régions* sur lesquelles on observe le plus souvent la syphilide tuberculeuse sont, dans l'ordre de fréquence : la face, le tronc, les membres supérieurs et inférieurs, le cou, le cuir chevelu et la face dorsale des mains.

A la face, elle occupe principalement le front, les ailes du nez et les lèvres; sur le tronc, elle a pour siége fréquent l'omoplate; sur les membres supérieurs, elle occupe de préférence la région deltoïdienne inférieure et la face postérieure et externe de l'avant-bras; enfin sur les membres pelviens, les groupes tuberculeux envahissent surtout la face interne des jambes. Ils peuvent d'ailleurs exister simultanément sur plusieurs des régions que nous venons de signaler.

Voici, d'après M. Bassereau, le résultat du dépouillement de soixante-dix observations relativement au siége de la syphilide tuberculeuse circonscrite. Elle occupait :

La face..	26 fois
Le tronc.	22
Les membres supérieurs	16
Les membres inférieurs..	14
Le cou.	8
Le cuir chevelu.	5
La face dorsale des deux mains	1

Cette statistique de M. Bassereau s'accorde assez bien avec la mienne, un seul point excepté; on n'y mentionne ni la paume des mains, ni la plante des pieds, qui sont cependant des régions où l'on rencontre assez fréquemment la syphilide tuberculeuse circonscrite. Une pareille omission aurait lieu de surprendre, si l'on ne savait que M. Bassereau, à l'exemple de la plupart des willanistes, fait rentrer la syphilide tuberculeuse circonscrite de la paume des mains et de la plante des pieds dans la forme squammeuse, et la décrit sous le nom de psoriasis syphilitique. Je ne saurais, pour ma part, souscrire à cette manière de voir, n'admettant pas l'existence des affections syphilitiques *élémentairement* squammeuses.

Le *siége anatomique* des tubercules syphilitiques est difficile à préciser; d'après M. Bassereau, il ne serait pas rare de les voir débuter par une altération des follicules pileux, mais c'est là une pure hypothèse à laquelle manque presque toujours la constatation directe. Un autre siége, que leur assigne encore le même auteur, ce sont les cônes celluleux de la face interne du derme, le tissu cellulaire sous-cutané ou sous-muqueux; mais je ferai observer à M. Bassereau qu'il confond dans ce cas, les tubercules syphilitiques avec l'affection que j'ai décrite jusqu'à présent sous le nom de syphilide gommeuse, affection dont le mémoire de M. Verneuil, sur l'*hidrosadénite phlegmoneuse* m'a révélé le véritable siége anatomique dans les glandes sudoripares, et que je suis disposé à désigner désormais sous le nom d'*hidrosadénite phlegmoneuse syphilitique*.

Le développement de la syphilide tuberculeuse est quelquefois précédé de céphalalgies nocturnes d'une grande intensité et de douleurs plus fortes la nuit que le jour, limitées aux régions sur lesquelles l'éruption doit se manifester.

Les tubercules paraissent, en général, par groupes de

cinq ou six; de la grosseur d'un grain de mil, d'une tête d'épingle au début de l'affection, ils finissent par atteindre le volume d'un grain de chènevis, d'une lentille, d'une groseille rouge, quelquefois même celui d'une petite cerise. Les plus petits, qui s'observent principalement à la face, sur les ailes du nez et dans la barbe, constituent alors cette variété d'éruption qui a reçu de M. Gibert le nom de syphilide granuleuse.

Lorsque les tubercules syphilitiques commencent à se développer, ils sont quelquefois d'une couleur rouge assez vive. Arrivés à leur période d'état, ils sont d'une couleur gris terne, mais plus souvent d'une couleur cuivre jaune ou cuivre rouge, tirant parfois sur le noir, ce qui les a fait comparer au fruit du mûrier noir ou du cassis; l'aire des cercles qu'ils circonscrivent présente une teinte gris plombé, signalée par M. Cazenave.

Les tubercules ont tantôt une surface lisse, tendue, luisante; tantôt, au contraire, ils sécrètent en plus ou moins grande abondance des squammes ou même des croûtes minces qui leur donnent un aspect terne et rugueux.

Les tubercules syphilitiques sont isolés ou groupés, la dernière disposition étant de beaucoup la plus commune. Les groupes peuvent être irréguliers, sans forme déterminée, mais ils affectent ordinairement la forme arrondie ou ovalaire et constituent alors des fers à cheval, des cercles, des demi-cercles, etc. Rien de plus fréquent d'ailleurs que de rencontrer des groupes réguliers dans une région et des groupes irréguliers dans une autre.

Quand les tubercules sont pressés en grand nombre les uns contre les autres, le derme sur lequel ils reposent, se trouvant engorgé, rend le groupe saillant et lui donne l'apparence d'une grappe dont chaque tubercule représente un grain (*syphilis pustulans racemiformis* d'Alibert).

La forme décrite par M. Gibert, sous le nom de *tuberculo-granuleuse*, se rencontre au visage, principalement au niveau des commissures des lèvres et du point de jonction des joues avec les ailes du nez; quelquefois aussi elle se développe au milieu de la barbe; elle est constituée par de petits groupes arrondis de tubercules fort petits et très-rapprochés, qui, recouverts de croûtes, se fendillent et s'ulcèrent superficiellement dans beaucoup de cas.

La *marche* de la syphilide tuberculeuse est essentiellement chronique. On rencontre très-fréquemment des malades qui portent depuis plusieurs mois déjà des groupes de tubercules secs, sans que l'affection présente aucune tendance manifeste vers la guérison. Ces tubercules n'excitent d'ailleurs aucun phénomène de réaction locale, ni prurit, ni douleur, excepté dans les cas assez rares où ils se terminent par ulcération.

La syphilide tuberculeuse, abandonnée à elle-même, peut avoir une durée illimitée, soit que les tubercules persistent dans le même siége avec des alternatives de tension et d'affaissement, soit qu'ils disparaissent d'une région pour se montrer sur une autre, plus ou moins éloignée; la médication antisyphilitique n'en triomphe souvent qu'au bout de plusieurs mois.

Quand les tubercules s'affaissent, leur surface devient squammeuse et, après leur résolution complète, il reste des dépressions cicatricielles qui, d'abord sombres, cuivrées, chargées de pigment, finissent par acquérir la teinte blanchâtre propre aux tissus de cicatrices.

Les groupes tuberculeux, affaissés et recouverts d'une abondante exfoliation épidermique, constituent une des variétés de syphilides squammeuses admises par les willanistes et décrites par eux sous le nom de psoriasis syphilitique ; j'ai pris soin de vous prémunir contre cette erreur d'interprétation.

La syphilide tuberculeuse circonscrite est sujette à récidiver un nombre illimité de fois.

B. — *Séméiotique.*

1° *Diagnostic.* — La syphilide tuberculeuse peut être confondue avec diverses éruptions appartenant à la syphilis, ou bien étrangères à cette maladie.

La syphilide tuberculo-granuleuse, par exemple, a des caractères communs avec la syphilide *papulo-vésiculeuse cerclée ;* comme elle, elle siége au visage, apparaît tardivement et revêt la forme circulaire ; mais les éléments qui la composent sont durs, d'un rouge sombre, avec atmosphère cuivrée, particularités qui font défaut dans la syphilide papulo-vésiculeuse cerclée.

La syphilide tuberculeuse ne saurait être confondue avec la *syphilide papuleuse* disséminée, puisque les tubercules apparaissent tardivement, sont réunis en groupes à évolution lente et laissent après eux des cicatrices durables. Lorsque la syphilide papuleuse est groupée par le fait d'une récidive ou d'un traitement mercuriel antérieur, l'erreur devient plus facile à commettre ; on l'évitera cependant en tenant compte de l'évolution des tubercules, qui est très-lente, de leur couleur rouge sombre, de leur volume plus considérable que celui des papules, de leur consistance beaucoup plus ferme, de leur siége dans les couches profondes du derme, et enfin des dépressions cicatricielles qui leur succèdent.

A la paume des mains et à la plante des pieds, il est facile de distinguer la syphilide tuberculo-squammeuse de la syphilide papulo-squammeuse précoce, qui, suivant moi, n'est, dans la plupart des cas, qu'une éruption de plaques syphilitiques ou plaques muqueuses. Dans la première de ces affections, il existe des plaques squammeuses, larges, épaisses, cornées, offrant dans leur ensemble une disposition circulaire, entourées d'une auréole cuivrée et reposant sur des groupes tuberculeux faciles à distinguer, tandis que dans la syphilide papulo-squammeuse précoce les éléments sont isolés les uns des autres et consistent dans de petits disques cuivrés, arrondis, à peine saillants, ou bien à la période de desquammation dans des surfaces de même forme, rouges, déprimées et limitées par un liséré épidermique très-net. Notons encore que la syphilide papulo-squammeuse précoce s'accompagne de plaques muqueuses de la bouche et des parties sexuelles, et des différentes formes de syphilides exanthématiques.

Nous arrivons maintenant au diagnostic différentiel de la syphilide tuberculeuse circonscrite avec les affections qui reconnaissent une autre cause que la syphilis.

Parmi les affections étrangères à la syphilis qu'il est possible de confondre avec la forme qui nous occupe, nous trouvons en première ligne le *sycosis tuberculeux*, d'origine parasitaire, qui, comme elle, siége de préférence à la figure. Mais les tubercules syphilitiques affectent une disposition régulière en cercles et en arcs de cercle; ils ont une couleur rouge sombre, cuivrée; ils ne se compliquent pas de suppuration ni d'ulcération; ils ne se développent pas, dans tous les cas, aux dépens des follicules pileux ; tandis que les tubercules du sycosis parasitaire sont disséminés sans ordre au milieu de la barbe, d'un rouge plus animé, suppurés à leur sommet, provoqués par la pénétration du parasite dans le follicule pileux, ce qui amène l'ébranlement et la chute des poils. Ajoutons encore que dans l'affection parasitaire il existe, en même temps que les groupes tuberculeux, des cercles herpétiques et des plaques circulaires légèrement saillantes, au niveau desquels les poils sont brisés à quelques millimètres de la surface de la peau, entourés d'une gaîne blanche caractéristique et de flocons nacrés, tous caractères qui ne peuvent laisser subsister le moindre doute sur la nature parasitaire de l'ulcération. Quand l'affection syphilitique et l'affection parasitaire se compliquent mutuellement, ce qui a lieu quelquefois, il devient alors fort difficile de faire la part de chacune d'elles. Il faut redoubler d'attention, interroger le malade avec soin sur le début et la marche de l'affection, et quand, malgré toutes ces précautions, on reste dans le doute, il faut alors prescrire la médication antisyphilitique, dans le but de faire disparaître l'élément diathésique ; on attaquera ensuite l'affection parasitaire par les moyens appropriés.

La syphilide tuberculeuse circonscrite présente souvent la plus grande analogie avec la *scrofulide maligne tuberculeuse.*

Toutes deux ont leur siége habituel mais non exclusif à la face, toutes deux affectent ordinairement la disposition annulaire et se composent d'éléments tuberculeux dont l'évolution est très-lente.

Voyons maintenant leurs caractères différentiels. Le tubercule syphilitique est d'une couleur plus sombre, d'un rouge éteint, cuivré, quelquefois d'un gris plombé ; le tubercule scrofuleux, au contraire, est demi-transparent, rougeâtre, d'un rouge livide ou jaunâtre, couleur sucre d'orge ; le premier est, en outre, plus consistant que le second. Le lupus scrofuleux débute presque toujours avant l'âge de la puberté et des rapports sexuels ; il n'a pas été précédé d'accidents syphilitiques, et sa marche, dans la plupart des cas, est tellement chronique, que, même après plusieurs années d'existence, il est encore renfermé dans des limites très-restreintes, tandis que les tubercules syphilitiques, malgré leur chronicité, envahissent des surfaces relativement considérables dans un espace de temps beaucoup plus limité.

A la période cicatricielle, on peut encore établir le diagnostic différentiel rétrospectif des deux affections. Les cicatrices du lupus sont irrégulières, plissées, parcourues par des brides inodulaires, comme celles de la brûlure, tandis que les cicatrices de la syphilide tuberculeuse sont superficielles, maculeuses, cuivrées, parsemées de points cicatriciels plus petits et plus déprimés, d'un blanc mat, qui répondent à chacun des éléments tuberculeux.

La syphilide tuberculo-squammeuse de la paume des mains et de la plante des pieds est facilement confondue avec le *psoriasis arthritique* des mêmes régions ; nous allons essayer d'établir le diagnostic différentiel de ces deux affections.

On doit, avant tout, s'enquérir des antécédents du malade, et savoir s'il a ou non présenté des accidents syphilitiques à une époque antérieure de son existence; seulement il est bon d'être prévenu que cette recherche reste souvent infructueuse, ou bien que les renseignements qu'elle fournit ne diminuent en rien l'embarras dans lequel on se trouve placé. Il peut arriver en effet qu'une affection tuberculo-squammeuse de la paume des mains et de la plante des pieds, qui a cédé plusieurs fois au traitement antisyphilitique, devienne réfractaire aux préparations mercurielles et iodurées. Ce résultat négatif s'explique par un changement survenu dans la nature de l'affection; de syphilitique qu'elle était tout d'abord, elle est devenue arthritique, et ce qui rend compte de sa localisation à la paume des mains et à la plante des pieds, c'est la modification apportée dans la vitalité des tissus de ces régions par les éruptions syphilitiques successives dont elles ont été le siége. Il faut donc, pour arriver avec quelque certitude au diagnostic différentiel des affections qui nous occupent, s'adresser à leurs caractères objectifs propres ; c'est ce que nous allons faire.

Dans la syphilide tuberculo-squammeuse, les squammes qui sont épaisses, cornées, présentent dans leur ensemble une disposition circulaire ; elles sont entourées d'une auréole cuivrée, reposent sur des groupes de tubercules faciles à apercevoir, et n'excitent ni cuisson, ni démangeaison.

Dans l'éruption arthritique, au contraire, on rencontre un mélange de psoriasis, de pityriasis et d'eczéma, car le psoriasis arthritique de la paume des mains et de la plante des pieds n'est jamais constitué par une lésion unique ; de temps à autre, cette éruption se complique de petites fissures qui laissent échapper un léger suintement séreux ; enfin elle s'accompagne de picotements, de démangeaisons, et se rencontre chez des sujets qui ont souffert à différentes reprises d'arthralgies rhumatismales. La connaissance des traitements auxquels le malade a été soumis peut encore servir au diagnostic dans une certaine mesure ; si l'on apprend, par exemple, que la médication antisyphilitique et l'arsenic aient été inutilement employés, on aura quelque raison de croire que l'affection n'est ni syphilitique, ni dartreuse, et l'on sera tout naturellement conduit à la faire dépendre du vice arthritique.

Il me reste maintenant, pour terminer ce qui a trait au diagnostic de la syphilide tuberculeuse circonscrite, à vous parler des caractères qui la différencient du molluscum et des léproïdes hypertrophiques.

Le *molluscum* est une affection toute locale, un vice de conformation ; il date de la naissance et ne change pas, ou change peu jusqu'à la mort ; sa consistance est plus molle que celle du tubercule syphilitique, il n'est pas groupé et ne présente pas la teinte cuivrée.

Les tubercules de la *lèpre* n'affectent pas le groupement régulier des tubercules syphilitiques ; ils sont précédés de macules, presque toujours accompagnés d'une hypertrophie du tissu cellulaire, qui produit une déformation considérable des parties sur lesquelles ils reposent, notamment du visage ; enfin, et c'est là leur caractère pathognomonique, comme celui de toutes les altérations lépreuses, ils sont *insensibles* à ce point qu'on peut les traverser avec une épingle, les exciser, les détruire par les caustiques, etc., sans que la moindre sensation en avertisse les malades.

2° *Pronostic*. — Le pronostic de la syphilide tuberculeuse circonscrite varie suivant son siége et son étendue ; il donne lieu d'ailleurs aux considérations que nous avons déjà développées à propos du pronostic des syphilides circonscrites résolutives, envisagées d'une manière générale.

§ II. — DEUXIÈME FORME. — SYPHILIDE PUSTULO-CRUSTACÉE CIRCONSCRITE.

A. — *Nosographie.*

Aussi fréquente à peu près que la forme précédente, la syphilide pustulo-crustacée est tantôt limitée à une seule région, tantôt disséminée par groupes pustuleux, sur les différentes parties du corps qu'elle envahit ainsi successivement. La face et le cuir chevelu sont les régions où on l'observe le plus ordinairement ; viennent ensuite, par ordre de fréquence, le tronc et les membres.

Sous le rapport du siége élémentaire, les pustules semblent occuper souvent les follicules pileux et les glandes qui y sont annexées, d'autres fois leur siége anatomique reste indéterminé.

La syphilide pustulo-crustacée peut se présenter sous les différentes formes d'affections génériques que nous avons décrites à propos des boutons purulents dans la séméiotique cutanée. Elle revêt, suivant les cas :

La forme de l'acné pustuleuse ou acné lenticulaire ;

Celle de la miliaire blanche ou acné miliaire ;
Celle de pustules groupées ou cerclées (impétigo) ;
Celle de pustules phlyzaciées (ecthyma).

Par ordre de fréquence, nous trouvons à signaler en première ligne la forme impétigineuse ; vient ensuite l'ecthyma, puis l'acné à grosses pustules, et enfin l'acné miliaire.

La variété impétigineuse débute par de larges taches rouges, de forme irrégulière ou circulaire, sur lesquelles se développent de petites pustules psydraciées ; quand elle siége dans la barbe, on la décrit généralement sous le nom de *mentagre syphilitique*.

Dans les autres variétés, les pustules initiales, à forme d'acné miliaire ou lenticulaire, ou de grosses pustules phlyzaciées, sont tantôt irrégulièrement groupées, tantôt disposées en cercles, en ellipses, en fers à cheval. Leur durée est éphémère, elles se dessèchent rapidement et se recouvrent de croûtes.

Ces croûtes présentent des caractères différents, suivant la variété d'éruption pustuleuse à laquelle elles ont succédé. Elles sont petites, jaunâtres et situées à la base des poils, lorsque l'élément primitif est la pustule d'acné ; larges, d'un jaune verdâtre ou brunâtre, lorsqu'elles ont été précédées de la forme impétigineuse ou ecthymatique ; tantôt isolées, tantôt disposées en plaques irrégulières, en cercles, comme les pustules elles-mêmes. Leurs bords sont bien délimités, entourés d'une auréole violacée ou d'un rouge cuivré ; mais jamais, comme cela a lieu dans les syphilides ulcéreuses, elles ne reposent sur un fond humide.

La syphilide pustulo-crustacée circonscrite a une marche un peu plus rapide que la syphilide tuberculeuse ; comme cette dernière, elle se termine généralement par résolution, mais comme elle aussi elle peut, dans quelques cas rares, se compliquer d'ulcérations.

Il reste après la chute des croûtes des maculatures rougeâtres, dont la couleur cuivre rouge est plus marquée que celle de l'éruption dans la période d'acuïté. Ces maculatures cicatricielles finissent par blanchir à leur partie centrale.

B. — *Séméiotique.*

1° *Diagnostic.* — Le diagnostic doit être établi, comme pour la forme précédente, avec certaines variétés d'éruptions syphilitiques et avec des affections qui n'appartiennent pas à la syphilis. Pour ce qui est des éruptions syphilitiques, la syphilide pustulo-crustacée circonscrite ne peut guère être confondue qu'avec la syphilide pustulo-crustacée ulcéreuse et la syphilide tuberculo-crustacée ulcéreuse.

Dans la *syphilide pustulo-crustacée ulcéreuse*, les croûtes sont très-épaisses, bombées au centre, d'un vert brunâtre, enchâssées dans l'ulcère sanieux sur lequel elles reposent, entourées d'une auréole *cuivre rouge* très-foncée. Lorsqu'on exerce une pression sur elles, on fait sourdre entre leurs bords et ceux de l'ulcération un liquide jaune verdâtre très-épais. Les cicatrices qui leur succèdent sont déprimées, quoique habituellement régulières.

Dans la syphilide pustulo-crustacée résolutive, les croûtes sont plus minces, à peine bombées au centre, d'un jaune verdâtre, entourées d'une auréole *cuivre jaune* beaucoup moins foncée. Elles reposent sur un fond sec, et les cicatrices qui leur succèdent sont très-superficielles.

L'existence d'un engorgement dur, tuberculeux, la couleur noirâtre des croûtes, la profondeur de l'ulcération ne permettront pas de prendre une *syphilide tuberculo-crustacée ulcéreuse* pour une syphilide pustulo-crustacée résolutive.

Passons maintenant au diagnostic différentiel de la syphilide pustulo-crustacée circonscrite et des affections non syphilitiques qu'on pourrait confondre avec elle.

Le prurit et la présence des sillons, la coexistence de l'éruption sur des lieux d'élection, tels que les mains, les mamelons, la face interne des cuisses, etc., suffiront pour empêcher de confondre l'*impétigo* et l'*ecthyma psorique* avec la syphilide pustulo-crustacée résolutive à groupes disséminés.

Lorsque la syphilide pustulo-crustacée siége sur le cuir chevelu, elle peut en imposer pour un *impétigo scrofuleux*, d'autant plus que les syphilides du cuir chevelu déterminent quelquefois un léger prurit. Pour arriver au diagnostic, on devra tenir compte de la forme et de la couleur des croûtes. Celles de l'impétigo scrofuleux sont molles, flavescentes, d'un jaune doré ; elles s'étendent en général à tout le cuir chevelu et se répandent souvent sur les oreilles, le cou et la face ; elles disparaissent sans laisser de cicatrices. Les croûtes de la syphilide pustulo-crustacée circonscrite sont sèches, arrondies, disposées en cercles, en anneaux, d'une couleur jaune verdâtre. Souvent elles sont éparses sur le cuir chevelu, et cet état de dissémination, dont il ne faut pourtant pas s'exagérer la valeur comme signe de spécificité, devient dans quelques cas un élément précieux de diagnostic. Enfin elles laissent à leur suite des maculatures cuivrées, qui finissent par se transformer en cicatrices blanchâtres.

La *scrofulide pustulo-crustacée* peut encore simuler la syphilide pustulo-crustacée ; mais dans la première affection les croûtes sont plus humides, les téguments ont une teinte bleuâtre, et s'il survient des ulcérations, elles sont fongueuses et compliquées de décollements. D'ailleurs les antécédents du malade et l'étude des affections concomitantes qu'il présente ne permettraient pas une longue erreur.

La *mélitagre* ou *impétigo dartreux* ne pourrait que difficilement être confondue avec l'impétigo syphilitique ; elle s'en distingue en effet par les caractères de ses croûtes, qui, jaunes, rugueuses et disséminées sur différentes régions (*impetigo sparsa*), ou bien recouvrant de larges surfaces (*impetigo scabida*), affectent toujours une certaine symétrie dans leur développement, par la coloration rosée des téguments sur lesquels repose l'éruption et aussi par l'intensité du prurit qu'elle occasionne.

Enfin, et c'est par là que nous terminerons ce que nous avons à dire du diagnostic différentiel de l'affection qui nous occupe ; la syphilide pustulo-crustacée résolutive, quand elle occupe le cuir chevelu et le front, et qu'elle revêt la forme acnéique, ressemble parfois beaucoup à l'*acné pilaris arthritique* des mêmes régions. Voyons à quels signes on peut alors reconnaître qu'on a affaire à l'une ou à l'autre de ces deux affections.

Dans l'acné pilaris arthritique, les croûtes sont petites, jaunâtres, entourées d'une auréole rouge, quelquefois violacée ; l'éruption s'accompagne de prurit, de picotements et affecte une marche concentrique ; souvent elle encadre le visage; les plaques éruptives, disposées en un demi-cercle qui part d'une tempe pour se rendre à l'autre, vont se continuer avec celles qui occupent les favoris et la barbe; presque toujours on les rencontre en même temps à la nuque et sur le cuir chevelu. A la chute des croûtes, on aperçoit de petites cicatrices blanches et enfoncées, qui ressemblent beaucoup à celles de la variole.

Dans la syphilide pustulo-crustacée circonscrite, les croûtes sont plus larges, d'un jaune verdâtre assez foncé, entourées d'une auréole cuivrée; l'éruption ne s'accompagne ni de prurit, ni de cuisson; sa marche est excentrique; les cicatrices qui lui succèdent sont cuivrées d'abord, plus tard, blanchâtres, mais moins enfoncées que celles de l'acné pilaris.

Il existe des cas d'un diagnostic difficile, qui semblent faits pour dérouter la sagacité du médecin le plus instruit. Je veux parler des cas où l'on trouve réunies sur le même individu différentes espèces d'éruptions acnéiques, de l'acné syphilitique, de l'acné arthritique et de l'acné pathogénétique, par exemple. Eh bien! ces différentes espèces d'acné seront encore, pour un œil exercé, reconnaissables à leurs caractères propres. La conduite à tenir en présence d'affections aussi complexes est, on le conçoit, difficile à indiquer d'une manière générale. Le traitement trouvera sa raison d'être dans les indications fournies par la prédominance de telle ou telle variété d'éruption. Ce qu'il convient de rappeler ici, c'est que l'acné syphilitique aura besoin, pour guérir, d'une médication interne, et que rien n'empêchera de combattre simultanément les autres espèces par des applications topiques qui pourront suffire à les faire disparaître.

2° *Pronostic.*—Nous n'avons qu'à répéter ici ce que nous avons dit à propos du pronostic de la syphilide tuberculeuse circonscrite.

§ III. — TROISIÈME FORME. SYPHILIDE PAPULO-VÉSICULEUSE CIRCONSCRITE.

La syphilide papulo-vésiculeuse circonscrite est constituée par des éléments papuleux, qui ont pour caractères d'être réunis en groupes et d'être presque tous surmontés d'une petite vésicule, qui, après sa rupture, donne naissance à une squamme grisâtre. Parmi ces éléments, quelques-uns restent à l'état papuleux pendant toute la durée de l'affection. Ajoutons que la syphilide papulo-vésiculeuse circonscrite comprend l'herpès et l'eczéma syphilitiques des auteurs.

Cet exemple vient encore nous montrer l'inconvénient qu'il y a d'imposer les dénominations génériques créées par Willan aux différentes variétés d'éruptions syphilitiques; en effet, on ne saurait désigner sous le nom d'herpès ou d'eczéma une affection dans laquelle l'élément vésiculeux peut manquer. C'est pour éviter de tomber dans une pareille erreur qu'au lieu de dénommer, dans la leçon précédente, les trois variétés de syphilide vésiculeuse par les termes de varicelle, d'herpès et d'eczéma syphilitiques, j'ai adopté les dénominations de :

Syphilide à vésicules subglobuleuses (varicelle); syphilide à vésicules cerclées (herpès); syphilide à vésicules en groupes (eczéma).

Je suivrai la même règle de conduite à l'égard de la syphilide papulo-vésiculeuse circonscrite et je désignerai ainsi qu'il suit les trois variétés qu'elle présente :

1° La syphilide papulo-vésiculeuse cerclée ;
2° La syphilide papulo-vésiculeuse en corymbes ;
3° La syphilide papulo-vésiculeuse en groupes.

Quelques mots me suffiront pour décrire chacune de ces variétés.

a. Première variété. — Syphilide papulo-vésiculeuse cerclée.

Dans cette forme, qui siége de préférence sur la face et sur les parties sexuelles, et qui est plus fréquente chez la femme que chez l'homme, les papulo-vésicules sont circulairement disposées ; elles forment des anneaux complets ou incomplets, composés d'éléments papuleux distincts, quoique très-cohérents, recouverts chacun d'une petite foliole épidermique ; la période vésiculeuse échappe presque toujours à l'observation du médecin.

La syphilide papulo-vésiculeuse cerclée doit être considérée comme une des formes de l'herpès syphilitique des willanistes.

Nous avons montré plus haut en quoi elle se distingue de la syphilide tuberculo-granulée ; nous allons, pour compléter le diagnostic, la différencier des plaques syphilitiques du visage et de l'herpès circiné parasitaire.

Les *plaques syphilitiques* ou plaques discoïdes sont essentiellement caractérisées par l'existence d'un bourrelet circonférentiel uniforme, légèrement saillant, qui enchâsse une mince croûte centrale ; dans la syphilide papulo-vésiculeuse cerclée, le bourrelet circonférentiel est constitué par de petits éléments papulo-squammeux distincts les uns des autres; il n'existe pas de croûte centrale. Les plaques syphilitiques s'accompagnent toujours de plaques muqueuses de la bouche ou des parties sexuelles, coïncidence qu'on n'a pas lieu d'observer avec la syphilide papulo-vésiculeuse cerclée.

Quant à l'*herpès circiné parasitaire*, il est suffisamment caractérisé par la marche centrifuge du bourrelet circonférentiel, par la présence au niveau des plaques de poils brisés et engaînés, et enfin par la propriété qu'il a de se transmettre par contagion directe.

b. Deuxième variété. — Syphilide papulo-vésiculeuse en corymbes.

Cette forme, qu'il ne faut pas confondre avec la *syphilide corymbifère, satellite des plaques syphilitiques de la peau* (syphilide irisée de M. Ricord), a été signalée par Erasmus Wilson sous le nom de syphilide en corymbes; elle est très-rare; je ne l'ai encore observée qu'un petit nombre de fois. Chez une malade qui en était atteinte, il existait sur la partie antérieure de la poitrine une large plaque lichénoïde confluente, formée par des granulations accolées les unes aux autres, ou mieux par de petites papules d'un rouge sombre, les unes pleines, solides, exfoliées, les autres vésiculeuses à leur sommet. Ce groupe central était entouré par une autre groupe dont les éléments papulo-vésiculeux étaient plus écartés et d'une coloration moins foncée, de sorte que l'ensemble de l'éruption offrait un aspect tout particulier et se rapprochait réellement de la disposition des corymbes.

En raison de son apparence, cette variété est facile à distinguer d'un *lichen arthritique* ou *parasitaire*, mais elle pourrait être facilement confondue avec la syphilide corymbifère, satellite des plaques syphilitiques de la peau (syphilide irisée de M. Ricord), dont je vous parlais il y a un instant.

Toutefois, dans la *syphilide irisée*, les caractères objectifs sont un peu différents de ceux qu'on observe dans la syphilide en corymbes. Ainsi, chaque groupe éruptif présente à son centre la plaque syphilitique avec les caractères que nous lui avons assignés, c'est-à-dire ceux d'un disque arrondi, cuivré ou jaunâtre, déprimé au centre et relevé à la circonférence avec une croûte centrale mince ; cette plaque centrale est entourée d'un très-grand nombre d'éléments papulo-vésiculeux distincts les uns des autres, qui jouent par rapport à elle le rôle de véritables satellites.

Notons encore que la syphilide irisée apparaît moins tard que la syphilide papulo-vésiculeuse en corymbes, attendu qu'elle fait partie du premier stade de la syphilis secondaire, et qu'elle ne laisse pas, comme cette dernière, des cicatrices indélébiles, mais seulement des maculatures cuivrées, qui reproduisent parfaitement la disposition de l'éruption et finissent par disparaître à la longue.

J'ai eu plusieurs fois déjà l'occasion d'observer la syphilide irisée, que j'appelle *syphilide corymbifère, satellite des plaques;* au commencement de 1863, une jeune femme de mon service, couchée au n° 4 de la salle Sainte-Foy, en offrait un très-bel exemple

c. *Troisième variété.* — *Syphilide papulo-vésiculeuse en groupes.*

On la trouve décrite dans les auteurs, sous le nom d'eczéma syphilitique. MM. Cazenave, Gibert, Rayer, Baumès en ont rapporté des exemples; son existence ne saurait être mise en doute, mais elle ne constitue pas un eczéma dans le sens attaché à ce mot.

Elle siége habituellement à la partie supérieure et interne des cuisses, ou même sur plusieurs régions à la fois; elle est caractérisée par des groupes d'éléments papuleux, sur lesquels se développent de petites vésicules qui, bientôt après, sont remplacées par des squammes grisâtres, sans avoir donné lieu à aucune espèce de suintement.

Les groupes éruptifs sont entourés d'une auréole cuivrée et n'excitent ni cuisson, ni démangeaison.

L'*eczéma dartreux* se distingue de la syphilide papulovésiculeuse en groupes par sa disposition symétrique, par l'existence d'un prurit intense, d'un suintement plus ou moins abondant, qui se concrète en croûtes d'un blanc jaunâtre, par l'absence d'auréole cuivrée et de cicatrices après sa disparition.

La durée de la syphilide papulo-vésiculeuse circonscrite est habituellement de plusieurs mois; elle se termine par résolution, en laissant des cicatrices très-superficielles qui rappellent par leur disposition le mode de groupement des éléments éruptifs.

Pronostic. La seule remarque à faire à propos du pronostic de la syphilide papulo-vésiculeuse, c'est que, des trois formes de syphilides circonscrites résolutives que nous venons d'étudier, elle est certainement la moins sérieuse.

CHAPITRE III.

SYPHILIDES CIRCONSCRITES ULCÉREUSES.

A. — *Nosographie.*

Les syphilides circonscrites ulcéreuses marquent le troisième temps de l'évolution de la syphilis secondaire, c'est-à-dire qu'elles apparaissent plus tardivement encore que les syphilides circonscrites résolutives ; toutefois, on ne doit pas oublier que dans la *forme maligne* de la syphilis, elles se montrent comme première manifestation constitutionnelle, seulement, au lieu d'être circonscrites, elles sont alors disséminées sur toute la surface du corps.

Nous reviendrons plus loin sur les éruptions qu'on rencontre dans la forme maligne de la syphilis, et nous ferons de leur description l'objet d'un chapitre spécial.

Définition. — La syphilide circonscrite ulcéreuse est caractérisée par l'existence, sur la peau ou sur les muqueuses accessibles à la vue, d'ulcères nés sous l'influence de la diathèse syphilitique, et qui ont été précédés d'une lésion élémentaire variable, bulle, pustule, tubercule ou gomme ; ces ulcères laissent après leur guérison, des cicatrices indélébiles, dont nous aurons lieu d'examiner plus loin les caractères.

De sorte que, en résumé, la syphilide ulcéreuse présente

dans son évolution trois phases successives : bouton, ulcère et cicatrice. On voit que je rejette les ulcères d'emblée admis par M. Gibert.

Les boutons se développent tantôt dans la partie moyenne de la peau, tantôt dans sa partie profonde. Ceux qui naissent dans la partie moyenne sont secs ou humides : dans le premier cas, ce sont des tubercules violacés; dans le second, des pustules d'ecthyma, des pustules confluentes d'impétigo, des bulles de pemphigus ou de petites bulles de rupia. Il ne faudrait pas croire, pour le dire en passant, que le rupia soit une affection exclusivement bulleuse. Voici la manière dont il se produit : au début, il consiste dans une pustule ecthymatique dont le liquide se concrète pour former une croûte plus épaisse au centre qu'à la circonférence; puis, autour de cette croûte, on voit apparaître un soulèvement bulleux de l'épiderme, qui devient le point de départ d'une nouvelle croûte qui entoure la première ; de sorte que, après plusieurs de ces adjonctions successives, la croûte de rupia prend la forme conique et ressemble, ainsi que l'a dit Willan, à une écaille d'huître ou de patelle.

Les boutons qui naissent de la partie profonde de la peau se présentent sous forme de petites tumeurs dures et arrondies, d'abord mobiles sous les téguments, avec lesquels elles contractent plus tard des adhérences; décrits par les auteurs sous le nom de *tubercules sous-cutanés*, ils doivent être considérés comme de véritables tumeurs gommeuses du tégument externe ou plutôt comme le résultat de l'inflammation spécifique des glandes sudoripares.

Cette première période est généralement très-courte, et le bouton initial se transforme rapidement en ulcère.

Le tubercule, en effet, vient à peine de paraître, que déjà son sommet s'enflamme et est envahi par l'ulcération; la bulle de rupia, la pustule initiale, soit ecthymatique, soit impétigineuse, se sont à peine développées, que déjà le liquide purulent qu'elles renferment s'est fait jour au dehors et a donné naissance à des croûtes qui recouvrent des parties ulcérées.

L'ulcère, une fois formé, sécrète un pus jaune verdâtre très-épais, qui se concrète facilement et produit des croûtes plus ou moins étendues, caractérisées par leur couleur brune, leur stratification, leur aspect bombé au centre et l'enchâssement de leurs bords. Ces croûtes, qu'on a comparées à des patelles, à des écailles d'huîtres, sont tantôt multiples et isolées, d'autres fois rapprochées sous forme d'arcs de cercle ou de bandes occupant de très-larges surfaces; elles reposent sur un fond humide, et lorsqu'on vient à exercer une pression sur elles, on voit suinter du pus jaunâtre entre leurs bords et ceux de l'ulcère.

Après la chute des croûtes, l'ulcère qu'elles recouvraient reste à nu ; tantôt il est large, à bords non décollés avec un fond grisâtre, gris jaunâtre ou même rouge et granuleux (syphilides pustulo et tuberculo-ulcéreuse); d'autres fois, au contraire, l'ulcère est étroit, et se présente comme l'orifice d'une cavité plus large, dont le fond est pultacé (syphilide gommeuse ou hidrosadénite syphilitique).

Lorsqu'on vient à provoquer la chute des croûtes, celles-ci se reforment avec une grande rapidité, à cause de la facilité avec laquelle le pus syphilitique se concrète ; c'est là un caractère important à signaler, car dans un cas douteux il peut déceler la nature syphilitique d'une ulcération.

Les cicatrices qui succèdent à la syphilide circonscrite ulcéreuse sont aussi très-intéressantes à étudier, puisque, d'après leur seule inspection, on peut presque toujours arriver à reconnaître l'origine syphilitique de l'éruption qui les a produites.

Plus ou moins larges, généralement parsemées de points blanchâtres qui répondent à chacun des éléments du groupe éruptif qui les a précédées, variées de forme comme le groupe lui-même, ces cicatrices sont habituellement lisses, régulières, un peu déprimées; dans quelques cas, on les trouve saillantes et parsemées de nombreuses brides inodulaires. Voici, d'ailleurs, les phases successives qu'elles parcourent : d'un rouge cuivré au début et sillonnées d'arborisations vasculaires, elles finissent par blanchir au centre, puis la zone cuivrée, allant toujours en décroissant à mesure que la partie blanche s'agrandit, n'apparaît plus que comme une simple bordure; plus tard, enfin, la décoloration s'étend jusqu'aux limites mêmes de la surface cicatricielle. La cicatrice alors est blanche, lisse, déprimée, dépourvue des arborisations vasculaires qui la sillonnaient à l'origine. Cette atrophie des petits vaisseaux qui les parcourent peut servir à différencier les cicatrices syphilitiques des cicatrices scrofuleuses, puisque, dans ces dernières, les arborisations vasculaires, loin de s'effacer avec le temps, deviennent souvent, au contraire, plus apparentes et plus nombreuses.

B. — *Séméiotique.*

1° Diagnostic. — C'est avec les ulcérations lépreuses, mycositiques, scrofuleuses, cancéreuses et cancroïdiques que les syphilides circonscrites ulcéreuses peuvent être confondues. Pour arriver au diagnostic, on devra tenir compte des caractères objectifs des affections, des antécédents du malade et des phénomènes concomitants. Nous insisterons, d'ailleurs, sur cette partie importante de la séméiotique dans les paragraphes suivants, où nous aurons à tracer l'histoire de chacune des formes de la syphilide circonscrite ulcéreuse.

2º PRONOSTIC. — Le pronostic des syphilides circonscrites ulcéreuses est beaucoup plus sérieux que celui des autres syphilides dont nous avons eu à nous occuper jusqu'à présent.

D'abord, comme affections locales, elles sont beaucoup plus graves, en ce sens qu'elles peuvent laisser à leur suite des difformités irremédiables ; puis, comme manifestation diathésique, elles sont l'indice d'une atteinte plus profonde portée à la constitution par la diathèse syphilitique ; fréquemment, en effet, elles s'accompagnent de phénomènes généraux très-inquiétants et même d'altérations syphilitiques des viscères. C'est alors qu'on voit les malades en proie aux coliques et à la diarrhée, tomber dans le marasme le plus profond et présenter la teinte feuille morte, la teinte plombée des téguments que nous avons déjà signalée comme appartenant en propre à la cachexie syphilitique. La mort peut être la conséquence d'un pareil état de débilitation générale, mais elle peut aussi arriver par suite des accidents inflammatoires ou gangréneux, dont il n'est pas rare de voir la syphilide circonscrite ulcéreuse se compliquer.

C'est à tort qu'on a voulu attribuer le caractère de malignité de certaines syphilides ulcéreuses à la mauvaise constitution du malade; il faut en accuser la prédisposition interne, ce qui est bien différent, et le génie même de la maladie.

Au moment d'aborder l'étude des syphilides circonscrites ulcéreuses en particulier, une question doit être examinée : devons-nous fonder la division des variétés qu'elles présentent sur la considération de la lésion élémentaire, comme nous l'avons fait pour les autres syphilides, réservant ainsi à la méthode willanique la véritable place qui lui convient dans le classement des éruptions syphilitiques, ou bien ne vaut-il pas mieux prendre pour point de départ les caractères distinctifs des ulcères eux-mêmes?

C'est à ce dernier parti que s'est arrêté M. Martellière, dans sa division des variétés de l'angine syphilitique ulcéreuse. Je sais bien que sur les muqueuses la lésion initiale passe souvent inaperçue, mais je crois néanmoins qu'il est facile, avec un peu d'attention, de rapporter chaque variété d'ulcération à une lésion élémentaire déterminée, et je suis d'avis que, pour les syphilides circonscrites ulcéreuses, comme pour les autres, la méthode de Willan doit rester le point de départ des subdivisions à établir.

A l'appui de ce que j'avance, je vais essayer de vous montrer que les variétés d'angines syphilitiques ulcéreuses admises par M. Martellière peuvent en définitive être rattachées à une lésion élémentaire déterminée. Ces variétés sont les suivantes :

1° Les *ulcérations superficielles*, qui ne dépassent guère la couche épithéliale de la muqueuse ; elles consistent en des excoriations toutes superficielles, à fond grisâtre et surtout blafard, lisses ou présentant quelques bourgeons charnus, entourées d'un liséré inflammatoire étroit; de forme irrégulière, ces excoriations gagnent souvent en étendue, jamais en profondeur. L'ensemble des caractères qu'elles présentent permettrait de les appeler *aphthes syphilitiques;* elles siègent sur la muqueuse bucco-pharyngienne et particulièrement sur la luette, le voile du palais et ses piliers, la voûte palatine.

2° Les *ulcérations chancreuses*, qui siègent de préférence sur l'amygdale. Leur forme est régulièrement circulaire; leurs bords taillés à pic comme à l'emporte-pièce ou renversés en dehors, déchiquetés et dentelés; la surface et le fond, dépourvus de granulations, sont revêtus d'une couche de matière grise inégalement répartie. Ces deux variétés d'ulcération sont des accidents précoces; celles qui nous restent à examiner surviennent au contraire tardivement.

3° Les *ulcères serpigineux*, qui restent superficiels, mais envahissent de larges surfaces; dans le cas rapporté par M. Martellière, la pituitaire, les muqueuses du pharynx et du larynx en étaient affectées simultanément. Les bords de l'ulcère sont irréguliers, déchiquetés, décollés parfois dans une étendue considérable; le fond est blafard, lisse, ou bien il s'en échappe des fongosités infiltrées, dans l'intervalle desquelles stagne un pus ichoreux.

4° Les *ulcères phagédéniques*, qui produisent quelquefois des ravages effrayants. L'ulcération commence par le bord postérieur du voile du palais, et le ronge incessamment d'arrière en avant; elle détruit successivement la luette, le voile du palais et ses piliers, les amygdales et s'étend en même temps du côté des fosses nasales, vers la muqueuse du pharynx ou dans l'épaisseur des parties molles. Le périoste finit par être compris dans cette destruction incessante et les os sont mis à nu ; c'est ce qui a lieu si fréquemment à la voûte palatine. M. Lagneau a vu un malade chez lequel la paroi antérieure de la colonne vertébrale était à découvert par suite d'une ulcération de ce genre.

5° Les *ulcérations consécutives au ramollissement des tumeurs gommeuses*. Les tumeurs gommeuses se développent avec leurs caractères propres aussi bien sous les muqueuses que sous les téguments cutanés ; leur marche est très-lente, et, après qu'elles se sont ouvertes, elles se transforment en ulcères de mauvais aspect, dont le fond se recouvre de matière pultacée.

Eh bien, je dis que toutes ces variétés d'ulcération peuvent être rattachées à des lésions élémentaires connues. Passons-les successivement en revue.

Pour ce qui est de la *variété superficielle*, la lésion élémentaire est incontestablement un aphthe ; mais ici une autre question se présente : ces ulcérations sont-elles bien réellement de nature syphilitique ? Certains auteurs ont prétendu qu'il fallait les attribuer à l'action des préparations mercurielles; M. Martellière réfute victorieusement cette interprétation, en citant des observations de malades qui en étaient atteints sans avoir jamais pris de mercure. Je crois, pour ma part, que les ulcérations superficielles, même quand on les observe sur des sujets syphilitiques, ne sont pas toujours de nature spécifique ; je suis disposé à les rattacher, dans bon nombre de cas, à l'influence de la dartre ou de l'arthritis.

Les *ulcères chancreux* reconnaissent la pustule pour lésion initiale ; quant aux ulcères *serpigineux, phagédéniques* et *gommeux*, ils ont pour point de départ soit des tubercules ulcérés, soit des tumeurs gommeuses ramollies.

Nous conserverons donc, pour la subdivision des syphilides ulcéreuses, le principe de classification que nous avons admis pour la subdivision des autres syphilides, c'est-à-dire la considération de la lésion élémentaire et du mode pathogénique.

C'est d'après ce point de départ que nous reconnaissons trois variétés de syphilides circonscrites ulcéreuses dans la forme commune de la vérole ; à savoir :

1° La syphilide pustulo-ulcéreuse ;
2° La syphilide tuberculo-ulcéreuse ;
3° La syphilide gommeuse (hidrosadénite syphilitique).

Voici les résultats fournis par ma statistique de 1862 au sujet de la fréquence relative de ces différentes variétés :

Syphilides pustulo-ulcéreuses . . .   18
— tuberculo-ulcéreuses . .   13
— gommeuses   6

Nous allons étudier chacune de ces formes en particulier, en commençant par la syphilide pustulo-ulcéreuse.

§ I. PREMIÈRE FORME. — SYPHILIDE PUSTULO-ULCÉREUSE.

A. — *Nosographie.*

La syphilide pustulo-ulcéreuse a des siéges d'élection ; on l'observe principalement à la face et sur le cuir chevelu, sans que le tronc et les membres soient pour cela à l'abri de ses atteintes.

SYPHILIDE PUSTULO-ULCÉREUSE.

Elle débute soit par des groupes d'impétigo confluent, soit par des pustules de rupia ou d'ecthyma profond. Dans le premier cas, on voit paraître d'abord une tache rouge sur laquelle se développent de petites pustules qui durent peu et qui, par leur dessiccation, donnent naissance à des croûtes épaisses, brunâtres, reposant sur un ulcère dont l'évolution est la même que pour les variétés qui nous restent à décrire.

La forme ecthymatique est caractérisée par des pustules habituellement réunies en groupes et dont le diamètre varie depuis quatre à cinq millimètres jusqu'à deux ou trois centimètres; les pustules sont entourées d'une auréole d'un rouge sombre, cuivré.

Quand on a affaire au rupia profond, le début de l'éruption est le même que dans la forme précédente, seulement autour de la pustule apparaît bientôt un soulèvement bulleux qui en augmente les dimensions.

Quoi qu'il en soit, dans les deux cas, le pus ne tarde pas à se concréter; il en résulte une croûte épaisse, humide et verdâtre, qui plus tard devient sèche, brunâtre, *vernissée*. Cette croûte augmente pendant un certain temps, soit par la formation autour d'elle de ce soulèvement bulleux dont je parlais tout à l'heure à propos du rupia, soit par l'agrandissement de l'ulcération, dont la suppuration lui fournit ainsi de nouveaux éléments d'accroissement. En même temps qu'elle croît en largeur, la croûte devient aussi plus épaisse; elle est bombée, saillante et paraît formée de couches concentriques. Dans le rupia, où les croûtes revêtent l'apparence d'un cône, c'est la croûte qui a paru la première qui constitue le sommet du cône; chose facile à comprendre, quand on connaît le mécanisme de la formation des croûtes de rupia. Lorsque les pustules de l'ecthyma profond sont réunies en groupes, ce qui est la règle, il en résulte de larges plaques croûteuses, saillantes ou déprimées, dont la circonférence est formée par des segments de cercle qui tendent sans cesse à s'agrandir.

Toutes ces croûtes reposent sur un fond ulcéré, humide, d'où l'on peut faire sourdre du pus jaunâtre et sanieux par la pression. Quand elles viennent à tomber, on découvre au-dessous d'elles des cicatrices ou des ulcérations : les ulcérations, en général profondes, taillées à pic, ont un fond grisâtre, qui fournit la suppuration dont je parlais il y a un instant ; quand elles marchent vers la cicatrisation, le fond se recouvre de bourgeons charnus, rosés, qui ne tardent pas à les combler.

Les cicatrices indélébiles, qui succèdent à la syphilide pustulo-ulcéreuse, sont d'abord d'un rouge sombre et violacé ; elles finissent par prendre une couleur blanche plus mate que la teinte normale de la peau : les plus superficielles ressemblent aux cicatrices de vaccin, dont elles présentent l'aspect gaufré et réticulé ; les plus profondes sont constituées par une mince membrane blanche, uniforme, indiquant que le tissu de la peau a été détruit dans toute son épaisseur.

J'admets les trois variétés suivantes de syphilide pustulo-ulcéreuse :

1° La syphilide pustulo-ulcéreuse éparse ;

2° La syphilide pustulo-ulcéreuse groupée ;

3° La syphilide pustulo-ulcéreuse serpigineuse.

Les deux premières variétés se définissent assez d'elles-mêmes; quant à la troisième variété, caractérisée par sa tendance envahissante, nous la retrouverons avec son cachet propre, lorsqu'il s'agira de la syphilide tuberculo-ulcéreuse, et nous la décrirons alors dans tous ses détails. Qu'il nous suffise de dire pour le moment que la complication serpigineuse peut se rencontrer avec toutes les syphilides ulcéreuses.

La *marche* de la syphilide pustulo-ulcéreuse est essentiellement chronique. Sa *durée*, ordinairement longue, varie entre plusieurs semaines et plusieurs mois. Sous l'influence d'un traitement approprié, elle guérit presque toujours, mais les récidives sont fréquentes. La *mort* est une terminaison possible, quoique fort rare, de la syphilide pustulo-ulcéreuse; elle résulte alors d'une complication viscérale et de l'état cachectique qui en est la conséquence, ou bien encore elle arrive par suite de l'épuisement graduel auquel sont soumis les malades atteints de la variété serpigineuse.

B. — *Séméiotique.*

1° *Diagnostic.* — Le diagnostic de la syphilide pustulo-ulcéreuse ne nous occupera pas longtemps; des affections syphilitiques avec lesquelles on pourrait la confondre, l'une, la syphilide pustulo-crustacée circonscrite, a déjà été examinée; les autres, la syphilide tuberculo-ulcéreuse, la syphilide gommeuse, le chancre serpigineux, les plaques ulcérées, le seront plus loin, à propos des formes tuberculo-ulcéreuse et gommeuse.

Parmi les affections non syphilitiques, nous ne trouvons guère que l'impétigo, l'ecthyma ou le rupia de nature scrofuleuse qui puissent en imposer pour une syphilide pustulo-ulcéreuse.

Disons tout de suite que ce serait faire preuve de peu de sagacité et d'instruction que de prendre la variété impétigineuse de la syphilide pustulo-ulcéreuse pour un impétigo scrofuleux.

Dans l'*impétigo scrofuleux*, en effet, comme nous l'avons déjà dit, les croûtes sont molles, flavescentes, d'un jaune doré ; elles reposent sur un fond rouge vif, à peine exulcéré ; elles s'étendent habituellement à tout le cuir chevelu et disparaissent sans laisser de cicatrices ; aucun de ces caractères n'appartient à l'impétigo syphilitique ulcéreux. Ici les croûtes sont noirâtres, entourées d'une auréole rouge sombre ; elles reposent sur des ulcérations profondes, taillées à pic, d'où l'on peut faire sourdre du pus sanieux par la pression ; enfin elles laissent à leur suite des cicatrices indélébiles, sur lesquelles nous avons suffisamment insisté.

L'*ecthyma* et le *rupia scrofuleux* sont plus faciles à confondre avec l'ecthyma et le rupia profonds de nature syphilitique. Pour éviter l'erreur, on devra tenir compte de la couleur des croûtes, qui est beaucoup moins foncée dans l'ecthyma scrofuleux ; de la teinte de l'auréole, qui, d'un rouge sombre, cuivré, dans la syphilide pustulo-ulcéreuse, est d'un rouge bleuâtre dans l'ecthyma scrofuleux. L'ulcération, dans les deux affections, présente aussi des caractères différentiels très-importants à noter ; tandis qu'elle est fongueuse, à bords décollés dans l'affection scrofuleuse, elle est grisâtre, profonde, à bords taillés à pic dans la syphilide pustulo-ulcéreuse. Enfin les cicatrices sont tout à fait différentes dans les deux cas ; celles de la scrofulide pustulo-ulcéreuse sont saillantes, d'un blanc rosé, souvent kéloïdiennes; celles de la syphilide qui nous occupe sont, au contraire, arrondies, déprimées et d'un blanc mat.

2° *Pronostic.* — Le pronostic de la syphilide pustulo-ulcéreuse est extrêmement sérieux. Je vous renvoie, pour les motifs de cette appréciation, au pronostic des syphilides circonscrites ulcéreuses en général.

§ II. — DEUXIÈME FORME. — SYPHILIDE TUBERCULO-ULCÉREUSE.

A. — *Nosographie.*

Définition. — La syphilide tuberculo-ulcéreuse est caractérisée au début par l'éruption de tubercules durs, saillants, qui bientôt sont frappés d'inflammation, deviennent purulents à leur sommet et se recouvrent de croûtes noirâtres auxquelles succèdent des ulcères sanieux, profonds, et finalement des cicatrices indélébiles plus ou moins larges et enfoncées.

Cette forme comprend deux variétés : 1° la syphilide tuberculo-ulcéreuse phagédénique qui détruit en profondeur et en largeur; 2° la syphilide tuberculo-ulcéreuse serpigineuse qui détruit surtout en surface.

a. Première variété.— *Syphilide tuberculo-ulcéreuse phagédénique* (lupus syphilitique). — Elle est caractérisée par des tubercules qui s'ulcèrent promptement, détruisent les parties molles et n'épargnent pas toujours les os sous-jacents.

Bien que, dans un certain nombre de cas, on l'observe sur le tronc et les membres, elle est plus fréquente à la face, où elle attaque principalement les lèvres et les ailes du nez.

Sur une plaque d'un rouge sombre, on voit naître des tubercules durs et saillants, qui, dès leur début, se recouvrent de croûtes au-dessous desquelles on ne tarde pas à constater l'existence d'une ulcération plus ou moins profonde; cette ulcération, dans la variété dite *perforante*, peut détruire avec la plus grande rapidité les ailes du nez, le voile du palais, une portion des lèvres, des joues, du pavillon de l'oreille, etc.

Les éléments de la syphilide tuberculo-ulcéreuse sont habituellement disposés en groupes affectant la forme circulaire; quand plusieurs groupes se développent sur la même région et qu'ils viennent à se rencontrer, il en résulte une ulcération irrégulière dont les bords sont constitués par des segments de cercle, indiquant bien le mode de formation qu'a suivi l'ulcération.

Les croûtes dans la syphilide tuberculo-ulcéreuse sont d'un jaune verdâtre très-foncé et souvent noirâtres, quand l'ulcération a fourni du sang qui s'est mélangé au pus sécrété. Leur épaisseur est, en général, considérable ; on en voit qui sont saillantes et bombées; d'autres dépassent à peine le niveau des téguments par suite de la profondeur de l'ulcération sur laquelle elles reposent et qui enchâsse leurs bords; d'autres enfin présentent une petite dépression centrale comme des cupules légèrement excavées. Cette disposition excavée des croûtes est très-prononcée dans la syphilide tuberculo-ulcérante gangréneuse, dont nous aurons à nous occuper plus loin.

Les croûtes ont une étendue en rapport avec celle de l'ulcération dont elles suivent le mouvement d'agrandissement; elles s'accroissent par leur face profonde et par leurs bords; elles se renouvellent ordinairement plusieurs fois pendant la durée de l'ulcération.

Les ulcères, dans la variété qui nous occupe, détruisent surtout en profondeur; leur configuration est celle que nous avons indiquée à propos des croûtes. Il est nécessaire pour les étudier de provoquer la chute de celles-ci; on voit alors apparaître des ulcérations profondes, dont le fond grisâtre est baigné par un pus jaune verdâtre épais, et dont les bords taillés à pic sont durs et violacés ou d'un rouge sombre.

D'une durée généralement fort longue, la syphilide tuberculo-ulcéreuse s'étend par le développement de nouveaux tubercules suivis de nouvelles croûtes, et qui, presque toujours groupés circulairement, donnent au contour des parties malades la disposition arrondie que nous avons déjà signalée plus haut.

Lorsque, sous l'influence d'un traitement rationnel, l'affection est enrayée dans sa marche et qu'elle a de la tendance à guérir, l'ulcère perd peu à peu l'aspect que nous avons décrit; son fond devient rouge, granuleux; ses bords s'affaissent; il prend l'apparence d'une plaie simple; les croûtes verdâtres, épaisses, sont alors remplacées par des croûtes jaunâtres, plus sèches et plus minces, qui, après s'être reproduites un certain nombre de fois, disparaissent définitivement.

A l'ulcère succède une cicatrice déprimée, qui, d'abord d'un rouge sombre ou cuivré, puis brunâtre, devient à la longue tout à fait blanche; il n'est pas rare d'y rencontrer des brides inodulaires. Envisagée dans son ensemble, cette cicatrice présente des points plus déprimés et d'un blanc plus mat, qui correspondent à autant d'éléments tuberculeux dans la période initiale.

b. Deuxième variété.— Syphilide tuberculo-ulcéreuse serpigineuse. — La syphilide serpigineuse, dont on trouve une excellente description dans le livre de M. Rayer, se définit par sa marche. Elle n'a pas toujours des tubercules pour point de départ, car, comme nous l'avons dit, elle peut aussi prendre naissance à l'occasion de pustules et de gommes ulcérées.

Quoi qu'il en soit, les ulcérations de la syphilide serpigineuse, qu'elles soient ou non consécutives à des poussées de tubercules, présentent ce caractère particulier de s'étendre d'un côté pendant qu'elles se cicatrisent de l'autre; elles labourent ainsi des régions très-étendues et affectent tantôt la forme d'une bande circulaire ou en spirale, tantôt celle d'une lettre de l'alphabet, d'un **A**, d'un **V**, d'un **M**, d'un **N**, d'un **T**, etc.

La syphilide serpigineuse a pour siége de prédilection la face externe des membres, le pourtour des articulations, le dos, les épaules, et la figure, où l'on rencontre très-souvent aussi la scrofulide maligne serpigineuse.

Elle débute généralement par un groupe de gros tubercules violacés ou d'un rouge livide, auxquels succèdent des ulcères profonds, grisâtres, avec des bords durs et taillés à pic. Ces ulcères se cicatrisent en totalité ou en partie pendant que de nouveaux éléments éruptifs apparaissent du côté où il n'y a pas encore de cicatrices, ou si celle-ci est complète, du côté où les derniers tubercules se sont développés. S'avançant ainsi par une de ses extrémités, l'ulcération trace un véritable sillon, qui enlace toute une région ou la circonférence d'un membre, sillon recouvert de croûtes épaisses d'un brun verdâtre, interrompues çà et là par des surfaces ulcérées, baignées de pus, par des cicatrices profondes et par des portions de peau qui ont échappé à la destruction. C'est alors que l'éruption peut affecter dans son ensemble la forme d'une lettre de l'alphabet. Mais la syphilide serpigineuse progresse quelquefois d'une manière différente : au lieu de s'étendre par une de ses extrémités, l'ulcère s'avance par un de ses bords. Dans presque tous les cas, les îlots de peau saine finissent par se recouvrir à un moment donné d'une poussée tuberculeuse, qui les transforme en tissu cicatriciel, comme les parties environnantes.

Lorsque l'affection a de la tendance à guérir, le fond des ulcères s'élève, devient granuleux et sécrète un pus moins abondant et moins consistant ; les bords durs et taillés à pic s'affaissent, et enfin la cicatrisation a lieu. Généralement inégale, sillonnée de brides inodulaires, la cicatrice est déprimée par place ; elle présente d'abord une couleur rouge sombre et un peu plus tard brunâtre, qui devient d'un blanc mat, lorsque plusieurs mois se sont écoulés.

Avant de passer outre, il est utile de faire savoir que la syphilide tuberculo-serpigineuse ne se présente pas toujours avec une apparence aussi redoutable que celle que nous venons de signaler ; dans bon nombre de cas, elle n'ulcère la peau que très-superficiellement et ne laisse à sa suite que des cicatrices peu apparentes.

La syphilide tuberculo-ulcéreuse affecte toujours une marche chronique, ce qui ne l'empêche pas de s'accompagner fréquemment de tension, de douleurs et d'un certain gonflement ; c'est principalement lorsqu'elle siége à la face en raison de la richesse vasculaire de cette région et aux jambes par suite de leur situation déclive, qu'on observe ces symptômes. Les douleurs peuvent être alors assez marquées au niveau des ulcères syphilitiques pour causer de l'insomnie.

La *durée* de la syphilide tuberculo-ulcéreuse, toujours très-longue, varie de quelques mois à plusieurs années, et comme l'affection n'a aucune tendance à se terminer spontanément par la guérison, on est obligé de faire intervenir un traitement antisyphilitique convenablement institué.

Au nombre des complications graves à redouter pendant le cours d'une syphilide tuberculo-ulcéreuse, je dois citer les altérations syphilitiques des viscères qui souvent entraînent l'état cachectique et consécutivement la mort. La terminaison fatale, quand elle a lieu, peut encore être la conséquence d'autres complications variées, telles que la gangrène d'un membre, la phlébite d'un gros tronc veineux, etc.

B. — *Séméiotique.*

1° *Diagnostic.* — La syphilide tuberculo-ulcéreuse peut être confondue avec les autres variétés de la syphilide ulcéreuse et avec certaines affections propres comme le chancre serpigineux et les plaques muqueuses ulcérées ; elle peut l'être aussi avec des affections qui n'appartiennent pas à la syphilis.

Il résulte des détails mêmes dans lesquels je suis entré, que les syphilides pustulo et tuberculo-ulcéreuse présentent dans le cours de leur évolution un grand   mbre de points de ressemblance; on arrivera cependant, dans la plupart des cas, à les distinguer l'une de l'autre, en tenant compte de leur mode de début, qui est pustuleux dans un cas, tuberculeux dans l'autre; en tenant compte aussi des caractères de l'ulcération qui est plus profonde, entourée d'un bourrelet plus dur et d'un rouge plus sombre dans la forme tuberculeuse que dans la forme pustuleuse. Hâtons-nous d'ajouter, d'ailleurs, qu'une erreur de diagnostic ne portant que sur le genre et non sur la nature de l'affection n'aurait pas une grande importance, puisque le traitement est identiquement le même dans les deux cas.

Je passe sous silence, en ce moment, le diagnostic différentiel des formes tuberculo-ulcéreuse et gommeuse, me réservant de traiter cette question à propos de la syphilide gommeuse.

Les plaques muqueuses ulcérées par la précocité de leur apparition, l'absence de croûtes, d'atmosphère dure, d'auréole cuivrée, de toute cicatrice persistante, par leur coïncidence avec d'autres plaques non ulcérées, se distinguent facilement de la syphilide tuberculo-ulcéreuse.

La syphilide tuberculo-ulcéreuse serpigineuse pourrait être confondue avec le *chancre phagédénique serpigineux*. Mais le chancre serpigineux a généralement pour point de départ un bubon ulcéré de l'aine, ou un ulcère des parties génitales; il sécrète un pus inoculable, moins consistant que celui de la syphilide serpigineuse et qui ne donne pas naissance, comme dans cette dernière affection, aux croûtes épaisses, vernissées, brun verdâtre, dont nous avons parlé plus haut; de plus, il ne présente jamais d'éléments tuberculeux, et quelle que soit son étendue, il n'est jamais interrompu par des portions de peau saine, comme l'ulcère de la syphilide serpigineuse.

La *scrofulide serpigineuse* se distingue de la syphilide serpigineuse par des bords violacés et décollés, par l'état fongueux et saignant de la surface ulcérée, par le peu de consistance du pus sécrété et par des cicatrices bridées comme celle de la brûlure. La connaissance des antécédents du malade est aussi de nature à jeter une grande clarté sur le diagnostic différentiel des deux affections.

Il est une autre affection scrofuleuse qui peut être confondue avec la syphilide tuberculo-ulcéreuse, je veux parler de la *scrofulide maligne crustacée-ulcéreuse*. La couleur des éléments éruptifs, qui sont d'un rouge ocreux et non cuivrés, la coloration moins foncée des croûtes, l'aspect des ulcérations, qui sont fongueuses, saignantes, à bords décollés, la teinte rouge pâle de l'auréole, la difformité des cicatrices, qui sont saillantes, vasculaires, parsemées de brides kéloïdiennes, la coexistance de caries osseuses constituent autant de signes qui permettront de reconnaître facilement la nature scrofuleuse de l'affection.

Lorsque l'affection ulcéreuse occupe le nez et les fosses nasales, on doit s'enquérir de l'état de la cloison; si on la trouve perforée, ce sera une raison de croire à la nature syphilitique de l'altération, le lupus syphilitique ayant tendance marquée à débuter par la muqueuse pour s'étendre consécutivement à la peau, tandis que le lupus scrofuleux débute plus souvent par les téguments cutanés et ne s'étend que consécutivement à la muqueuse. Dans les cas douteux, le traitement antisyphilitique sera une excellente pierre de touche.

Plus souvent qu'on ne pense, la syphilide tuberculo-ulcéreuse a été prise pour un *cancroïde ulcéré* ; c'est surtout à la face que les chirurgiens ont enlevé de ces prétendus cancroïdes, dont l'iodure de potassium aurait fait prompte justice. Une telle erreur sera facilement évitée, si l'on songe que l'ulcère cancroïdique est presque toujours unique, qu'il se développe avec une excessive lenteur, que sa forme n'offre rien de régulier ni de constant; que son fond est inégal, anfractueux, formé de bosselures et d'enfoncements alternatifs, d'une teinte violacée, grisâtre, parfois rouge et comme vernissée, que ses bords sont épais, durs, renversés en dehors, de manière à constituer un bourrelet induré, dont l'importance, au point de vue du diagnostic, est extrême, qu'à la longue on voit survenir l'engorgement des ganglions qui correspondent à la partie malade. Si l'on veut mettre en regard de ces caractères propres à l'ulcère cancroïdique ceux qui appartiennent à la syphilide tuberculo-ulcéreuse, il sera difficile, je le répète, de commettre l'erreur que je signalais en commençant.

Les autres *ulcérations cancéreuses* sont caractérisées par la dureté spéciale des tissus sur lesquels elles reposent, par l'écoulement d'un liquide ichoreux et fétide, par l'existence de douleurs lancinantes souvent très-intenses, par l'engorgement rapide des ganglions lymphatiques en rapport anatomique avec elles. Ajoutons que si l'on conservait quelque doute sur la nature de l'affection, il serait toujours prudent de faire l'essai d'une médication antisyphilitique, avant d'avoir recours aux moyens chirurgicaux.

Un mot en passant sur les *ulcères variqueux*, qui, situés aux membres intérieurs, chez des individus dont les veines flexueuses et dilatées sont faciles à apercevoir à travers la peau, uniques, ou du moins très-peu nombreux, dépourvus de croûtes et d'auréole cuivrée, ne peuvent guère en imposer pour une syphilide tuberculo-ulcéreuse.

Il nous reste encore, avant d'abandonner le sujet qui nous occupe, à établir le diagnostic différentiel de la syphilide tuberculo-ulcéreuse et des ulcères lépreux et mycositiques, les uns et les autres très-rares à l'hôpital Saint-Louis et dans la pratique de la ville.

Les *ulcères lépreux*, outre qu'ils reposent sur des tissus extrêmement pâles, comme malaxés ou lavés outre mesure, et qu'ils fournissent un ichor sanieux et fétide très-abondant, sont surtout caractérisés par l'atonie et l'*insensibilité* de leur surface. Ajoutons qu'ils se rencontrent sur des individus qui ont habité plus ou moins longtemps les contrées où la lèpre règne endémiquement et qu'ils s'accompagnent des autres altérations propres à cette maladie, telles que macules, tubercules, etc.

Le *mycosis fongoïde* est une maladie très-curieuse, signalée par Alibert, qui lui donna le nom sous lequel nous la désignons nous-même, et la plaça dans son groupe des dermatoses véroleuses.

Cette maladie, propre à notre climat, mais extrêmement rare, est caractérisée par des excroissances de forme orbiculaire et lisse, d'un volume variable et souvent considérable, isolées ou agglomérées, circonscrites à une seule région ou répandues en grand nombre sur toute la surface du corps, *insensibles* à la piqûre, à l'excision, caractère qui les rapproche des altérations lépreuses. Ces tumeurs peuvent se résorber, mais souvent aussi elles se ramollissent et donnent lieu à des ulcères du plus mauvais aspect. « On s'imagine voir, dit Alibert, des fruits se pourrir et se dénaturer sur la tige qui les supporte. » Ces ulcères restent en général superficiels, blafards et livides; de leur surface s'écoule un liquide épais, verdâtre, d'une fétidité extraordinaire, *sui generis*, qui se convertit en croûtes dures d'une teinte sombre et noirâtre. La coïncidence des ulcères avec les tumeurs dont nous venons de parler empêchera toujours qu'on ne confonde le mycosis fongoïde avec une affection syphilitique quelconque (1).

2° *Pronostic*. — La gravité du pronostic de la syphilide tuberculo-ulcéreuse ressort suffisamment des considérations dans lesquelles je suis entré en faisant l'histoire de cette affection.

§ III. — TROISIÈME FORME. — SYPHILIDE GOMMEUSE (HIDROSADÉNITE SYPHILITIQUE) (2).

A. — *Nosographie*.

Définition. — La syphilide gommeuse, généralement confondue avec la syphilide tuberculo-ulcéreuse, notamment par M. Rayer et M. Bassereau, qui en ont donné de

---

(1) Voir, pour plus de détails sur le mycosis fongoïde, les Leçons de M. Bazin sur les affections artificielles et les diathèses recueillies par le docteur Guérard.

(2) La lecture du Mémoire de M. Verneuil sur l'*hidrosadénite phlegmoneuse et les abcès sudoripares* (*Arch. génér. de médecine*, novembre 1864, mars et avril 1865), a complétement convaincu M. Bazin que l'affection qu'il avait considérée jusqu'alors comme constituée par des gommes de la peau, et qu'il avait décrite sous le nom de *syphilide gommeuse*, a son siége véritable dans les

bonnes descriptions, est caractérisée par une éruption de petites tumeurs sous-cutanées (tubercules sous-cutanés des auteurs précédents), dures, indolentes et primitivement mobiles, qui s'enflamment, deviennent adhérentes à la peau et finissent par la perforer, en donnant lieu à des ulcères.

Les tumeurs en question peuvent être disséminées sur une grande étendue du corps ou disposées en groupes sur une ou plusieurs régions ; elles peuvent aussi, comme cela s'observe dans les deux autres formes de syphilide ulcéreuse, devenir le point de départ d'ulcérations serpigineuses.

De là, trois variétés de syphilide gommeuse : la syphilide gommeuse éparse, la syphilide gommeuse en groupes et la syphilide gommeuse serpigineuse. Je me borne à vous signaler en passant la variété serpigineuse, vous renvoyant pour les détails au chapitre précédent, dans lequel j'ai longuement insisté sur les particularités que présentent les ulcères syphilitiques à marche serpigineuse.

Les gommes de la peau sont isolées ou réunies par groupes ; leur nombre varie de deux ou trois à cent ou cent cinquante. Quand elles sont groupées, elles se rencontrent principalement sur le côté externe des membres et la partie

---

glandes sudoripares ; de là cette dénomination d'hidrosadénite syphilitique que nous avons accolée à celle de syphilide gommeuse.

Si l'on veut bien, en effet, prendre la peine de lire comparativement la description qu'a donnée M. Verneuil de l'hidrosadénite phlegmoneuse et celle que nous donnons ici et qui avait été déjà donnée dans les Leçons de 1858 de la syphilide gommeuse, on verra que, dans les deux cas, la lésion se comporte de la même manière, à part toutefois certaines nuances qui sont en rapport avec la cause productrice. (*Note du Rédacteur.*)

postérieure des épaules, sur le crâne, sur la partie inférieure des jambes, etc.

Les gommes de la peau offrent dans leur évolution deux périodes bien distinctes : elles forment d'abord des tumeurs qui roulent sous le doigt et paraissent tenir à la partie profonde du derme par un pédicule étroit; le volume de ces tumeurs peut varier entre celui d'un pois et celui d'une petite noix; puis, lorsqu'elles doivent s'ulcérer, ce qui n'arrive pas toujours, le ramollissement de la tumeur commence par le centre, où l'on sent de la fluctuation, tandis que la base est encore indurée; c'est une espèce de coque arrondie. Quand l'ouverture est sur le point de se faire, le centre de la petite tumeur devient plus saillant et contracte des adhérences plus intimes avec la peau, qui est violacée en cet endroit; après l'ouverture, on sent la tumeur, dure encore à la circonférence. Le pus est sanieux, plus ou moins fétide, pareil à la colle ou à une solution de gomme.

Après l'évacuation du pus, il reste un ulcère d'une forme toute particulière ; cet ulcère, taillé comme à l'emporte-pièce et entouré d'une auréole violacée, est généralement arrondi; l'orifice en est plus étroit que le fond, qui est recouvert par une matière jaunâtre concrète, sorte de bourbillon dont la présence est caractéristique.

Lorsque les tumeurs gommeuses sont réunies en grand nombre sur une même région, les différentes ulcérations que nous venons de décrire peuvent se rencontrer et donner naissance à des ulcères irréguliers dont l'étendue est variable; la peau de cette région est d'un rouge sombre ou cuivré ; elle présente çà et là des bosselures de même couleur, les unes dures et les autres d'une grande mollesse.

Lorsque la guérison s'opère, le fond des ulcères s'élève; la matière concrète se détache, et enfin il se forme une cicatrice arrondie, déprimée, blanche au centre et brunâtre au pourtour.

La marche, la durée et la terminaison de la syphilide gommeuse se prêtent absolument aux mêmes considérations que celles que nous avons déjà développées à propos de la syphilide tuberculo-ulcéreuse; il me paraît donc inutile de les répéter ici.

B. — *Séméiotique*.

1° *Diagnostic*. — En fait d'éruptions syphilitiques, je ne vois guère que la syphilide *tuberculo-crustacée ulcéreuse* qui puisse être confondue avec la syphilide gommeuse en groupes.

Ces deux syphilides ont pour caractère d'être successives ou serpigineuses; mais, dans la première forme, ce sont des gommes cutanées bien différentes des tubercules. La peau est amincie, mais elle est intacte dans la gomme; elle fait corps avec le tubercule dans la seconde forme. Au fur et à mesure que disparaissent les gommes et les tubercules, de nouvelles poussées éruptives se manifestent : sur des surfaces arrondies, irrégulières, dans la syphilide gommeuse; en décrivant, dans la plupart des cas, des formes déterminées, celles d'un fer à cheval ou d'une lettre de l'alphabet, dans la syphilide tuberculo-crustacée ulcéreuse.

Lorsque les gommes sont ulcérées et réunies de manière à former un ulcère unique, couvert d'une suppuration plus ou moins sanieuse, le diagnostic est quelquefois très-obscur, parce que l'ulcère syphilitique simule parfaitement, dans un grand nombre de cas, l'ulcère de la *scrofulide profonde.*

Il faut bien savoir, ainsi que je l'ai établi dans mes *Leçons sur la scrofule*, où j'ai discuté la question qui nous occupe (p. 242 et suiv.), que, dans des cas d'un diagnostic si difficile, on manque presque toujours des notions qui seraient si utiles sur les antécédents du malade, et qu'on ne trouve pas sur le sujet d'autre affection propre à faire reconnaître la nature du mal ; en un mot, on en est réduit, pour asseoir son diagnostic, aux seuls caractères de l'ulcère qu'on a sous les yeux.

Eh bien! sur cet ulcère unique, on peut trouver quelques-unes des particularités propres aux gommes ulcérées, et ces particularités suffisent pour émettre une opinion exacte sur la nature de l'affection.

D'abord, la circonférence de l'ulcère, dans beaucoup de cas, est sinueuse, frangée, formée par la réunion d'un grand nombre de segments circulaires; ou bien on dirait une bandelette de linge troué, détachée du fond de l'ulcère, sans adhérence avec la partie sous-jacente. Le fond de l'ulcère lui-même est très-remarquable; il n'est pas formé par un plancher unique, il semble comme étagé. Sur chaque compartiment on peut voir des perforations, qui ne sont autre chose que les ouvertures des gommes plus profondément situées et qui viennent toutes aboutir au foyer commun, de telle sorte que l'ulcère est non-seulement le produit de la suppuration et de l'ulcération des gommes cutanées et sous-cutanées, mais encore de toutes les poussées de gommes venant de départements très-différents, de couches de plus en plus profondes, depuis le tissu cellulaire sous-cutané jusqu'au périoste.

Il y a un autre caractère, encore bien important à connaître pour le diagnostic, c'est la présence sur les surfaces ulcérées d'une couche blanchâtre, putrilagineuse, comme gangréneuse, qui caractérise, suivant moi, d'une manière très-positive la nature syphilitique de l'affection.

J'admets actuellement, ainsi que cela a été dit au commencement de ce chapitre, que la syphilide gommeuse est constituée non par de véritables gommes de la profondeur du derme, comme je l'avais cru jusqu'alors, mais bien par une inflammation spécifique des glandes sudoripares ; c'est la lecture du récent mémoire de M. Verneuil sur l'*hidrosadénite phlegmoneuse* et les *abcès sudoripares* qui a amené en moi cette conviction. Il n'y a point lieu, par conséquent, d'établir d'une manière générale le diagnostic différentiel de la syphilide gommeuse, ou *hidrosadénite syphilitique*, et de l'hidrosadénite phlegmoneuse dont elle fait partie à titre de variété ; mais il y a lieu de distinguer la syphilide gommeuse ou hidrosadénite syphilitique de certaines autres variétés d'hidrosadénite phlegmoneuse, entre autres de l'*hidrosadénite scrofuleuse*, qu'on trouve décrite dans mes leçons sur la scrofule, sous le nom de *scrofule cellulaire* ou *écrouelles cellulaires ;* c'est ce diagnostic différentiel que nous allons essayer d'établir.

De même que l'hidrosadénite syphilitique, l'hidrosadénite scrofuleuse se compose de petites tumeurs et de petits abcès, tantôt très-rares et tantôt très-multipliés ; on les observe indistinctement sur toutes les parties du corps ;

toutefois ils occupent plus particulièrement la face, le cou, la partie interne des membres, tandis que ceux de la syphilis se rencontrent principalement sur le côté externe des membres, à la partie postérieure des épaules, sur le tronc, la partie inférieure des jambes. Ils sont, dans les deux cas, isolés ou réunis par groupes; dans les deux cas aussi, ils se terminent par la perforation de la peau qui les recouvre, à la suite de laquelle la poche ou le kyste se vide par l'évacuation d'un pus sanieux ; dans les deux cas enfin, l'ouverture s'agrandit et se transforme en ulcère.

Voilà pour les caractères communs, mais les caractères différentiels sont bien plus nombreux et bien plus frappants.

Dans l'hidrosadénite scrofuleuse, les petites tumeurs ont une période d'induration moins longue, elles forment une saillie moins distincte sous la peau, leur consistance est moins dure que celle des petites tumeurs de l'hidrosadénite syphilitique; la suppuration les envahit presque simultanément dans toute leur étendue ; elles forment alors sur la peau une saillie en cône; quand elles sont ouvertes, on trouve la peau amincie, complétement décollée dans toute l'étendue de la poche ; le pus est semblable à du petit-lait, plus ou moins trouble, jaunâtre ou roussâtre, avec des fragments caséeux ou fibrineux d'une odeur fade. Après l'évacuation du pus, la base de la tumeur se couvre d'un cercle érythémateux rosé ou violacé.

Dans l'hidrosadénite syphilitique, la suppuration commence par le centre de la tumeur, tandis que la base reste encore indurée ; la peau n'est pas soulevée en cône; l'induration de la base persiste, alors même que le pus est évacué ; le pus est sanieux, plus ou moins fétide, pareil à la colle ou à une solution de gomme ; après l'évacuation du pus, la base de la tumeur se recouvre d'un cercle rouge, sombre ou cuivré. Ajoutons encore, comme dernier caractère différentiel, la marche différente des deux affections sous l'influence des traitements appropriés. L'affection syphilitique arrive bien plus vite à parfaite cicatrisation que l'affection scrofuleuse.

2° *Pronostic*. — Le pronostic de la syphilide gommeuse ou hidrosadénite syphilitique présente autant de gravité que celui de la syphilide tuberculo-ulcéreuse.

CHAPITRE IV.

DES SYPHILIDES MALIGNES PRÉCOCES (1).

CONSIDÉRATIONS GÉNÉRALES.

A. — *Nosographie.*

Les éruptions que nous venons de passer en revue appartiennent à la forme commune de la syphilis, la seule dont on s'occupe dans les traités modernes de syphiliographie; mais à côté de cette forme, qui ne dépasse jamais les limites d'une intensité modérée, au moins en ce qui concerne les premières manifestations constitutionnelles, il en existe une autre qui mérite l'épithète de *maligne* et qui rappelle, par la rapidité de sa marche et la gravité de ses symptômes, la syphilis épidémique qui désola l'Europe à la fin du quinzième siècle et au commencement du seizième; on y observe, comme premières poussées du côté de la peau, des éruptions à tendance ulcéreuse et même gangréneuse, que nous al-

---

(1) C'est le titre que j'ai adopté pour ma thèse inaugurale (Thèses de Paris, 1864, n° 59), qui a paru sous forme de mémoire chez M. A. Delahaye, et dans laquelle j'ai étudié avec détails le sujet qui nous occupe en ce moment. Dans le but d'éviter une nouvelle rédaction, qui serait tout à fait inutile, puisque mon travail a été entrepris sous l'inspiration des idées de M. Bazin et avec l'aide de matériaux recueillis presque tous dans son service, il m'arrivera quelquefois de reproduire textuellement des passages de ma thèse dans le cours des descriptions qui vont suivre. (*Note du Rédacteur.*)

lons maintenant étudier sous le nom de *syphilides malignes précoces*.

On peut résumer brièvement l'histoire des syphilides malignes précoces, en disant qu'elles participent à la fois par leurs caractères des syphilides exanthématiques et des syphilides circonscrites ulcéreuses.

Elles tiennent des syphilides exanthématiques ou généralisées en ce sens que leur apparition suit de très-près le moment de la contagion, qu'elles sont précédées et accompagnées de phénomènes généraux souvent fort intenses, qu'elles recouvrent toute la surface du corps et provoquent l'engorgement du système lymphatique, mais elles s'en éloignent par leur mode pathogénique, qui est tout à fait analogue à celui des syphilides circonscrites ulcéreuses. Comme ces dernières, en effet, elles sont composées de boutons purulents ou tuberculeux qui s'ulcèrent ou se gangrènent et laissent à leur suite des cicatrices indélébiles.

Une autre particularité de leur histoire qui les rapproche des syphilides ulcéreuses, c'est qu'elles réclament les mêmes moyens thérapeutiques : le mercure administré seul n'a que peu d'action contre elles, parfois même il semble les aggraver, tandis que l'iodure de potassium substitué aux préparations mercurielles ou employé conjointement avec elles produit généralement le meilleur effet contre ces sortes d'éruptions.

Sur les muqueuses, les altérations sont loin de présenter la même gravité que sur la peau ; elles consistent pour la gorge tantôt en une simple rougeur sombre, avec ou sans hypertrophie des amygdales, avec ou sans plaques opalines, tantôt en des productions membraneuses, épaisses, blanchâtres, qui laissent en disparaissant des ulcérations grisâtres très-superficielles. Toutefois, la pituitaire semble faire exception à cette règle de la bénignité des altérations observées du côté des muqueuses pendant le premier temps de la syphilis maligne. M. Dubuc a reproduit dans sa thèse les observations de deux malades atteints de syphilide maligne précoce tuberculo-ulcéreuse, chez lesquels on constata une destruction très-étendue de la cloison des fosses nasales. Chez l'un de ces malades, qui fut pris, une semaine après le début de l'éruption, de symptômes très-intenses de coryza avec jetage abondant et ulcération des fosses nasales, qui en même temps présentait une grande prostration des forces et une fièvre assez marquée, qui, de plus, était maréchal-ferrant, on crut pendant quelque temps qu'il s'agissait d'un cas de morve aiguë.

Il est fréquent de voir les phénomènes généraux persister et même s'aggraver pendant la durée des syphilides malignes précoces. Les malades ont de la fièvre continue avec exacerbation le soir et augmentation de la céphalée. Ils maigrissent, pâlissent, prennent une apparence cachectique et, comme ces malheureux en proie à des éruptions d'aspect repoussant, craignent de ne jamais guérir, il leur vient souvent à l'esprit l'idée de suicide.

L'appétit peut être conservé, quelquefois même il est vorace, d'autres fois, il est nul. Assez fréquemment on observe des troubles gastriques et intestinaux, des envies de vomir, de la diarrhée, mais ce sont là presque toujours des phénomènes intercurrents dus surtout aux moyens thérapeutiques mis en usage.

Il n'est pas rare de voir survenir, dans le cours des

syphilides malignes précoces des phénomènes nerveux d'une excessive gravité, un sentiment d'engourdissement dans un des membres, des attaques épileptiformes, ainsi que M. Dubuc en a rapporté des exemples dans sa thèse. Les phénomènes de cet ordre peuvent être raisonnablement expliqués par le développement prématuré d'exostoses intra-crâniennes ou intra-rachidiennes. D'autres fois on observe les phénomènes nerveux ataxiques, qui sont le cortége obligé de toute fièvre hectique arrivée à son dernier période et qui doivent faire craindre une mort prochaine. Indépendamment des exostoses intra-splanchniques, dont nous venons de signaler l'existence probable, à propos des complications nerveuses, on peut aussi en trouver d'autres qui sont perceptibles au toucher et qui s'accompagnent de douleurs ostéocopes bien caractérisées, notamment sur la face interne des tibias et sur le bord postérieur des cubitus.

En raison du développement précoce des syphilides dont nous nous occupons ici, on retrouve habituellement sur les individus qui en sont atteints l'accident initial ou tout au moins des traces indiquant que la guérison en est récente.

La *marche* des syphilides malignes précoces est toujours lente et chronique ; leur *durée* n'est jamais moindre que plusieurs mois, et comme à une première poussée en succèdent ordinairement de nouvelles, qui affectent aussi le caractère ulcéreux, il en résulte que la durée totale de l'affection est souvent de plusieurs années.

On peut observer une *guérison* durable, mais d'autres fois les malades tombent dans un état de cachexie extrême et finissent par succomber.

La *mort*, quand elle a lieu, arrive de différentes manières :

tantôt elle est due à une sorte d'épuisement graduel, de marasme porté jusqu'aux limites extrêmes ; d'autres fois, elle résulte de ce que des lésions viscérales empêchent le fonctionnement d'organes indispensables à la vie ; d'autres fois, enfin, elle est la conséquence de maladies intercurrentes, érysipèle, pneumonie, etc., qui tirent leur principale gravité de la débilitation profonde dans laquelle est plongée l'économie.

B. — *Séméiotique.*

1° *Diagnostic.* — Je me contenterai d'établir ici le diagnostic de la syphilis maligne elle-même et des maladies qui lui ressemblent le plus, comme la lèpre à marche aiguë, la morve aiguë et le farcin aigu, renvoyant pour le diagnostic différentiel de chaque forme de syphilis maligne précoce en particulier au chapitre qui traitera spécialement de cette forme.

On sera rarement tenté de confondre la *lèpre*, maladie spontanée et spéciale à certains climats, qui marche lentement et se traduit par l'apparition successive de macules fauves, bronzées, etc., de tubercules et d'ulcères au niveau desquels la sensibilité normale est émoussée ou même complétement éteinte, avec la syphilis maligne, dont l'évolution est beaucoup plus rapide et les lésions toutes différentes.

Toutefois, dans des cas très-rares dont on peut, suivant MM. Boeck et Daniellsen, évaluer la proportion à trois sur cent cinquante, la lèpre à forme tuberculeuse prend un caractère aigu et produit en quelques semaines tous les désordres qui demandent habituellement plusieurs années pour se réaliser ; mais les altérations lépreuses, à part les déformations hideuses qu'elles amènent et que les anciens avaient caractérisées pour le visage par les dénominations très-significatives de satyriasis, de léontiasis, etc., présentent une particularité caractéristique : l'*insensibilité*, qui permet toujours de les rapporter à leur véritable origine.

La syphilis maligne n'est pas sans analogie avec la *morve aiguë* et le *farcin aigu*, qui se traduisent par l'apparition rapide de plaques érysipélateuses, de bulles, de pustules, de plaques gangréneuses (morve aiguë), d'angioleucites souvent suppuratives, d'abcès d'une physionomie spéciale, qui tendent vers l'ulcération, d'une éruption pustuleuse et gangréneuses (farcin aigu), le tout accompagné d'un appareil fébrile intense et d'une altération profonde de la constitution. Toutefois, l'existence du jetage dans la morve aiguë, le mélange de toutes ces lésions : abcès, pustules, bulles, plaques érysipélateuses et gangréneuses, angioleucites suppuratives, qui n'ont aucun des caractères objectifs propres aux altérations syphilitiques, l'excessive intensité des symptômes généraux donnent à la maladie farcino-morveuse aiguë une physionomie terriblement grave qui, dans la grande majorité des cas, empêchera de la confondre avec la syphilis à marche galopante.

Ajoutons que la morve aiguë se termine constamment par la mort dans un intervalle qui dépasse rarement trente jours, et que le farcin aigu, pour durer un peu plus longtemps, n'a pas une issue plus heureuse.

2° *Pronostic.* — Le pronostic des syphilides malignes précoces présente un haut degré de gravité, soit qu'on l'envisage au point de vue des lésions actuellement existantes ou bien de l'avenir des malades.

DES SYPHILIDES MALIGNES PRÉCOCES EN PARTICULIER.

Je n'avais admis dans mes leçons de 1863 que deux formes de syphilides malignes précoces : la forme *puro-vésiculeuse* et la forme *tuberculo-ulcérante gangréneuse;* à ces deux formes, il convient d'en ajouter une troisième, la forme *tuberculo-ulcéreuse*, dont la description a été donnée depuis par M. Dubuc dans sa thèse inaugurale (1) et dont l'existence m'a paru comme à lui suffisamment démontrée.

Nous décrirons donc successivement :

1° La forme puro-vésiculeuse ;
2° La forme tuberculo-ulcéreuse ;
3° La forme tuberculo-ulcérante gangréneuse.

§ I. — PREMIÈRE FORME. — SYPHILIDE PURO-VÉSICULEUSE.

A. — *Nosographie.*

Sous le nom de syphilide puro-vésiculeuse, nous décrirons quatre affections de la nomenclature de Willan : le pemphigus neo-natorum, le rupia, l'ecthyma profond et l'impétigo confluent. Ajoutons que, dans des cas assez rares, la syphilide pustulo-ulcéreuse disséminée et précoce, de même que la syphilide pustulo-ulcéreuse circonscrite et tardive, est constituée par des pustules d'acné syphilitique qui donnent lieu à des ulcères mamelonnés d'un aspect particulier.

J'ai longuement insisté sur le pemphigus neo-natorum, à

---

(1) P. 46 et suiv.

propos de la syphilis infantile ; je me borne à rappeler ici que cette éruption, décrite par Alibert sous le nom de *syphilide pustulante pemphigoïde,* signalée d'un autre côté par Krauss, qui nia sa nature syphilitique, est maintenant considérée, par la généralité des médecins, comme une des manifestations habituelles de la syphilis héréditaire.

Je pense, quant à moi, que la question de nature du pemphigus des nouveau-nés ne doit être tranchée d'une manière exclusive ni dans un sens, ni dans l'autre, ce pemphigus pouvant, suivant les cas, reconnaître pour cause l'influence de la diathèse syphilitique, ou bien n'être que la traduction d'un simple état cachectique. Lorsque l'affection est de nature syphilitique, on la reconnaît à ce que les bulles sont entourées d'une auréole cuivrée bien manifeste, en même temps que le liquide purulent qu'elles contiennent se transforme rapidement en croûtes épaisses, rugueuses, d'un brun verdâtre ; l'éruption n'est pas alors exclusivement limitée à la paume des mains et à la plante des pieds, comme on l'a avancé à tort. Le pemphigus de nature syphilitique entraîne presque toujours la mort des enfants qui en sont atteints ; il n'en est pas de même lorsqu'il est simplement cachectique ; on le voit habituellement, dans ce dernier cas, se terminer par la guérison.

Chez l'adulte, la forme puro-vésiculeuse est constituée soit par de l'impétigo confluent, soit par de l'ecthyma profond, soit par du rupia, affections génériques qui, d'ailleurs, se trouvent souvent réunies sur le même individu, ou bien encore par de l'acné. Comme nous avons décrit avec soin ces différentes variétés de lésions, à propos de la syphilide circonscrite pustulo-ulcéreuse, où elles offrent sensiblement les mêmes caractères que dans la syphilide puro-vésiculeuse, nous croyons inutile de revenir ici sur des détails graphiques, qu'on trouvera consignés plus haut. Nous allons donc nous contenter d'indiquer les particularités qui appartiennent en propre à la forme puro-vésiculeuse, particularités qui, pour le dire de suite, consistent surtout dans l'intensité des symptômes généraux et dans la généralisation de l'éruption, dont les éléments envahissent simultanément presque toutes les régions du corps. En d'autres termes, la syphilide puro-vésiculeuse présente réunis les caractères d'une syphilide exanthématique, ce qui ne doit pas nous surprendre, puisqu'elle est une manifestation précoce, et ceux d'une syphilide circonscrite ulcéreuse.

Avant la sortie de l'éruption, les malades se plaignent de céphalalgie gravative nocturne ou diurne, de roideurs et de douleurs articulaires, qui souvent s'exaspèrent par la chaleur du lit; ils sont inaptes à toute espèce de travail manuel ou intellectuel et ressentent une faiblesse et une courbature excessives, accompagnées d'une fièvre continue parfois assez intense ou d'accès intermittents, revenant chaque soir à la même heure, et ayant leurs trois stades aussi marqués que ceux des fièvres paludéennes. Cet appareil symptomatique, qui ne manque pas d'une certaine gravité, oblige presque toujours les malades à garder le lit, comme s'ils étaient atteints d'une maladie aiguë; il se déclare d'habitude plusieurs jours, et même deux ou trois septenaires avant la sortie de l'éruption et persiste plus ou moins longtemps avec celle-ci, soit qu'il aille en diminuant d'intensité, soit qu'au contraire, il présente une certaine aggravation. Quand l'affection dure depuis longtemps, soit qu'elle n'ait pas été combattue par les moyens appropriés, ou qu'elle ait résisté à la médication employée contre elle, la fièvre devient lente et continue, s'accompagne de diarrhée, de sueurs nocturnes, rappelle, en un mot, tous les caractères de la *febris hectica syphilitica* des anciens syphiliographes. On doit alors redouter la terminaison fatale dans un délai assez rapproché, surtout lorsqu'il y a en même temps complication d'altérations osseuses et viscérales.

L'éruption, dans la forme puro-vésiculeuse, n'affecte ordinairement aucun mode régulier de groupement, on la rencontre sur toutes les régions du corps; mais les régions où elle est le plus abondante sont : le visage, le cuir chevelu, la face dorsale du tronc, les membres, et principalement les membres inférieurs. Dans la période d'état, elle se compose de boutons ulcérés, recouverts de croûtes brun verdâtre, tantôt à peine saillantes, d'autres fois, au contraire, épaisses, rugueuses, formées de couches superposées, et comparées pour cette raison à des écailles d'huîtres.

Sur le visage, où aucune cause mécanique ne vient déranger le libre développement de ces croûtes, elle revêtent quelquefois l'apparence de saillies coniques, qui mesurent jusqu'à deux centimètres de hauteur.

Sur les régions couvertes, les frottements continuels auxquels sont soumises les surfaces malades empêchent les croûtes d'acquérir de pareilles dimensions en hauteur; mais là aussi elles sont épaisses, bombées, formées de couches superposées et rappellent assez bien la disposition des écailles d'huîtres auxquelles on les a comparées. Sur les groupes d'impétigo confluent, les croûtes sont moins saillantes, à cause des larges dimensions des surfaces ulcérées.

Cette disposition différente des croûtes en rapport avec l'étendue des ulcérations permet d'établir deux variétés dans la forme puro-vésiculeuse : la *variété simple* et la *variété proéminente*, la première répondant à l'impétigo confluent dont les croûtes sont peu saillantes, la seconde constituée par l'ecthyma profond et par le rupia.

Les ulcérations croûteuses, chez les malades atteints de syphilide puro-vésiculeuse, répandent une odeur fétide *sui generis;* elles sont le siége d'une cuisson très-vive et parfois même de douleurs assez intenses pour priver les malheureux patients de tout repos pendant la nuit. On peut, en pressant sur les croûtes, faire suinter, entre leurs bords et ceux de l'ulcération, un pus jaunâtre très-coagulable. Les croûtes tombent et se reproduisent un certain nombre de fois avant que les ulcères ne soient arrivés à la cicatrisation complète, mais comme elles diminuent à chaque fois d'épaisseur et d'étendue, il arrive un moment où, devenues minces et foliacées, elles pourraient en imposer pour une éruption squammeuse, si l'on se contentait d'un examen superficiel.

Les cicatrices, violacées et d'un rouge sombre tout d'abord, finissent par devenir tout à fait blanches; leur profondeur varie comme celle des ulcérations auxquelles elles ont succédé. Les plus superficielles ressemblent aux cicatrices de vaccin dont elles rappellent l'aspect gaufré et réticulé; les plus déprimées sont formées d'une pellicule uniforme blanche, indiquant que le tissu de la peau a été détruit dans toute son épaisseur. Dans quelques cas les cicatrices sont parsemées de brides inodulaires qui les font ressembler à des brûlures du troisième et du quatrième degré.

Les ulcères, au lieu de marcher vers la cicatrisation, prennent quelquefois la marche serpigineuse, mais cette complication s'observe principalement avec les formes tuberculeuses. La durée de la syphilide puro-vésiculeuse est extrêmement longue; presque toujours, en effet, elle se compose de poussées successives, qui se font suite sans interruption, chaque poussée mettant d'ailleurs plusieurs mois pour accomplir son évolution complète.

La guérison radicale ne s'obtient que très-difficilement, même avec le secours du traitement le mieux formulé; la complication de lésions osseuses et viscérales, conduisant à l'état cachectique et à la mort, est une terminaison qu'on observe malheureusement dans quelques cas.

B. — *Séméiotique.*

1° *Diagnostic.* — La syphilide puro-vésiculeuse se distingue de la *syphilide pustulo-ulcéreuse circonscrite* par la précocité de son apparition à la suite de l'accident primitif, par sa dissémination sur les différentes régions du corps, par l'intensité des symptômes généraux dont elle est précédée et accompagnée, et enfin par l'engorgement du système lymphatique auquel elle donne lieu. Les mêmes caractères et l'absence d'éléments tuberculeux au début serviront à la différencier de la *syphilide tuberculo-ulcéreuse circonscrite*.

La *gale*, quand elle est compliquée d'ecthyma, peut provoquer la formation sur différentes régions du corps, notamment sur les membres inférieurs, de croûtes noirâtres qui ressemblent, jusqu'à un certain point, aux croûtes de rupia syphilitique. Ces croûtes, toutefois, ne se rencontrent jamais sur le visage; elles sont minces, reposent sur des surfaces à peines exulcérés, n'ont point d'auréole cuivrée et ne laissent après leur chute aucune cicatrice persistante. Si, à ces signes négatifs, on ajoute ceux tirés de l'existence de démangeaisons très-vives, de la présence des sillons et d'une éruption vésiculeuse ou pustuleuse sur les sièges qu'affectionne plus particulièrement l'acarus (mains, mamelons, bas-ventre, verge, face interne des cuisses), il sera impossible de méconnaître longtemps la nature de l'affection qu'on a sous les yeux.

Dans le *pemphigus chronique* de nature arthritique ou dartreuse (je ne nie pas d'une manière formelle l'existence du pemphigus syphilitique chez l'adulte, mais ne l'ai point encore rencontré jusqu'à ce jour) les bulles sont habituellement suivies de la formation de croûtes assez épaisses, qui peuvent se rencontrer sur toutes les régions du corps, mais ces croûtes ne présentent aucun des caractères propres à celles de la syphilide puro-vésiculeuse : au lieu d'être noirâtres ou tout au moins d'un brun verdâtre, de reposer sur des ulcères profonds, taillés à pic et entourés d'une auréole cuivrée, elles sont jaunâtres, irrégulières, développées sur une surface légèrement excoriée d'un rouge plus ou moins intense. D'ailleurs, à côté de ces bulles desséchées et transformées en croûtes, on en voit presque tous les jours apparaître d'autres remplies de sérosité transparente, qui caractérisent suffisamment l'affection.

Le *rupia scrofuleux*, lorsqu'il est généralisé, peut assez facilement en imposer pour une syphilide puro-vésiculeuse. A quels signes nous sera-t-il permis de distinguer le rupia scrofuleux du rupia syphilitique? Dans l'affection scrofuleuse, les croûtes sont entourées d'une auréole d'un rouge bleuâtre ; elles sont plus saillantes, de couleur brun jaunâtre ; elles laissent à leur suite des ulcères couverts de granulations et de fongosités rougeâtres ; on les trouve à peu près indistinctement sur toutes les régions du corps, peut-être plus fréquemment sur les régions antérieures du thorax et sur les membres supérieurs. Dans l'affection syphilitique, les croûtes sont entourées d'une auréole cuivrée ; elles sont de couleur noirâtre, vernissées et laissent après leur chute des surfaces ulcérées grisâtres, à bords taillés à pic. Enfin, on les observe plus spécialement sur les membres inférieurs, les régions lombaire et dorsale.

2° *Pronostic.* — Le pronostic de la syphilide puro-vésiculeuse est de la plus haute gravité ; je n'ai besoin, pour justifier une pareille assertion, que de vous renvoyer aux développements dans lesquels je suis entré en faisant l'histoire de cette affection.

§ II. — DEUXIÈME FORME. — SYPHILIDE TUBERCULO-ULCÉREUSE.

A. — *Nosographie.*

Tous les auteurs qui ont écrit sur les syphilides se sont occupés de la syphilide tuberculo-crustacée ulcéreuse circonscrite et tardive ; mais aucun d'eux, à l'exception de M. Dubuc, n'a signalé la syphilide tuberculo-ulcéreuse généralisée et précoce. C'est qu'en effet cette variété d'éruption est très-rare, puisque je ne l'ai pas encore rencontrée ; toutefois, M. Dubuc en a rassemblé quelques cas dans sa thèse, et on trouvera plus loin une observation très-intéressante empruntée à son travail, qui ne laisse aucun doute sur l'existence de la syphilide tuberculo-ulcéreuse généralisée et précoce (1).

A ne considérer que chacun des éléments éruptifs en particulier, la lésion suit la même marche dans la syphilide maligne précoce tuberculo-ulcéreuse que dans la syphilide tuberculo-ulcéreuse circonscrite et tardive, et comme cette dernière est décrite tout au long dans un des paragraphes précédents, nous nous bornerons à esquisser le plus rapidement possible les traits de la variété qui nous occupe en ce moment.

On peut distinguer trois périodes dans la syphilide tuberculo-ulcéreuse précoce : une période tuberculeuse, une période ulcéreuse ou ulcéro-croûteuse, et une période cicatricielle.

1° *Période tuberculeuse.* — Après des troubles fonctionnels variés sur lesquels nous avons suffisamment insisté à propos de la forme qui précède, les tubercules apparaissent. Ils peuvent se montrer d'emblée sur toutes les régions du corps, comme dans l'observation citée plus loin, ou bien envahir successivement le visage, le tronc et les membres ; ils n'affectent au début aucun mode régulier de groupement, et sont plus ou moins confluents suivant les cas et suivant les régions.

(1) Depuis que ma thèse a été publiée, j'ai eu l'occasion de voir dans le service de M. Hardy un cas tout pareil, au point de vue de l'éruption, à celui auquel il est fait allusion ici. Il s'agissait d'une jeune femme dont le corps se recouvrit, comme première manifestation constitutionnelle et à peu de distance de l'accident primitif, d'une poussée de nombreux tubercules syphilitiques qui, envahis bientôt par le travail ulcératif, donnèrent naissance à autant d'ulcères larges et profonds dont la cicatrisation fut lente et difficile à obtenir.

(*Note du Rédacteur.*)

Ils consistent tout d'abord en de petits boutons du volume d'une tête d'épingle, rouges, saillants, coniques, assez semblables à l'éruption papuleuse qui marque le début de la variole, puis les boutons augmentent de volume, atteignent la grosseur d'un grain de chènevis, d'une lentille, d'une groseille rouge, quelquefois même d'une petite cerise. Les uns sont plats, d'autres coniques, d'autres hémisphériques. Ils présentent à leur période d'état une couleur rouge sombre, rouge cuivré, tirant quelquefois sur le noir, Cette couleur rouge sombre est importante à noter, en ce sens qu'elle indique que les boutons ont de la tendance à se terminer par ulcération. Les tubercules arrivés à un certain degré de développement sont souvent tendus, lisses et luisants, mais plus souvent encore ils sont recouverts de squammes blanchâtres assez épaisses.

2° *Période ulcéreuse.* — Il est rare que les tubercules restent longtemps sans présenter des traces du travail d'ulcération qui doit s'y manifester; presque toujours, peu après leur début, ils se couvrent de croûtes sous lesquelles se forme rapidement une ulcération plus ou moins profonde.

En même temps qu'ils s'ulcèrent, les tubercules deviennent le siége de douleurs assez vives. C'est à cette époque aussi qu'ils provoquent l'*engorgement du système lymphatique.*

Les ulcères peuvent rester un certain temps sans se recouvrir de croûtes. Ils sont profonds, taillés à pic avec un fond grisâtre, recouverts d'un pus sanieux jaune verdâtre, et des bords indurés d'un rouge sombre ou violacé. Dans la variété dite *perforante*, ces ulcères peuvent détruire toute l'épaisseur de la peau.

Leurs dimensions en largeur varient depuis 1 jusqu'à 4 et 5 centimètres.

Les croûtes *jaune verdâtre*, quelquefois brunâtres quand l'ulcération a fourni du sang, ne sont pas très-épaisses dans la variété d'éruption qui nous occupe; la plupart dépassent à peine le niveau des téguments, par suite de la profondeur de l'ulcération sur laquelle elles reposent; quelquefois même elles présentent une petite dépression centrale, comme des cupules légèrement excavées. Cette disposition excavée des croûtes est très-prononcée dans la syphilide tuberculo-ulcérante gangréneuse, dont nous aurons à nous occuper plus loin.

Les ulcérations peuvent prendre la marche serpigineuse; il est rare toutefois qu'on observe cette complication à l'occasion d'une première poussée éruptive.

Lorsque la marche de la syphilide tuberculo-ulcéreuse se trouve enrayée et que la tendance à la guérison se manifeste, l'ulcère perd peu à peu l'aspect qui le caractérise, son fond devient rouge, granuleux, ses bords s'affaissent, il prend l'apparence d'une plaie simple, et les croûtes brun verdâtre sont remplacées par des croûtes jaunâtres plus sèches et plus minces, qui finissent par devenir tout à fait squammeuses.

3° *Période cicatricielle ou psoriasique*. — Lors même que les plaies sont entièrement fermées, il reste autour d'elles une zone indurée, qui fournit très-longtemps et jusqu'à résolution complète des croûtes minces, blanchâtres, foliacées, extrêmement abondantes, de sorte qu'arrivée à cette période de son évolution, l'éruption pourrait être prise, à un examen superficiel, pour un psoriasis dartreux.

Les cicatrices qui succèdent à la syphilide tuberculo-ulcéreuse précoce conservent longtemps une couleur rouge sombre ou violacée; quelques-unes, surtout aux membres inférieurs, sont chargées de pigment; leur décoloration commence par le centre, et à la longue toute leur surface devient d'un blanc mat. Elles sont arrondies, superficielles ou déprimées, lisses ou parsemées de quelques brides ino- dulaires.

La syphilide maligne tuberculo-ulcéreuse, envisagée au point de vue de la *marche,* de la *durée* et des *terminaisons*, donne lieu aux mêmes considérations que la syphilide puro-vésiculeuse.

Sous le rapport des symptômes, elle ressemble à une affection aiguë, tandis qu'elle est chronique si l'on n'envisage que la durée. Elle demande cinq à six mois au moins pour arriver à la guérison complète, mais il n'est pas rare d'observer, après la disparition de la première poussée éruptive, des récidives qui la font durer beaucoup plus longtemps.

La mort, quand elle a lieu, peut être la conséquence d'une maladie intercurrente, telle que l'érysipèle, ou bien des lésions viscérales et de l'état cachectique qui finissent par se produire à la longue.

Comme les syphilides malignes précoces tuberculo-ulcéreuse et tuberculo-ulcérante gangréneuse ne diffèrent entre elles qu'à l'une des phases de leur évolution, je consacrerai un seul et même chapitre au diagnostic et au pronostic de ces deux affections, après que j'aurai fait l'histoire de la syphilide tuberculo-ulcérante gangréneuse.

§ III. — TROISIÈME FORME. — DE LA SYPHILIDE TUBERCULO-ULCÉRANTE GANGRÉNEUSE.

Nosographie.

Cette forme, dont la dénomination m'appartient, est infiniment rare; ce qui le prouve, c'est que je ne l'ai encore rencontrée que cinq ou six fois dans le cours de ma pratique, et qu'on ne la trouve mentionnée dans aucun auteur tant ancien que moderne. La description qu'on va lire, description que M. Dubuc a déjà fait connaître dans sa thèse, entreprise sous mon inspiration, est la première et la seule qui en ait été donnée jusqu'ici.

Définition. — La syphilide tuberculo-ulcérante gangréneuse est caractérisée par une éruption papulo-tuberculeuse, disséminée sur tout le corps, éruption dont les éléments durs, saillants, cuivrés, coniques ou aplatis sont bientôt frappés de gangrène et se recouvrent d'eschares noirâtres, excavées en forme de cupules, auxquelles succèdent des ulcères assez profonds, taillés à pic, et finalement des cicatrices violacées d'abord, qui finissent par devenir tout à fait blanches.

On peut distinguer trois périodes dans la syphilide tuberculo-ulcérante gangréneuse comme dans la syphilide tuberculo-ulcéreuse : une période papulo-tuberculeuse, une période gangréneuse, une période cicatricielle ou psoriasique.

1° *Période papulo-tuberculeuse.* — Précédée et accompagnée des symptômes généraux très-accentués, que nous avons déjà décrits à propos de la forme puro-vésiculeuse, la syphilide tuberculo-ulcérante gangréneuse débute par une poussée d'éléments papulo-tuberculeux qui peuvent envahir du premier coup toute la surface du corps, mais qui souvent se montrent d'abord sur le visage et se répandent ensuite sur le tronc et les membres. Les régions où on les trouve le plus abondamment répartis sont : le visage, la face postérieure du tronc, la partie supérieure des bras et des cuisses. Sur les avant-bras, les jambes, les mains, les pieds, ils restent habituellement discrets ou peuvent même manquer complétement. Ils sont disséminés sans ordre ou bien assez rapprochés les uns des autres pour constituer des groupes qui n'offrent aucune forme régulière.

Les boutons se présentent au début, sous deux aspects différents :

Tantôt ils sont coniques, durs, saillants, d'un rouge cuivré, gros comme des lentilles ou de petites noisettes, avec un sommet pointu ou tronqué; d'autres fois ce sont des plaques du diamètre d'une pièce de vingt ou de cinquante centimes, planes ou légèrement déprimées au centre, d'un rouge éteint, moins saillantes et moins consistantes que les boutons précédents. Arrivée à ce degré, l'éruption, qui a mis un, deux ou trois septenaires à se développer, se comporte de la même manière dans les deux cas.

2° *Période gangréneuse.* — La plupart des boutons, recouverts de minces squammes épidermiques et simulant une éruption papulo-tuberculeuse exanthématique, ou bien une éruption généralisée de plaques syphilitiques, deviennent le siége d'un travail de mortification, qui convertit leur partie centrale en une eschare noire et sèche, dont la largeur augmente rapidement. L'accroissement de ces eschares a lieu par l'addition à leur pourtour de nouvelles zones concentriques mortifiées, de sorte qu'en étudiant attentivement leur surface, on y découvre la trace des zones successives dont elles sont composées. En même temps qu'elles s'élargissent, les eschares, qui sont noires et très-sèches, se dépriment au milieu et s'excavent en forme de godets ; elles ressemblent alors à des croûtes de rupia retournées.

Il semble à ce moment que la surface du corps soit parsemée d'une éruption multiple de pustules malignes.

Les eschares sont circonscrites par un bourrelet dur, saillant, cuivré, de deux à trois millimètres d'étendue, qui fait corps avec elles, tant que la période d'élimination n'est pas arrivée et se confond d'autre part insensiblement avec les téguments voisins. C'est aux dépens de ce bourrelet circonférentiel que se produit le travail de mortification, qui ajoute de nouvelles zones concentriques à l'eschare, si bien que cette dernière peut acquérir jusqu'aux dimensions d'une pièce de cinq francs.

Quand arrive la période d'élimination, un sillon se creuse entre l'eschare et le bourrelet circonférentiel dont nous venons de parler, puis le travail de séparation continuant, l'eschare devient mobile et finalement se détache. On constate alors, en la coupant avec des ciseaux, qu'elle est constituée par un tissu dense, feutré, racorni, qui représente une partie de l'épaisseur du derme.

Pendant la période d'élimination, on voit presque toujours apparaître, à la surface de la zone indurée, un beau liséré épidermique festonné.

L'eschare tombée, il reste un ulcère arrondi, grisâtre, taillé à pic, dont la profondeur variable n'est pourtant pas très-considérable. Chose intéressante à noter, cet ulcère, entouré d'une atmosphère résistante, donne aux doigts qui le pressent la *même sensation que le chancre induré type*.

3° *Période cicatricielle ou psoriasique*. — Sous l'influence d'un traitement convenablement institué ou même par les seules forces de l'organisme, toutes les ulcérations marchent vers la cicatrisation ; elle s'affaissent, deviennent rosées, granuleuses, se recouvrent de croûtes brunâtres ou jaune verdâtre, de plus en plus minces ; mais lors même qu'elles sont complétement fermées, la guérison définitive de l'éruption n'est pas encore obtenue.

Le moment est en effet arrivé où les croûtes, devenues minces, blanchâtres, foliacées, se reproduisent avec une grande ténacité, bien que la surface qui les supporte soit à peine exulcérée. Cette production squammeuse si abondante, qui peut durer plusieurs semaines ou plusieurs mois, répond à la période pendant laquelle l'atmosphère indurée des ulcères s'affaisse et marche vers la résolution. C'est pendant son existence que l'affection syphilitique pourrait être prise pour un psoriasis dartreux, si les cicatrices n'étaient pas là pour mettre à l'abri d'une pareille erreur.

Quand les croûtes ont cessé de se produire, il reste des surfaces cicatricielles arrondies, déprimées, violacées, entourées d'une zone cuivrée assez étendue, répondant au bourrelet induré, qui peu à peu est redevenu souple. C'est seulement après l'effacement de la coloration cuivrée, c'est-à-dire après un intervalle de deux ou trois mois, que les cicatrices présentent enfin leur aspect définitif. Elles sont alors blanches, arrondies, superficielles, parfaitement régulières ;

quelques-unes cependant peuvent être parcourues par des brides inodulaires.

Un point digne de fixer l'attention, c'est que la syphilide tuberculo-ulcérante gangréneuse, se composant habituellement, comme les autres syphilides malignes précoces, de plusieurs poussées éruptives successives, prend presque toujours l'apparence d'une éruption polymorphe; le fait seul que la gangrène ne frappe pas tous les boutons de la première poussée, suffit déjà à lui donner cette apparence.

Quoi qu'il en soit, voici la manière dont se passent ordinairement les choses, au point de vue de l'évolution des poussées successives. Au milieu des boutons gangréneux ou déjà même convertis en ulcères, on voit surgir d'autres boutons, pleins, durs, saillants, cuivrés, qui offrent réunis, en un mot, tous les caractères que nous avons assignés aux éléments du début de l'éruption. Ces boutons, à leur tour, peuvent être frappés consécutivement de gangrène et subir les mêmes phases d'évolution que ceux de la première poussée. Mais, lorsqu'on a fait intervenir à temps un traitement approprié, les choses se passent plus simplement : les boutons avortent; chacun d'eux, entouré d'un liséré épidermique bien caractérisé, se recouvre au bout de quelques jours d'une abondante production squammeuse, foliacée, au-dessous de laquelle on trouve une surface rouge et humide, à peine exulcérée ; puis la résolution de ces boutons s'opère peu à peu, et, à leur place, il reste des maculatures cuivrées, qui, temporaires dans certains cas, sont remplacées d'autres fois par des cicatrices superficielles indélébiles. Il est à remarquer que les boutons qui appartiennent à ces poussées nouvelles se développent de préférence sur la limite et dans l'atmosphère de ceux qui constituaient les poussées antérieures, de façon à en devenir pour ainsi dire les satellites.

Les détails qui précèdent montrent qu'au fond l'éruption appartient au mode tuberculeux, que la complication gangréneuse ne joue là que le rôle d'un épiphénomène, mais d'un épiphénomène suffisant pour donner à l'affection un cachet tout particulier de gravité, en ce sens qu'il révèle la profonde atteinte portée aux forces vitales par le principe syphilitique.

L'état général du malade peut rester longtemps favorable, et toutes les fonctions s'accomplissent alors avec une régularité parfaite, mais c'est l'exception. Presque toujours il existe une fièvre continue, avec redoublement le soir, de l'inappétence, de l'amaigrissement, de l'insomnie occasionnée tantôt par les vives souffrances qu'éprouvent les malades au niveau des points frappés de gangrène et d'ulcération, tantôt par des douleurs gravatives qui occupent la tête, le front et les tempes en particulier. A ces symptômes il convient d'ajouter, dans certains cas, les douleurs ostéocopes, qu'on a surtout occasion d'observer le long de la face interne des tibias et du bord postérieur des cubitus, et qui accompagnent l'apparition précoce d'exostoses sur ces régions.

Une dernière particularité, propre aussi bien à la forme puro-vésiculeuse qu'à la forme tuberculo-ulcéreuse et tuberculo-gangréneuse, c'est l'engorgement du système lymphatique, qui fait toujours défaut dans les syphilides ulcéreuses circonscrites et tardives.

On peut dire de la syphilide tuberculo-ulcérante gangréneuse, comme des autres syphilides malignes précoces, qu'elle est aiguë par ses symptômes et chronique par sa durée. Abandonnée à elle-même, elle peut persister indéfiniment, ce qui tient à l'apparition successive de ces poussées éruptives multiples dont nous avons déjà parlé.

De ce que l'éruption a disparu, on n'est pas autorisé à en conclure que l'individu soit complétement guéri, car, ainsi qu'on le verra par l'histoire détaillée des deux malades que nous rapportons plus loin, il peut survenir, à de courts intervalles, des récidives d'une extrême gravité. Chez ces deux individus, malgré un traitement régulier, commencé pour l'un en mai et pour l'autre en septembre 1863, et des intervalles de guérison apparente, il survenait encore des poussées ulcéreuses au milieu de l'année 1865.

La guérison radicale est possible, au prix toutefois de cicatrices indélébiles, qui ne constituent pas une grande difformité, parce qu'elles sont habituellement superficielles et régulières. Mais cette terminaison favorable pour être la règle, n'en est pas moins très-difficile à obtenir.

Nul doute que la mort ne puisse être la conséquence de la syphilide tuberculo-ulcérante gangréneuse, soit qu'elle arrive par suite d'une maladie intercurrente, comme un érysipèle, une pneumonie; soit qu'elle résulte de la marche naturelle de la syphilis, qui finit par provoquer l'état cachectique et des complications viscérales incompatibles avec le maintien de la vie.

Séméiotique.

1° *Diagnostic.* — Ainsi que nous l'avons dit, les syphilides tuberculo-ulcéreuse précoce et tuberculo-ulcérante gangréneuse ne peuvent être distinguées l'une de l'autre que pendant la période ulcéro-croûteuse, les ulcères étant recouverts de croûtes plus ou moins saillantes dans la syphilide tuberculo-ulcéreuse, et de véritables eschares déprimées au centre dans la syphilide tuberculo-ulcérante gangréneuse.

Nous allons examiner maintenant avec quelles autres affections syphilitiques ou non syphilitiques il serait possible de les confondre.

On pourrait croire, suivant le mode de début, qu'il s'agit d'une syphilide papulo-tuberculeuse exanthématique ou bien d'une éruption généralisée de plaques syphilitiques, erreur qui serait d'autant plus excusable qu'avant la période ulcéreuse ou gangréneuse les éléments des syphilides qui nous occupent présentent sensiblement les mêmes caractères que les papulo-tubercules simples ou bien que les plaques syphilitiques. Il existe toutefois certaines particularités qui doivent éveiller les soupçons. C'est ainsi que les éléments éruptifs sont plus volumineux, plus consistants, d'une couleur *cuivre rouge* plus foncée que s'il s'agissait d'une syphilide papulo-tuberculeuse ordinaire, ou bien d'une simple éruption de plaques syphilitiques; et d'ailleurs la prompte apparition d'ulcères ou d'eschares noires au niveau des boutons tuberculeux vient bientôt lever tous les doutes, en montrant qu'on est en présence d'une forme maligne de la syphilis.

Le diagnostic différentiel des syphilides tuberculo-ulcéreuse et tuberculo gangréneuse, et des syphilides ulcéreuses circonscrites, repose, comme nous l'avons dit à propos de la forme puro-vésiculeuse, sur l'apparition prématurée de l'éruption à la suite de l'accident initial, sur sa généralisation, sur l'intensité des phénomènes généraux dont elle est précédée et accompagnée, et aussi sur l'engorgement du système lymphatique.

Bien que nos deux syphilides malignes précoces à forme tuberculeuse offrent une grande analogie de symptômes avec la forme puro-vésiculeuse, il est cependant possible de les distinguer d'avec elle aux différentes périodes de leur évolution.

A la première période, l'une est constituée par des boutons humides, purulents; les autres par des boutons pleins, tuberculeux. A la deuxième période, les éléments de la syphilide puro-vésiculeuse sont recouverts de croûtes saillantes, convexes, à couches superposées, ce qui les a fait comparer à des écailles d'huîtres; ceux des syphilides à forme tuberculeuse ne présentent que des croûtes peu saillantes ou des eschares noires, *déprimées au centre* et formées de zônes concentriques. Quand les croûtes et les eschares sont détachées, les ulcères qui succèdent aux unes et aux autres sont encore reconnaissables, à cause de l'*induration* si remarquable que nous avons signalée dans les formes tuberculo-ulcéreuse et tuberculo-ulcérante gangréneuse, induration qui n'est jamais aussi prononcée dans la forme puro-vésiculeuse. A la période cicatricielle, la même induration, qui persiste très-longtemps, servira encore de caractère distinctif; mais, quand les cicatrices seront anciennes, il deviendra à peu près impossible d'arriver à un diagnostic différentiel rétrospectif, ce qui d'ailleurs n'offrirait aucune espèce d'intérêt.

En fait d'éruptions non syphilitiques, celles qu'on pourrait confondre avec les syphilides malignes précoces à forme tuberculeuse, telles que les léproïdes hypertrophiques, l'éruption mycositique, les ulcères arsenicaux, ont déjà été examinées dans les paragraphes précédents, ce serait donc faire double emploi que d'y revenir ici.

Les formes tuberculo-ulcéreuse et tuberculo-gangréneuse, à leur période cicatricielle, simulent assez bien le *psoriasis dartreux*, mais la présence d'une cicatrice véritable au milieu des plaques squammeuses suffit à elle seule pour écarter l'idée d'un psoriasis, les affections dartreuses ne laissant jamais de cicatrices à leur suite.

Toutefois, lorsque les squammes persistent avec une grande ténacité, malgré l'affaissement des tubercules, on doit se demander si l'affection syphilitique n'a pas provoqué le développement d'un psoriasis dartreux chez un sujet prédisposé à l'herpétisme, et quand on estime qu'il a pu en être ainsi, on modifie le traitement dans le sens de cette nouvelle interprétation.

La syphilide tuberculo-ulcérante gangréneuse procède, dans son travail de mortification, de la même manière à peu près que la *pustule maligne*, et si on ne considérait qu'un seul élément éruptif, il ne serait pas impossible, malgré l'absence du cercle vésiculeux qui escorte la pustule maligne, qu'on crût avoir affaire à cette variété d'affection charbonneuse; mais la filiation des symptômes et la multiplicité des boutons gangréneux ne permettront, dans aucun cas, de s'arrêter à cette idée.

2° *Pronostic*. — Sous le rapport de la gravité, les formes tuberculo-ulcéreuse et tuberculo-ulcérante gangréneuse méritent d'être placées sur le même rang que la forme puro-vésiculeuse; comme elle, elles constituent des affections redoutables dans le présent, et elles doivent faire craindre les complications les plus sérieuses pour l'avenir.

CHAPITRE V.
ÉTIOLOGIE DES SYPHILIDES.

Mes idées, en ce qui concerne l'étiologie et la thérapeutique des syphilides, sont restées ce qu'elles étaient en 1858; je me bornerai donc à reproduire à peu près textuellement les considérations que j'ai développées alors sur ce sujet.

Les syphilides sont des affections tégumentaires qui se développent sous l'influence de la syphilis.

La syphilis est donc la cause principale de ces éruptions, mais il est certaines conditions physiologiques, physiques et pathologiques qui favorisent leur apparition et qui méritent à ce titre d'être sérieusement étudiées.

A. — *Influences physiologiques.*

1° *Age.* — C'est dans l'enfance qu'on observe la syphilis héréditaire et dans l'âge adulte qu'on rencontre le plus fréquemment la syphilis acquise. Il n'y avait pas besoin d'invoquer la statistique, ainsi que l'ont fait plusieurs auteurs, pour appuyer la démonstration d'un fait aussi évident par lui-même.

2° *Sexe.* — Les deux sexes sont également exposés aux syphilides; mais les formes pustuleuse acnéique et vésiculeuse de ces éruptions sont plus fréquentes chez la femme que chez l'homme.

3° *Tempérament*. — Le tempérament lymphatique prédispose aux formes pustuleuse acnéique et vésiculeuse ; le tempérament bilieux, aux formes papuleuse et tuberculeuse, et le tempérament sanguin à la forme ecthymatique.

4° *Constitution*. — On a prétendu que la malignité ou la bénignité des syphilides dépendait beaucoup de la constitution du malade; que, par exemple, chez un sujet débilité, elles affectaient plus souvent, à cause même de cette faiblesse générale, la forme ulcéreuse ou la forme serpigineuse. Mais les caractères d'une éruption syphilitique ne tiennent absolument qu'à la période de la syphilis à laquelle elle appartient, à la prédisposition interne du sujet et au génie même de la maladie.

C'est à la prédisposition interne de l'individu affecté et au génie même de la maladie qu'il faut attribuer la malignité de la syphilis dans les formes puro-vésiculeuse, tuberculo-ulcéreuse et tuberculo-ulcérante gangréneuse. Peut-être aussi, ainsi que le pense M. Auzias-Turenne, la syphilis revêt-elle une malignité plus grande lorsqu'elle rencontre des organismes tout à fait indemnes, comme cela a lieu lorsqu'elle éclate au milieu de populations qui étaient demeurées jusque-là à l'abri de ses atteintes. Enfin, une chose importante à noter, c'est que la syphilis maligne débute le plus souvent par un chancre phagédénique.

B. — *Influences physiques.*

1° *Température*. — La chaleur, comme le froid, peut provoquer l'apparition des syphilides; on les voit se développer tout à coup à la suite d'une chaleur vive, comme celle que produit un bain de vapeur, aussi bien qu'après un refroidissement brusque.

2° *Influences climatériques.* — Les influences climatériques sont peu connues ; cependant elles sont bien réelles, et la lecture des syphiliographes des différents pays, les observations particulières des médecins de différentes contrées prouvent jusqu'à l'évidence que les accidents de la syphilis présentent une physionomie variable suivant les climats. Ce qu'il y a de bien établi, c'est que dans les pays dont la température est extrême, ils revêtent en général un caractère de malignité plus prononcé.

3° *Ingesta.* — Il n'est pas rare de voir des malades qui, après des accidents primitifs de syphilis, n'avaient encore eu aucune manifestation cutanée, être couverts tout à coup d'une éruption vénérienne après des excès alcooliques, des excès de table. On ne peut nier ni l'influence des causes morales, ni celle des grandes fatigues sur le développement des syphilides : nous avons nous-même souvent observé des malades qui attribuaient l'apparition de ces éruptions soit à une frayeur, soit à un violent chagrin. Bien que la syphilis fût la cause efficiente de ces manifestations cutanées, la cause morale avait très-certainement hâté leur apparition.

C. — *Influences pathologiques.*

L'influence des états pathologiques sur les éruptions de nature syphilitique ne peut être contestée. Combien de fois ne les a-t-on pas vues se développer à la suite d'un embarras gastrique, d'une fièvre éphémère, d'une fièvre typhoïde, etc., ou bien à la suite d'une éruption due à une cause externe ou déterminée par la présence de parasites animaux ou végétaux ?

Dans notre service, si riche en affections parasitaires, nous avons observé des cas où elles avaient joué le rôle d'épine et provoqué ainsi sur la peau des manifestations syphilitiques. Mais le plus souvent c'est la syphilis qui précède l'affection parasitaire, et le végétal croît et se multiplie avec une grande rapidité sur un terrain syphilitique. Il faut alors commencer par débarrasser le malade de la présence des parasites, première cause du mal, et modifier ensuite son état général par un traitement approprié.

CHAPITRE VI.

THÉRAPEUTIQUE.

Avant de soumettre les malades à un traitement curatif, plusieurs auteurs, dont M. Rayer a adopté la règle de conduite, ont proposé d'instituer un traitement préparatoire destiné à mettre la constitution dans les conditions les plus favorables à l'action des médicaments spécifiques. C'est ainsi qu'on a conseillé, avant l'administration du mercure, l'emploi des antiphlogistiques, de la diète, du repos, si les sujets sont pléthoriques ; celui des laxatifs, des bains tièdes s'ils sont d'un tempérament nerveux ; celui des toniques s'ils sont débilités.

Je n'attache aucune importance à cette médication préparatoire, dans laquelle M. Rayer paraît avoir tant de confiance ; mais je crois qu'on doit, tout en donnant le mercure ou l'iodure de potassium, remplir les indications variables que peut présenter l'état général du malade.

Pendant le cours du traitement d'une éruption syphilitique, on doit veiller à ce que les malades aient une hygiène sévère et bien réglée, à ce qu'ils évitent les fatigues, s'abstiennent de liqueurs fortes et d'une alimentation excitante, etc. Ce sont là des règles de pratique dont l'utilité est suffisamment justifiée par ce que nous avons dit dans l'étiologie.

Les moyens hygiéniques sont même suffisants pour amener la guérison des syphilides résolutives, et ce fait sur lequel, dans ces derniers temps, M. Diday (de Lyon) a insisté avec juste raison, explique parfaitement les succès de l'école physiologique qui n'opposait aux syphilides que les sangsues, la saignée et la diète. Je dois dire cependant que, traitées seulement par l'hygiène, les syphilides résolutives durent plus longtemps que lorsqu'on les combat par le mercure et qu'elles ont plus de tendance à récidiver.

Traitement curatif. — Le mercure et l'iodure de potassium, tels sont les deux médicaments qui forment la base du traitement curatif des syphilides.

Quant aux sudorifiques, salsepareille, gaïac, etc., nous avons déjà dit, dans le chapitre consacré à la thérapeutique de la syphilis, qu'on les prescrit plutôt par habitude que par une confiance réelle dans leur efficacité, bien qu'ils aient été beaucoup vantés par les anciens et préconisés par M. Lagneau.

Ce que je viens de dire des sudorifiques en général, je pourrais le répéter des préparations empiriques qui ont tour à tour été considérées comme des spécifiques, la tisane d'Arnoud, la décoction de Zittmann et de Pollini. Quant à la tisane de Feltz, M. Rayer croit beaucoup à son efficacité, parce qu'elle contient de l'arsenic. Mais l'arsenic ne modifie d'une manière utile et sûre que les affections dartreuses, et si l'on a cru guérir des syphilides par ce médicament, c'est probablement par suite d'une erreur de diagnostic.

A. — *Mercure.*

Le mercure, nous l'avons déjà dit, n'est pas un spécifique de la syphilis. Impuissant contre la maladie elle-même, il en modifie avantageusement les premières manifestations.

Administré dans la période d'incubation du chancre, il éloigne et tend à localiser les syphilides exanthématiques. Mais donné sans ménagement dans la troisième et dans la quatrième période, il semble précipiter l'évolution des accidents tertiaires et viscéraux, qu'il aggrave en même temps.

Par conséquent, il sera utile de prescrire le traitement mercuriel aussitôt que l'induration du chancre sera bien nettement caractérisée.

Mais une fois que l'éruption syphilitique a disparu, faut-il continuer l'administration du mercure, et, dans ce cas, pendant combien de temps? C'est là une question sur laquelle les avis sont partagés. Les uns, suivant les préceptes de Dupuytren, continuent le traitement mercuriel pendant un temps égal à celui qui a été nécessaire à la guérison complète de la syphilide ; les autres, avec Chomel, le prescrivent encore pendant six mois après la disparition de l'éruption, d'autres fixent à la durée du traitement des limites tout aussi arbitraires, huit mois, un an, quinze mois, etc. On a été jusqu'à vouloir déterminer le nombre de pilules mercurielles qu'il fallait prendre pour prévenir les manifestations de la syphilis ; c'est ainsi que, suivant quelques médecins, on devait, au moyen de cent pilules de Dupuytren, en être quitte avec cette grave maladie.

M. Diday a eu raison de dire qu'en fait d'accidents syphilitiques, le mercure ne prévenait que ceux qui ne devaient pas venir, et l'on aurait beau gorger ses malades de mercure après la guérison d'une syphilide, on ne les mettrait pas à l'abri d'une nouvelle poussée vers la peau.

Lors donc qu'une syphilide résolutive a complétement disparu, il faut suspendre l'emploi des préparations mercurielles, pour y avoir recours de nouveau s'il survient une nouvelle éruption.

Mais à quelle préparation mercurielle doit-on donner la préférence? à quelle dose doit-elle être prescrite? c'est ce que nous allons examiner maintenant.

Les préparations mercurielles les plus usitées sont l'onguent napolitain, recommandé surtout par M. Rayer, et qui entre dans la composition des pilules de Sédillot; le sublimé, qui est l'élément actif des pilules de Dupuytren et de la liqueur de Van-Swieten, et enfin le proto-iodure de mercure introduit dans la thérapeutique par Biett et ses élèves, adopté par MM. Ricord, Cazenave et la généralité des médecins. C'est au proto-iodure que je donne la préférence dans le traitement des syphilides résolutives, tout en faisant remarquer cependant qu'il est quelquefois utile, pour obtenir une guérison plus rapide, de varier les préparations mercurielles. J'ai vu des syphilides, d'abord modifiées heureusement par le proto-iodure, devenir tout à coup stationnaires, quoique le traitement fût continué exactement, et ne présenter une nouvelle tendance à la résolution que lorsqu'on substituait au proto-iodure un autre composé mercuriel, tel que la liqueur de Van-Swieten ou les pilules de Dupuytren. Quelques médecins ne donnent pas plus d'un demi-grain de proto-iodure par jour, d'autres vont jusqu'à un grain, et MM. Ricord et Cazenave le prescrivent à des doses qui varient depuis $0^g,05$ jusqu'à $0^g,10$, $0^g,15$ et même $0^g,20$. Pour moi, j'ai l'habitude de commencer le traitement mercuriel par une pilule de proto-iodure de $0^g,025$, puis au bout de quelque temps je passe à deux pilules, ce qui fait un grain par jour ; jamais je ne dépasse cette dose, car, si avec 0^g,05 de proto-iodure par jour on n'obtient aucun résultat, on n'en obtiendra pas davantage avec des doses plus élevées.

B. — *Iodure de potassium.*

Préconisé d'abord par **Wallace**, l'iodure de potassium a été généralement adopté par les médecins comme le meilleur modificateur des accidents tertiaires et quaternaires de la syphilis ; c'est de lui qu'on doit attendre les meilleurs résultats dans le traitement des syphilides ulcéreuses que le mercure aggrave souvent, ainsi que nous l'avons dit.

Sous l'influence de l'iodure de potassium, les syphilides ulcéreuses, et de ce nombre sont les formes malignes précoces puro-vésiculeuse, tuberculo-ulcéreuse et tuberculo-ulcérante gangréneuse, se cicatrisent parfois avec une assez grande rapidité, surtout lorsqu'on l'associe au mercure.

Je donne l'iodure de potassium depuis la dose de 0^g,50 jusqu'à 5 grammes par jour, et jamais je n'ai atteint les doses de 10, 20, 30 grammes, qui ont été prescrites par quelques médecins, et même dépassées par un médecin de l'hôpital du Midi. Mais la formule à laquelle j'accorde la préférence, celle dont l'emploi m'a fourni les meilleurs résultats, est la formule suivante, dans laquelle j'associe le bi-iodure de mercure à l'iodure de potassium, d'après les proportions indiquées par mon ancien collègue M. Gibert :

Bi-iodure de mercure.	0^{gr},20
Iodure de potassium	10 grammes.
Sirop de saponaire.	500 grammes.

On commence par deux cuillerées à café de ce sirop par jour, et on arrive ensuite à quatre et même à six.

On a voulu combattre les accidents primitifs et les syphilides résolutives par l'iodure de potassium, et moi-même j'avais cru à son efficacité en pareil cas, d'après quelques essais que j'avais tentés à l'hôpital de l'Ourcine en 1843. Mais la tendance naturelle des syphilides résolutives à disparaître sans médication a pu seule faire croire à une modification heureuse obtenue par l'iodure de potassium. Ajoutons cependant que l'iodure de potassium peut être avantageusement employé contre la fièvre, la céphalalgie et le malaise général qui marquent la période d'invasion des syphilides exanthématiques. M. Diday, à qui nous devons la connaissance de ce résultat dont j'ai pu vérifier moi-même l'exactitude dans bon nombre de cas, administre alors l'iodure de potassium à la dose de $0^g,50$ ou 1 gramme dans les vingt-quatre heures.

Indépendamment du traitement général par lequel on attaque le principe morbide lui-même, cause déterminante des syphilides, il sera quelquefois indiqué d'agir localement contre ces affections. Les bains alcalins, les bains sulfureux seront souvent utiles pour hâter la guérison des syphilides résolutives, et souvent les lotions astringentes, les cautérisations, les applications excitantes, antiseptiques seront nécessaires dans le traitement des syphilides ulcéreuses, soit pour activer la marche de l'ulcère, soit pour réprimer l'exubérance des bourgeons charnus, soit pour combattre les complications de gangrène, etc. Le coaltar saponiné m'a paru un des meilleurs topiques qu'on pût opposer aux ulcères syphilitiques.

Les eaux minérales sulfureuses d'Enghien, de Baréges, etc., administrées à l'intérieur, peuvent rendre de grands services dans le traitement des syphilides anciennes et rebelles.

La méthode des frictions, généralement abandonnée de nos jours, à cause de son infidélité et des accidents graves qu'elle détermine rapidement du côté de la bouche, doit être réservée pour les enfants en bas âge et pour les individus qui ne peuvent tolérer le mercure pris à l'intérieur.

Chez les enfants, toutefois, je donne la préférence à la préparation suivante, dont je fais prendre une ou deux cuillerées à café par jour.

Bi-iodure d'hydrargyre.	0gr,05
Iodure de potassium.	5 grammes.
Sirop de sucre.	400 grammes.

QUATRIÈME PARTIE.

OBSERVATIONS.

Notre but, en réunissant ainsi un certain nombre d'observations à la fin de cet ouvrage, a été de mettre autant que possible sous les yeux du lecteur un exemple de chaque variété d'éruptions syphilitiques qui pourra servir de type pour tous les cas analogues.

Parmi ces observations, plusieurs ont été empruntées aux leçons de 1858 publiées par M. Louis Fournier ; les autres ont été recueillies et rédigées par M. Dubuc ; toutes ont été distribuées d'après l'ordre que nous avons adopté pour les éruptions syphilitiques elles-mêmes.

Nous avons reproduit *in extenso*, malgré leur longueur, trois observations de syphilides malignes précoces, en raison du grand intérêt qu'elles présentent, tant au point de vue des lésions cutanées que de l'évolution de la maladie syphilitique elle-même.

I

Observations de syphilides exanthématiques ou généralisées.

Obs. I. — *Roséole commune (roséole maculeuse).*

L*** (Hélène), piqueuse de bottines, vingt-deux ans, entrée salle Sainte-Foi, n° 4, le 17 novembre 1863.

Cette jeune femme raconte que l'éruption dont elle est couverte s'est montrée six semaines avant son entrée à l'hôpital, à la suite d'un malaise général qui avait duré une semaine environ. Avec l'éruption ont coïncidé des douleurs très-fortes de la partie postérieure de la tête, douleurs assez marquées la nuit pour empêcher le sommeil ; ces douleurs, qui occupent maintenant la région orbitaire droite, sont devenues lancinantes de gravatives qu'elles étaient au début.

Pendant les huit jours qui ont précédé la sortie de l'éruption, la malade avait tous les soirs un accès de fièvre bien caractérisé ; ces mêmes accès ont persisté pendant les quinze jours qui ont suivi.

Notons encore que la sortie de l'éruption s'est accompagnée d'une angine assez intense, qu'un peu plus tard il y a eu alopécie, le cuir chevelu s'étant recouvert de nombreuses pellicules blanchâtres, et qu'enfin de nombreuses plaques humides, suintantes, grisâtres, se sont développées à la face interne des grandes lèvres.

Quant à l'accident initial, il est demeuré inaperçu pour la malade et nous n'en avons retrouvé aucune trace.

État actuel. — Cette jeune femme est pâle, anémiée, sujette aux battements de cœur et aux essoufflements ; elle a perdu presque entièrement l'appétit depuis la sortie de l'éruption.

On entend un souffle intermittent bien caractérisé dans la carotide droite. La fièvre a cessé et les douleurs n'existent plus que dans la région sus-orbitaire droite.

Toute la surface du corps est en ce moment recouverte d'une éruption extrêmement confluente de taches d'un rouge éteint, de la dimension d'une lentille ou un peu plus petites, nullement saillantes, irrégulièrement arrondies, n'excitant ni cuisson, ni démangeaison ; sur la nuque, quelques-unes font une légère saillie. Sur le menton et le front, les taches de roséole sont le siége d'une desquammation épithéliale assez abondante.

De nombreuses plaques muqueuses grisâtres, suintantes, exulcérées se voient à la face interne des grandes lèvres.

Les cheveux continuent à tomber et le cuir chevelu est toujours recouvert de nombreuses pellicules épidermiques blanchâtres.

Traitement. — 1 pilule de proto-iodure de 0,025, matin et soir ; salsepareille, sirop sudorifique ; bains sulfureux ; vin de quinquina.

18 décembre. — Exeat.

La roséole est presque entièrement effacée et remplacée par des maculatures brunâtres. Traitement à continuer.

Obs. II. — *Roséole papuleuse.*

B*** (Jules), bijoutier, vingt-quatre ans, entré à l'hôpital Saint-Louis le 6 octobre 1863.

Deux mois environ avant son entrée à l'hôpital, il s'aperçut de l'existence d'une petite écorchure rougeâtre dans la rainure glando-préputiale, au voisinage et à droite du frein ; quinze jours plus tard, cette écorchure s'était un peu accrue et présentait de l'induration à la base ; il n'y avait pas de gonflement des ganglions inguinaux.

Six semaines après le début de l'écorchure, le malade commença à apercevoir une éruption sur presque toute la surface du corps ; cette éruption avait été précédée pendant quelques jours d'une faiblesse inaccoutumée, de douleurs de la région frontale et des creux poplités.

État actuel. — Les douleurs frontales ont complétement disparu, mais celles des creux poplités persistent et sont surtout marquées le matin au réveil ; de nouvelles douleurs se sont montrées le long du bras gauche.

On aperçoit dans la rainure, au voisinage et à droite du frein, une surface rouge, déprimée, sèche, grande comme une lentille, qui repose sur une induration cartilagineuse bien nette, ayant la forme et le volume d'un demi-pois.

Dans l'aine, de chaque côté, un seul ganglion ayant la grosseur d'une petite noisette.

Le cou et toute la surface du tronc sont couverts d'une éruption extrêmement confluente de taches d'un rouge éteint, planes, arrondies, *légèrement saillantes*, un peu moins grandes qu'une lentille. Ces taches, qui n'affectent aucun groupement régulier, sont extrêmement rapprochées les unes des autres, elles n'excitent ni cuisson ni démangeaison.

Sur les cuisses et les bras, on observe encore quelques-unes de ces taches à la partie antéro-interne, mais elles manquent sur les jambes et les avant-bras ainsi qu'à la paume des mains et à la plante des pieds.

Sur le cuir chevelu, il existe de petits boutons croûteux, arrondis, jaunâtres, en petit nombre ; de nombreux ganglions post-cervicaux sont engorgés.

Sur la partie inférieure du visage, à droite et au-dessous de l'orifice buccal, on remarque quatre ou cinq plaques, larges comme une pièce de vingt centimes, saillantes, arrondies ; ces plaques sont humides, suintantes, recouvertes d'une croûte jaunâtre mince (plaques muqueuses de la peau).

Enduit opalin grisâtre à la face interne des amygdales.

A la face antérieure des avant-bras et à la partie interne des bras, on sent parfaitement de petits cordons durs, noueux, qui sont des lymphatiques engorgés.

Traitement. — 1 pilule de proto-iodure, matin et soir ; bains sulfureux.

3 novembre. — Exeat. La roséole est effacée ; traitement à continuer.

Obs. III. — *Syphilide érythémateuse granulée.*

Faveret (François), cinquante-deux ans, employé des prisons, entré le 26 novembre 1858.

Vers la fin du mois d'août, ce malade a vu paraître à la partie inférieure du repli préputial un petit bouton qui, dit-il, était gros comme une tête d'épingle ; ce petit bouton, qui donnait lieu à quelques démangeaisons, s'est excorié au bout de quelques jours, et s'est transformé en un ulcère allongé qui ne s'est complétement cicatrisé que depuis une quinzaine.

Depuis le début de cet accident primitif, le malade n'a éprouvé ni céphalées, ni douleurs ostéocopes ; il ne se plaint que d'un peu de gêne dans la déglutition. L'éruption pour laquelle il entre à l'hôpital a débuté il y a un mois par les bourses, et s'est ensuite étendue à la partie supérieure des cuisses, et n'a envahi le tronc et les bras que depuis quinze jours.

État actuel. — La partie inférieure du repli préputial forme une petite tumeur rouge, recouverte de squammes grisâtres, qui présente à son centre un noyau induré et sur ses parties latérales un tissu cicatriciel blanchâtre. Les bourses et la verge sont le siége de taches de roséole rouges, exfoliées, qui, à cause de l'humidité de ces parties, se sont irritées et ont donné lieu à une complication eczémateuse, laquelle a pu même faire méconnaître leur nature par quelques médecins présents à notre visite.

Sur le tronc, on trouve des marbrures de roséole maculée, et au milieu d'elles, de très-petits points papuleux ayant une teinte un peu jaunâtre, qui se réunissent dans certains endroits pour former des taches saillantes, irrégulières et dont l'aspect granuleux montre bien qu'elles résultent de la réunion de ces petites papules ; une légère desquammation revêt ces taches granuleuses qui sont plus nombreuses au niveau de la partie inférieure de l'abdomen. Une d'entre elles, située au niveau de la région épigastrique, repose sur une induration qui indique une tendance à la transformation en syphilide merisée.

Les membres supérieurs et inférieurs sont aussi couverts de marbrures de roséole, de ces petits points papuleux dont nous avons parlé précédemment, et de taches granuleuses. Ces dernières se remarquent principalement à leur partie supérieure et interne.

L'éruption, qui a dans son ensemble une nuance jaunâtre, ne provoque pas de démangeaisons, excepté au scrotum et à la verge.

Engorgement des ganglions du cou, de l'aine et de l'épitrochlée; le doigt, légèrement promené sur la face interne des avant-bras et des cuisses, fait reconnaître la présence de petits cordons lymphatiques.

Traitement. — 1 pilule de proto-iodure de 0,025, tisane de salsepareille, bains simples.

Le 20 novembre, toutes les petites papules ainsi que les taches granuleuses, sont remplacées par des maculatures jaunâtres. Les marbrures de la roséole ne forment plus qu'une empreinte grisâtre très-peu apparente. La verge et le scrotum ne présentent presque plus de rougeur. L'induration du prépuce a disparu, mais celui-ci est encore rouge et œdématié.

OBS. IV. — *Syphilide papuleuse lenticulaire. Chancre induré de la lèvre.*

Besomb (Julienne), âgée de dix-neuf ans, couturière, entrée le 19 mars 1858.

Cette malade a vu paraître, il y a un mois et demi, au niveau du bord libre de la lèvre inférieure, un petit bouton dont le sommet blanchâtre s'est bientôt excorié et recouvert d'une croûte brunâtre. Ce bouton ulcéré a acquis, au bout de quinze jours, l'étendue d'une pièce d'un franc qu'il a encore maintenant, sans déterminer ni prurit ni douleur.

Depuis la manifestation de cet accident primitif, la malade n'a éprouvé ni douleurs ostéocopes, ni maux de gorge.

L'éruption pour laquelle elle vient se faire traiter dans nos salles a débuté il y a huit jours.

État actuel. — Sur le bord libre de la lèvre inférieure se trouve une croûte brunâtre très-épaisse de la largeur indiquée plus haut. Bubon sous-maxillaire; engorgement des ganglions du cou, de l'aine et de l'épitrochlée; la pulpe des doigts, promenée légèrement sur la face interne des avant-bras, permet de reconnaître l'existence des cordons formés par les lymphatiques engorgés.

Le tronc, principalement au niveau de la paroi abdominale de la partie antérieure de la poitrine, ainsi que les membres, surtout du côté de la flexion, sont couverts d'une éruption de petits boutons papuleux, d'un rouge jaunâtre, disséminés, dont quelques-uns sont recouverts de débris épidermiques, et d'autres entourés d'un liséré épidermique, et qui n'est pas accompagné de prurit. L'examen au spéculum n'a fait reconnaître qu'un catarrhe utérin abondant ; pas de plaques muqueuses.

Traitement. — Tisane de salsepareille, 1 pilule de proto-iodure de 0,025 ; bains simples.

Sortie le 19 avril.

L'ulcère est cicatrisé, mais il y a encore de l'induration ; il ne reste plus que quelques boutons papuleux ; les autres ont disparu, ne laissant que des maculatures grisâtres.

Obs. V. — *Syphilide papulo-tuberculeuse (syphilide merisée d'Alibert, syphilide tuberculeuse disséminée des willanistes).*

Mathis (Marguerite), âgée de cinquante ans, cuisinière, entrée le 2 avril 1858.

Cette malade est d'une bonne santé habituelle et n'a jamais eu de maladie grave ; elle nie tout antécédent primitif, et cependant, en examinant les parties génitales, on trouve des condylomes à l'anus, et l'on découvre, au moyen du spéculum, une ulcération grisâtre assez profonde, à bords arrondis et violacés, siégeant sur la lèvre antérieure du col.

Sans avoir été précédée de céphalées ni de douleurs ostéocopes, l'éruption boutonneuse a débuté par la partie antérieure des avant-bras, il y a six semaines, et huit jours après s'est montrée sur les cuisses, puis, au bout d'un temps très-court, mais que la malade ne peut préciser, elle a envahi le tronc.

État actuel. — Les parties que nous venons d'énumérer sont le siège d'une éruption dans laquelle on doit distinguer plusieurs éléments : d'abord, des boutons dont la teinte rouge cuivré est très-prononcée, les uns, recouverts de quelques débris squammeux, ou entourés d'une collerette épidermique, ne dépassant pas le volume d'une lentille, les autres, véritablement tuberculeux ; puis des taches, les unes saillantes, les autres simplement maculeuses ; les unes d'un jaune cuivré, les autres présentant une teinte violacée et qui sont le dernier terme de l'évolution des boutons dont nous venons de parler.

Cette éruption, qui ne provoque aucune démangeaison, est plus confluente à la face interne des membres qu'à leur face externe, sur les cuisses que sur les jambes, et sur les membres que sur le tronc : il faut remarquer que la face interne des cuisses présente surtout des taches et peu de boutons.

La malade ne se plaint ni de céphalées, ni de douleurs ostéocopes, ni de maux de gorge ; la palpation permet de constater la présence de ganglions engorgés au cou, dans l'aine et à l'épitrochlée, ainsi que l'existence des cordons lymphatiques augmentés de volume le long des avant-bras.

Traitement. — Tisane de salsepareille, 1 pilule de proto-iodure de 0,025, bains simples, cautérisation du col avec la solution de nitrate d'argent.

Sortie le 30 avril.

Il n'y a plus de tubercules, l'éruption ne présente plus que des maculatures jaunâtres et quelques boutons papuleux. Les condylomes de l'anus sont considérablement affaissés, et l'ulcération du col est cicatrisée.

OBS. VI. — *Syphilide papuleuse miliaire (miliaire syphilitique).*

Robin (Amélie), vingt-huit ans, domestique, entrée le 8 avril 1858.

Cette malade, grande, brune, fortement constituée, ne présente aucun antécédent de scrofule ni d'aucune autre maladie constitutionnelle. Elle s'est aperçue, il y a deux mois, qu'elle avait sur la partie interne de la grande lèvre droite un ulcère qui ne déterminait ni prurit, ni douleur, et dont la base était indurée.

Cet accident primitif, pour lequel la malade n'a pas consulté de médecin, a disparu au bout de quinze jours, et, depuis cette époque, elle est sujette à des maux de tête caractérisés par des élancements intermittents qui se montrent principalement le soir.

Elle n'a jamais éprouvé ni douleur à la gorge, ni gêne de la déglutition, et n'a pas remarqué qu'elle perdît ses cheveux : ce n'est qu'il y a quinze jours, que des boutons se sont montrés sur la jambe droite, puis se sont successivement étendus aux membres supérieurs et au tronc.

État actuel. — Plaques muqueuses sur les grandes lèvres ; sur le col, large ulcération à bords taillés à pic, à fond grisâtre. Le tronc est couvert d'une éruption confluente de très-petits boutons du volume d'une tête d'épingle, d'un rouge jaunâtre; les uns isolés, les autres réunis en groupes irréguliers ou en arcs de cercle et recouverts de petites squammes grisâtres. Au milieu de ces boutons, on voit des taches, les unes petites, les autres très-larges, d'un rouge sombre dont le pourtour est jaunâtre, et paraissant formées par la réunion de ces boutons.

Sur les membres supérieurs et inférieurs, l'éruption présente les mêmes caractères et la même confluence ; seulement aux jambes les boutons confluents ont formé de très-larges taches d'un rouge cuivré que recouvre une desquammation abondante.

Traitement. — Tisane de salsepareille, 1 pilule de proto-iodure de 0,025, bains simples ; cautérisation tous les huit jours de l'ulcère du col avec la solution de nitrate d'argent.

Sortie le 4 juin.

L'ulcère du col est cicatrisé ; il n'y a plus de plaques muqueuses à la vulve. Quant aux boutons, il n'en reste presque plus ; à leur place, on ne voit plus que des maculatures jaunâtres plus ou moins étendues.

Obs. VII. — *Syphilide papulo-tuberculeuse précoce disséminée, avec satellites disposés en corymbes.*

(Observation recueillie par M. Besnier, interne du service.)

Picoul (Joseph), âgé de soixante ans, domestique, entré le 5 juin 1865.

Cet homme ne présente aucun antécédent de maladie constitutionnelle. Il a toujours joui d'une bonne santé ; cependant sa constitution paraît un peu détériorée, car il est pâle et amaigri. Il est né à Naples, où il a passé la plus grande partie de sa vie, et il n'est en France que depuis cinq ans. Il raconte qu'il y a deux mois il a contracté, à Paris, un chancre qui siégeait à la base de la verge, et qui s'est cicatrisé au bout de quelques semaines. A cet accident primitif, pour lequel il n'a pas fait de traitement interne, a succédé, il y a un mois, l'éruption générale qu'il présente actuellement. Cette éruption n'a été précédée ni de douleurs de tête, ni de maux de gorge, ni d'aucun malaise. Elle a débuté par les jambes, et, en quelques jours, elle s'est rapidement montrée sur tout le corps.

Etat actuel. — On trouve disséminée sur le tronc et sur les membres une éruption abondante, dans laquelle il est facile de distinguer plusieurs éléments : ce sont d'abord des boutons volumineux, formant des saillies notables et arrondies au-dessus de la peau, constituant de véritables tubercules. Le volume de ces boutons est, du reste, variable, quelques-uns dépassent à peine celui d'une grosse lentille, la plupart atteignent celui d'une merise. Ils sont, les uns d'une coloration rouge sombre, rouge violacé ; les autres d'un rouge cuivré foncé. Leur surface est lisse et pour ainsi dire luisante ; on y retrouve souvent quelques débris squammeux, mais la plupart sont seulement entourés à leur base d'une légère collerette épidermique. Ces tubercules sont irrégulièrement répandus sur tout le corps, à des distances variables de 2 à 3 centimètres les uns des autres. Autour de chacun d'eux, comme centre, viennent se grouper, à la manière de satellites, un grand nombre de saillies papuleuses, dont quelques-unes atteignent le volume d'un grain de chènevis et dont la plupart ne dépassent pas la dimension d'une tête d'épingle. Chaque groupe revêt ainsi dans son ensemble une disposition en corymbes. Ces corymbes sont tantôt complétement isolés les uns des autres et tantôt se touchent et se confondent par leur circonférence ; les petites papules qui les composent, offrent une coloration rouge cuivré, moins foncée que celle du tubercule central ; elles sont tantôt pressées les unes contre les autres, et tantôt plus ou moins isolées, surtout à la périphérie ; elles offrent à leur surface une légère desquammation épidermique. — En aucun point on ne trouve de pustules.

L'éruption est très-abondante sur la partie antérieure de la poitrine et sur la région dorsale ; les tubercules y sont volumineux, et les corymbes s'y dessinent nettement. Sur les membres, elle est également abondante, mais les tubercules sont moins volumineux, et les corymbes se confondent souvent à leur circonférence. A la face et sur le cuir chevelu, qui est dégarni de cheveux depuis longtemps, on ne trouve que quelques tubercules isolés et peu volumineux. A la base de la verge, on trouve la cicatrice du chancre d'un rouge violacé, et reposant sur une induration sous-cutanée très-prononcée. Au niveau des aines, on sent de chaque côté une pléiade ganglionnaire très-marquée. Le malade ne se plaint d'aucune démangeaison. Il ne présente rien du côté de la gorge.

Traitement. — Tisane de salsepareille, 1 pilule de proto-iodure, bains simples. (Voir la planche, dessinée d'après le malade qui fait le sujet de cette observation.)

Obs. VIII. — *Syphilide pustuleuse lenticulaire.*

Champion (Caroline), vingt-deux ans, fleuriste, entrée le 1er décembre 1858.

D'une bonne santé habituelle, cette malade a pourtant présenté des antécédents scrofuleux dans son enfance ; elle a eu des gourmes, et pendant six mois elle a été sujette à des maux d'yeux. Il y a quatre mois, elle s'est aperçue de la présence d'un petit bouton ulcéré sur les parties génitales. Un mois après la cicatrisation de cet accident primitif, l'éruption boutonneuse, dont nous allons plus bas tracer les caractères, a débuté par la partie antérieure de la poitrine, et il est survenu des céphalées caractérisées par des élancements qui se faisaient sentir au niveau des tempes et du front, mais principalement à gauche, ainsi que des crampes dans la cuisse et la jambe gauches.

Ces crampes n'ont duré que peu de temps, mais les céphalées persistent encore maintenant, quoique avec moins d'intensité.

La malade a eu, pendant la durée de l'accident primitif, un mal de gorge peu intense qui n'a duré que trois semaines ; elle a aussi perdu longtemps des cheveux, symptôme qui coïncidait avec la présence de quelques croûtes jaunâtres disséminées dans le cuir chevelu, et dont l'apparition a eu lieu en même temps que celle des boutons de la poitrine.

Etat actuel. — Sur la nuque, le cou et la partie supérieure du tronc, en avant et en arrière, on trouve un grand nombre de boutons qui se présentent sous la forme de petites tumeurs dures, hémisphériques ou aplaties, d'une couleur rouge sombre un peu violacée ; les unes recouvertes de petites croûtes jaunes, les autres de squammes grisâtres, et au milieu desquelles sont répandues quelques maculatures jaunes.

Dans les jarrets, un grand nombre de ces boutons, qui sont groupés, présentent les mêmes caractères. On en voit aussi quelques-uns sur les membres supérieurs et inférieurs ; à la partie antérieure et externe de l'avant-bras, on en remarque un, entre autres, dont le volume atteint celui d'une petite merise.

Il y a quelques croûtes jaunâtres disséminées dans les cheveux ; rien à la gorge ; quelques ganglions engorgés au cou et dans l'aine ; plaques muqueuses sur les grandes lèvres.

Traitement. — Tisane de salsepareille, 1 pilule de proto-iodure de $0^{gr},025$, bains simples.

Le 20 décembre, dans tous les points que nous avons signalés plus haut, il n'y a plus que des maculatures jaunâtres, excepté à la nuque, près de la racine des cheveux, où l'on rencontre quelques boutons d'un rouge un peu violacé au centre et jaunâtres au pourtour, dont l'aplatissement indique la tendance à la résolution. Plus de croûtes dans les cheveux, plus de plaques muqueuses aux parties génitales.

Obs. IX. — *Syphilide pustuleuse miliaire.*

Bouvier (Marie), trente-cinq ans, entrée le 10 décembre 1858.

Cette malade, qui nie formellement tout antécédent syphilitique, a éprouvé, il y a deux mois, de violentes douleurs lancinantes qui survenaient principalement le matin et le soir. Aujourd'hui ces douleurs persistent encore, mais elles sont moins intenses. Huit jours avant son entrée à l'hôpital, elle a commencé à souffrir de l'épaule, et depuis un mois à peu près elle ressent un peu de gêne dans la déglutition. L'éruption pour laquelle elle vient réclamer nos soins a débuté, il y a six mois, par la partie antérieure des avant-bras, et a successivement envahi les parties que nous indiquerons tout à l'heure.

Etat actuel. — En arrière de l'épaule, au niveau de l'omoplate, on trouve de très-petits boutons rouge cuivré de la grosseur d'un grain de mil; les uns recouverts d'une petite croûte jaune, les autres d'une squamme grisâtre : les uns sont isolés, les autres groupés, et ce groupement a donné naissance, dans un grand nombre de points, à des boutons assez volumineux pour que quelques-uns atteignent et dépassent même le volume d'une lentille. Ceux-ci présentent à leur surface des squammes et même des petites croûtes jaunes. Au-dessus et en dehors de la rotule de chaque côté, en dehors des avant-bras et au niveau de la saignée, il y a des groupes semblables à ceux que nous avons décrits plus haut, c'est-à-dire formés par de petites pustules isolées, ou réunies de manière à constituer des boutons assez volumineux. Ce fait, si évident à l'examen de la malade, est encore confirmé par le récit de cette dernière, qui affirme qu'au début de l'évolution de ces groupes il n'y avait que des éléments isolés.

On trouve encore à la paume des mains et à la plante des pieds des groupes formés par de petites pustules, et sur quelques-unes la croûte jaunâtre du sommet est parfaitement visible. Cette éruption, qui ne provoque aucune démangeaison, a une couleur rouge cuivré ; mais les éléments que nous avons décrits au-dessus et en dehors de la rotule présentent une teinte violacée.

L'examen des parties génitales, pratiqué au moyen du spéculum, n'a pu faire découvrir les traces de l'élément primitif.

Bien que la malade se plaigne de gêne dans la déglutition, la gorge ne présente que peu de rougeur. Elle est actuellement soumise dans nos salles à un traitement par les pilules de proto-iodure et la tisane de salsepareille.

OBS. X. — *Syphilide pustuleuse phlyzaciée.*

Bohin (Jules), âgé de trente-deux ans, garçon limonadier, entré le 14 mai 1858.

Ce malade, bien constitué, ne présentant aucun antécédent constitutionnel, et n'ayant jamais été gravement malade, a eu, dans le courant du mois d'août dernier, un chancre au niveau de la partie supérieure de la rainure du prépuce. Trois semaines après l'apparition de ce chancre, il est entré à l'hôpital du Midi dans le service de M. Cullerier, qui a prescrit un traitement interne par la liqueur de Van-Swieten ; mais il est sorti de l'hôpital au bout de trois semaines pour y rentrer quinze jours après et y faire un autre séjour de trois semaines, soumis au même traitement.

Ce malade, voyant que le chancre dont il était atteint ne se cicatrisait pas, est allé, huit jours après avoir quitté l'hôpital du Midi, consulter M. Clerc, qui, dit-il, a considéré l'ulcère comme infectant, mais n'a pas prescrit de traitement interne.

Cet ulcère, qui, d'après la cicatrice déprimée avec perte de substance qu'on voit dans la rainure du prépuce, paraît avoir été compliqué de gangrène, a mis en tout six mois à guérir.

Les boutons, dont nous décrirons tout à l'heure les cicatrices sur la poitrine, ont débuté, dans les premiers jours de janvier, par de petites tumeurs rouges purulentes au sommet, qui se sont élargies en se recouvrant de croûtes noirâtres, et ont disparu au bout d'un mois, en laissant après elles des maculatures cicatricielles. Quant à ceux qui occupent les membres inférieurs, leur début remonte à trois semaines. Du reste, cette éruption n'a été accompagnée ni de céphalées, ni de douleurs ostéocopes, et le malade n'a éprouvé qu'un très-léger mal de gorge pendant huit jours.

État actuel. — Cicatrice avec perte de substance sur la rainure du prépuce ; pas d'induration. Pléiades ganglionnaires dans l'aine, engorgement des ganglions cervicaux et sus-épitrochléens.

Au-dessous de l'extrémité interne de la clavicule, on voit un groupe disposé en forme de L, formé par la réunion de trois plaques arrondies ayant à peu près l'étendue d'une pièce d'un franc, et dont le centre présente une coloration d'un blanc mat, et le pourtour une teinte d'un jaune brunâtre.

Çà et là sont disséminées sur la poitrine d'autres maculatures cicatricielles offrant les mêmes caractères.

Il y a donc eu sur la poitrine une première poussée de pustules phlyzaciées dont il ne reste plus que les cicatrices, et qui a été suivie d'une seconde poussée maintenant en pleine évolution sur les jambes. En effet, on rencontre sur les jambes, principalement à leur partie interne, de larges pustules arrondies, les unes ayant à peu près l'étendue d'une pièce de cinquante centimes, les autres celle d'une pièce d'un franc, d'une couleur rouge sombre un peu violacée, et qui sont recouvertes de croûtes brunâtres.

Traitement. — Tisane de salsepareille, 1 pilule de proto-iodure de $0^{gr},025$, bains simples.

Sorti le 4 juin 1858.

Sous l'influence de ce traitement les pustules sont en pleine résolution. Quelques-unes sont encore un peu croûteuses ; mais le plus grand nombre ne forme plus que de larges taches un peu saillantes d'un rouge sombre, squammeuses à leur surface, et entourées d'une auréole brunâtre qui tend à se substituer à la couleur rouge à mesure que la guérison s'opère.

Obs. XI. — *Syphilide vésiculeuse. Varicelle syphilitique.*

Dubet (Léonard), âgé de vingt-neuf ans, orfévre, entré le 31 août 1857.

Ce malade porte sur la joue droite une large plaque rouge cicatricielle, trace indélébile d'une scrofule maligne pour laquelle il a été traité, il y a six ans, à Saint-Louis, chez M. Moissenet, et au-dessous de l'oreille gauche une plaque de scrofule cutanée, bénigne, rouge, couverte de croûtes jaunâtres et de la largeur à peu près d'une pièce de cinq francs ; cette affection existe depuis un an.

Il a eu un chancre il y a huit mois, et c'est deux mois après que l'éruption a commencé à paraître.

État actuel. — Le malade présente des vésicules surtout globuleuses. Elles sont entourées à leur base d'une petite auréole rouge ; quelques-unes sont remplies de sérosité, et c'est le plus petit nombre ; d'autres sont remplacées par une petite croûte blanchâtre. Elles n'occasionnent, du reste, ni prurit ni démangeaison. Sur les parties antérieure et postérieure du tronc, elles sont discrètes ; il n'y en a point ni à la face ni au cuir chevelu. Sur les membres ces vésicules sont confluentes et disposées en groupes. Parmi ces groupes, nous devons en remarquer un de la largeur d'une pièce de cinq francs, situé sur la partie moyenne et externe de l'avant-bras droit, et d'autres plus petits, larges à peu près comme une pièce de cinquante centimes, occupant les poignets et la paume des mains. Les pieds ne sont pas plus épargnés ; ils sont un peu œdématiés, et au milieu des groupes vésiculeux on trouve quelques pustules.

Traitement. — Tisane de salsepareille, 1 pilule de proto-iodure de 0^{gr},025.

Sorti le 11 décembre 1857, complétement guéri.

Obs. XII. — *Syphilide vésiculeuse. — Herpès syphilitique. — Roséole, plaques muqueuses.*

K*** (Cécile), trente-quatre ans, couturière, entrée à l'hôpital Saint-Louis le 8 octobre 1863.

Cette femme est atteinte, depuis trois mois environ, de plaques muqueuses de la vulve avec double pléiade ganglionnaire inguinale, de plaques muqueuses des amygdales, d'une éruption croûteuse du cuir chevelu, avec engorgement des ganglions post-cervicaux ; et enfin, d'une roséole généralisée.

Indépendamment de ces différentes lésions, on remarque sur la nuque trois groupes circulaires de la dimension d'une pièce de cinquante centimes.

Ces groupes sont constitués de la manière suivante : la circonférence est rouge, saillante, parsemée de petites croûtes jaunâtres, distinctes les unes des autres ; le centre est déprimé, de couleur rouge sombre ou de couleur normale ; un de ces groupes ne forme qu'un fer à cheval au lieu d'un cercle complet.

Au pli du coude gauche, on observe deux autres groupes en fer à cheval, absolument pareils à ceux de la nuque.

Double iritis syphilitique superficielle datant de dix jours ; chute des cheveux.

Traitement. — Deux pilules de proto-iodure de $0^{gr},25$; collyre à l'atropine ; pommade avec l'onguent napolitain et l'extrait de belladone.

20 octobre. — Exeat ; amélioration.

II

Observations de syphilides circonscrites résolutives.

Obs. I. — *Syphilide tuberculeuse de la face.*

Méniwarth (Guillaume), âgé de quarante ans, brasseur, entré le 3 avril 1858.

Cet homme jouit d'une bonne santé habituelle et présente tous les attributs du tempérament sanguin ; embonpoint très-prononcé ; système musculaire très-développé ; cou volumineux et court. Jamais il n'a fait de maladie grave.

Il a eu sur la verge, il y a quatorze ans, un ulcère qui s'est cicatrisé en quinze jours, sans aucun traitement.

A la suite il n'a eu ni bubons, ni céphalées, ni douleurs ostéocopes, et jamais il ne s'est aperçu de l'existence de taches ou de boutons sur le corps.

Le malade, très-intelligent et qui prend soin de sa personne, a été interrogé plusieurs fois à ce sujet, et toujours il a affirmé qu'avant l'éruption qu'il porte sur la face, il n'avait jamais eu ni taches ni boutons.

Celle-ci a débuté il y a deux ans, sur le nez, par des boutons rouges qui ont disparu au bout de cinq mois. C'est alors qu'il s'en est montré d'autres sur les joues, auprès des ailes du nez. Un an après, les joues en étaient couvertes.

État actuel. — A la partie supérieure de la rainure du gland on voit encore bien la cicatrice plissée consécutive au chancre ; pas d'induration des ganglions dans aucune région. Pas de taches, pas de boutons, ni de cicatrices sur le corps.

En regardant le malade, on est tout d'abord frappé de la couleur rouge cuivré de la face, ainsi que de la tuméfaction notable qu'elle présente. Cette déformation du visage, due à la présence d'éléments tuberculeux, simulerait l'éléphantiasis des Grecs, si la couleur particulière de l'éruption, les caractères des tubercules et la présence de petites cicatrices blanchâtres, arrondies et déprimées, ne rendaient toute confusion impossible.

Sur les deux joues, il existe une plaque rouge cuivré, dont le centre présente quelques tubercules disséminés, au milieu desquels on aperçoit de petites dépressions arrondies et d'un blanc mat, peu nombreuses. Chacune de ces plaques est limitée en dehors par un bourrelet tuberculeux demi-circulaire. Au-dessus de la racine du nez se trouve un groupe irrégulier formé par quelques tubercules, et quelques-uns de ces éléments sont aussi disséminés dans la barbe et sur la lèvre supérieure.

Le volume des tubercules est très-variable. Les plus gros sont ceux des joues ; un certain nombre d'entre eux atteignent le volume d'une petite olive.

Ils sont presque tous recouverts d'une desquammation épidermique légère.

Traitement. — Tisane de salsepareille, deux cuillerées de sirop de bi-iodure. Bains sulfureux.

Sous l'influence de ce traitement, les parties malades se sont modifiées avec tant de rapidité, que déjà, au bout de huit jours, les deux bourrelets demi-circulaires dont nous avons parlé étaient à peine sensibles.

Le malade est sorti le 30 avril ; et à ce moment il n'y avait plus de tubercules sur les joues ; elles ne présentaient plus qu'une large surface d'un rouge cuivré sur laquelle étaient disséminés un grand nombre de petits points cicatriciels arrondis et d'un blanc mat.

Dans la barbe, il restait encore quelques petits tubercules, qui, loin de présenter le volume qu'ils avaient à l'entrée du malade, ne formaient plus que des granulations squammeuses à leur surface.

Obs. II. — *Syphilide pustulo-crustacée circonscrite du cuir chevelu. Coexistence de taches de* pityriasis versicolor *sur le tronc.*

Rigaud (Joseph), âgé de quarante-quatre ans, menuisier, entré le 6 avril 1858.

Ce malade, habituellement bien portant, de haute taille et bien musclé, ne présente aucun antécédent de scrofule, ni de toute autre maladie constitutionnelle.

En 1842, il a eu une blennorrhagie qui a persisté avec intensité pendant un mois, et a été suivie d'un suintement uréthral accompagné de douleur en urinant. La blennorrhagie s'est montrée de nouveau il y a quatre ans, et a donné lieu à un écoulement abondant, ainsi qu'à une orchite du côté gauche, pour lesquels le malade a été traité trois semaines dans le service de M. Puche.

Sept ou huit mois après sa sortie, espace de temps pendant lequel il n'avait pas cessé d'être sujet à un suintement uréthral et à de vives douleurs pendant la miction, il est entré dans le service de M. Ricord pour une recrudescence de l'écoulement blennorrhagique et une rétention d'urine. On a dilaté l'urèthre avec des bougies de différentes dimensions, et pratiqué une cautérisation avec la sonde porte-caustique.

Le malade affirme, du reste, n'avoir jamais aperçu de chancres ni à la verge, ni dans aucune autre région; on n'a pas tenté l'inoculation du pus blennhorragique lorsqu'il se trouvait dans les salles de l'hôpital du Midi. L'éruption du cuir chevelu, pour laquelle il vient réclamer nos soins, a débuté, il y a trois ans, par un petit bouton gros comme la tête d'une épingle, situé sur la partie médiane du cuir chevelu, et qui peu à peu s'est agrandi et s'est en même temps recouvert de croûtes brunâtres.

Peu après l'apparition de ce bouton, il s'en est développé d'autres, et depuis lors l'éruption a toujours persisté, disparaissant dans un point pour se montrer sur un autre.

Depuis le développement de ces boutons, le malade est sujet à des douleurs de tête qui consistent dans des élancements survenant par accès, dont la durée est quelquefois de trois ou quatre jours.

État actuel. — Le cuir chevelu présente une teinte violacée générale; de plus, il est parsemé de boutons, dont l'étendue est variable et la couleur violacée aussi. Ces boutons, dont le plus grand nombre présentent la largeur d'une pièce d'un franc, et quelques-uns celle d'une pièce de deux francs, sont recouverts de croûtes d'un jaune brunâtre, dont les bords sont bien limités, et qui reposent sur une base dont l'induration inflammatoire est manifeste.

Cette éruption ne donne lieu à aucune démangeaison, et n'occupe pas la partie postérieure du cuir chevelu.

Sur la paroi antérieure de la poitrine et de l'abdomen, et un peu sur la région dorsale, on voit de larges taches irrégulières, d'un brun jaunâtre, et légèrement squammeuses, dont le malade fait remonter le début à huit ans.

Ce sont des taches de *pityriasis versicolor*, qu'on pourrait au premier abord prendre pour des macules syphilitiques. Il est évident que les auteurs qui ont décrit une syphilide maculeuse, ont maintes fois commis une pareille erreur.

L'examen le plus attentif ne fait découvrir aucune cicatrice, ni à la verge, ni à l'anus, ni dans d'autres régions; on ne constate d'engorgement des ganglions que dans la région cervicale.

Traitement. — Deux cuillerées de sirop de biiodure ioduré, tisane de salsepareille.

Sorti le 4 juin. On ne trouve plus sur le cuir chevelu qu'une teinte violacée générale ; mais il n'y a plus ni croûtes, ni boutons.

Quant aux taches pityriasiques, elles n'ont subi aucune modification.

III

Observations de syphilides circonscrites ulcéreuses.

Obs. 1. — *Chancres en 1848. — Syphilide pustulo-ulcéreuse du cuir chevelu ; gommes de la région mammaire, du scrotum ; exostose de la première pièce du sternum, etc.*

L*** (Louis), trente-cinq ans, jardinier, entré le 30 juin 1863 à l'hôpital Saint-Louis.

Cet homme a eu, en 1848, des chancres de la rainure glando-préputiale, pour lesquels il a fait un séjour de trois mois et demi à l'hôpital du Midi, dans les services de M. Ricord et de M. Puche. Pendant tout ce temps, il a été soumis au traitement mercuriel.

Jusqu'en 1862, il ne s'aperçut d'aucune manifestation syphilitique. Ce fut alors qu'il lui survint à la partie supérieure du mollet droit des petites tumeurs arrondies (gommes) qui s'abcédèrent ; il entra alors dans le service de M. Bazin, et y resta deux mois et demi, pendant lesquels on lui administra du sirop de bi-iodure ioduré : dès cette époque, il présentait du gonflement du testicule gauche et de la première pièce du sternum.

Six mois après sa sortie de l'hôpital, le malade rentra de nouveau dans le service de M. Bazin, avec des ulcérations syphilitiques du cuir chevelu ; il fut mis une fois encore à l'usage du sirop de bi-iodure ioduré, et, au bout de six semaines, il sortit guéri de ses ulcères, mais conservant de l'hypertrophie du testicule gauche.

Au mois de mars 1863, il survint dans la région mammaire gauche, au-dessus du mamelon, en avant du grand pectoral, deux ou trois petites tumeurs du volume d'un pois, qui, d'abord mobiles sous la peau, finirent par contracter des adhérences avec elle ; de même, quelques jours avant son entrée à l'hôpital, il se forma à la partie externe de la bourse du côté gauche une tumeur grosse comme une noix, qui se ramollit et s'ouvrit au dehors par quatre orifices bientôt réunis en un seul.

État actuel. — Au cuir chevelu, indépendamment de cicatrices assez profondes, blanches, lisses, déprimées, on rencontre sur plusieurs points des croûtes très-épaisses d'un brun verdâtre, reposant sur des surfaces profondément ulcérées, d'où l'on fait sourdre un pus jaunâtre sanieux par la pression. Ces croûtes et ces ulcères sous-jacents existent depuis plusieurs mois : ils ont débuté par des pustules.

La première pièce du sternum est le siége d'un gonflement très-notable, qui a paru il y a un an environ et qui s'accompagnait alors de douleurs actuellement calmées. Trois tumeurs, arrondies, molles, fluctuantes, occupent la région mammaire gauche ; elles ont contracté des adhérences avec la peau et forment de petites saillies coniques.

Du côté gauche, le testicule a le volume du poing ; il est piriforme, et se continue par en haut avec le cordon, qui est hypertrophié. A sa partie antérieure existe une saillie fluctuante, étalée sous forme de plaque et ayant contracté des adhérences avec la peau ; à la partie externe, on remarque une plaie grisâtre d'une certaine étendue, provenant, ainsi que je l'ai dit plus haut, de petites tumeurs qui se sont abcédées. Le fond de l'ulcère est constitué par le testicule ; il s'écoule de la surface un liquide séro-purulent assez abondant.

Le testicule droit est sain : les érections et les éjaculations sont devenues très-rares.

A la partie inférieure du mollet droit, on aperçoit une surface cicatricielle, qui reste comme vestige des ulcères syphilitiques pour lesquels le malade est entré la première fois dans le service de M. Bazin.

Le malade n'éprouve, en ce moment, aucune douleur; il a bon appétit, le visage est coloré : ses forces n'ont pas diminué.

Les viscères paraissent sains.

Traitement. — Une cuillerée à café, matin et soir, de sirop de bi-iodure ioduré.

Pansement des ulcères avec le coaltar saponiné.

28 juillet. — Les plaies du cuir chevelu sont cicatrisées; les gommes de la région mammaire sont à peu près résorbées; la plaie du testicule est guérie, l'autre point fluctuant a disparu, et l'organe lui-même a diminué de volume d'une manière très-notable : l'exostose sternale est demeurée stationnaire.

Le malade, dont la situation se trouve ainsi améliorée, sort, malgré les conseils de M. Bazin, comme il l'a déjà fait plusieurs fois. — Exeat.

Obs. II. — *Syphilide tuberculo-crustacée ulcéreuse.*

Valère (Joseph), âgé de cinquante-huit ans, garçon maçon, entré le 24 janvier 1858.

Cet homme jouit d'une bonne santé habituelle. Dans son enfance, il a eu, dit-il, la tête pleine de croûtes; c'est le seul renseignement qu'il puisse nous donner sur ses antécédents. Jamais il n'avait eu de maladie grave, lorsque, à l'âge de cinquante ans, il fut attaqué d'une paralysie des membres inférieurs qui a duré à peu près six mois, et à laquelle on n'a opposé que les saignées répétées. Il affirme n'avoir jamais eu ni chancre, ni blennorrhagie, et dit n'avoir jamais souffert de maux de tête, de douleurs dans les membres, et ne s'être jamais aperçu qu'il eût des taches ou des boutons sur le corps.

L'examen des parties génitales et de l'anus, de la bouche et du fond de la gorge, fait avec le plus grand soin, n'a pas permis de découvrir de cicatrice.

État actuel. — La partie supérieure du moignon de l'épaule droite est occupée par une plaque dont les bords affectent la forme d'un fer à cheval, et qui est constituée par un tissu cicatriciel blanchâtre bridé et déprimé par places, ainsi que par des ulcérations arrondies dont les bords sont durs, taillés à pic, et le fond grisâtre ; quelques-unes de ces ulcérations se réunissent et forment des ulcères à contours arrondis.

Sur la partie antérieure du bras, et sur la partie supérieure et interne de l'avant-bras, on remarque deux plaques cicatricielles déprimées.

Traitement. — Tisane de salsepareille, édulcorée avec le sirop sudorifique ; sirop de bi-iodure, 2 cuillerées; pansement simple.

Sorti le 26 février 1858. — Sous l'influence du traitement que nous venons d'indiquer, la plupart des ulcérations signalées plus haut sont converties en cicatrice, et forment, sur la plaque cicatricielle centrale, autant de places blanches déprimées ; quelques-unes sont encore recouvertes de croûtes jaunâtres bien limitées.

Obs. III.—*Syphilide tuberculo-crustacée ulcéreuse* (*Lupus syphilitique*).

Conneaux (Marie), vingt-cinq ans, domestique, entrée salle Sainte-Foy, le 6 novembre 1858.

Antécédents. — D'une bonne santé habituelle, ne présentant aucun antécédent diathésique, cette malade a eu, il y a trois ans et demi, sur les parties génitales, un bouton ulcéré. Un médecin a cautérisé ce bouton qui a disparu au bout d'un mois, époque à laquelle est survenue une éruption de plaques muqueuses. La malade est entrée alors dans le service de M. Cullerier, à Lourcine, et a été traitée par l'usage interne de la liqueur de Van-Swieten. Les plaques muqueuses ont été cautérisées plusieurs fois avec le nitrate d'argent. Au bout de trois semaines, elle est sortie du service n'ayant plus de plaques muqueuses et ne souffrant ni de céphalées, ni de douleurs ostéocopes.

Il y a deux ans, apparition sur la face d'une éruption de boutons dont la durée a été d'un mois, et qui a été précédée de violents maux de tête. L'année suivante, autre éruption sur la face interne des bras de petits boutons qui ont persisté pendant quatre à cinq mois, et ont laissé après leur disparition de petites taches roses, dont la durée a encore été très-longue.

Il y a treize mois, apparition sur l'aile du nez d'un bouton dur, rouge, qui, au bout de trois mois, s'est ulcéré et recouvert de croûtes brunâtres. La malade est restée, à cette époque, sept semaines dans le service de M. Huguier, qui a prescrit un traitement par les pilules mercurielles, et des onctions avec la pommade au précipité blanc. Malgré ce traitement, les boutons et les croûtes brunâtres avaient envahi la joue droite ; elle est alors retournée dans son pays, en Suisse, où elle a séjourné huit mois, soumise à un traitement local par les cautérisations avec le nitrate d'argent. C'est à ce moment qu'elle a commencé à éprouver de la gêne dans la déglutition et une altération très-marquée de la voix qui était devenue nasonnée ; quinze jours après l'apparition de ce symptôme, elle s'est aperçue qu'elle avait une division du voile du palais.

Actuellement. — Sur la joue droite, large cicatrice bridée ; croûte épaisse, humide, verdâtre, de forme conique sur l'aile droite du nez ;

entre les bords de cette croûte et l'ulcère, on voit suinter des gouttelettes d'un pus vert très-épais.

Le voile du palais présente, dans toute sa partie médiane, une large perte de substance. Les bords de cette scissure médiane sont ulcérés et présentent à leur surface une couleur jaunâtre formée par de la matière purulente concrète. Ils sont entourés par une auréole d'un rouge cuivré très-manifeste.

Traitement. — Tisane de salsepareille ; sirop de bi-iodure, 2 cuillerées par jour ; bains simples.

Sous l'influence de ce traitement, la croûte qui occupe l'aile du nez est devenue moins épaisse, moins humide, et enfin tout à fait sèche ; elle a perdu sa teinte brun verdâtre, pris une coloration jaunâtre, et enfin, dans le milieu du mois de décembre, elle est tombée, laissant une perte de substance de l'aile du nez. La matière concrète qui recouvrait l'ulcération du voile du palais s'est détachée aussi ; celle-ci a pris un aspect rose et bourgeonnant, et la cicatrisation s'est faite peu à peu, sans être complète cependant à la sortie de la malade, le 27 décembre 1858.

Obs. IV. — *Syphilide serpigineuse.*

Ch. Roux (Clément), quarante-six ans, tondeur de chevaux. Entré le 5 février 1858. Rien d'important à noter pour les antécédents, ni du côté de la famille, ni du côté du sujet.

Il y a douze ans, il s'est aperçu, dit-il, de la présence d'une petite végétation en crête de coq sur le gland ; deux ou trois ans après, il a vu se développer dans l'aine une tumeur rouge, douloureuse, qui a disparu au bout de cinq jours. Depuis ce temps-là, il n'a pas eu de taches à la peau ; il n'a pas perdu ses cheveux, et n'a jamais éprouvé de maux de gorge.

Il y a six mois, sur la partie latérale droite du ventre, un peu au-dessus de l'ombilic, s'est développé un bouton rouge que le malade compare pour la forme à un furoncle. Ce bouton s'est couvert à son sommet d'une croûte verdâtre, et a été suivi de l'apparition d'autres boutons, de sorte que la maladie s'est étendue et a pris l'aspect que nous allons décrire.

État actuel. — On trouve sur la partie latérale gauche de la paroi abdominale une bande en forme de demi-cercle embrassant cette paroi, à la façon d'une ceinture, et formée par d'épaisses croûtes d'un brun verdâtre, présentant çà et là quelques fentes à travers lesquelles suinte un pus jaune verdâtre assez épais.

Au-dessus de la concavité de ce demi-cercle, on voit une très-large plaque recouverte de croûtes qui ont les mêmes caractères que les précédentes. A peu près vers le milieu de la paroi abdominale, ce ruban de croûtes verdâtres, décrit plus haut, se réunit avec un autre ruban formé par du tissu cicatriciel, et qui, après avoir décrit une concavité au-dessus de l'ombilic, descend sur la paroi latérale droite du ventre, et se termine après s'être arrondi à cinq travers de doigt en dehors de l'ombilic. Ce tissu cicatriciel est bridé et parcouru par des arborisations vasculaires remarquables.

Il existe à droite de la nuque, au niveau du bord antérieur du trapèze, une plaque allongée couverte de croûtes verdâtres, et entourée d'une auréole rouge cuivré.

Traitement. — Deux cuillerées de sirop de bi-iodure ; tisane de salsepareille ; pansements avec l'onguent mercuriel. Le 18 février, la plaque de la nuque est presque cicatrisée, il n'y a plus de croûte, on n'y trouve plus qu'une très-petite ulcération allongée au niveau de sa partie interne.

Les parties malades de la paroi latérale gauche de l'abdomen sont converties en une surface de couleur violacée, sur laquelle sont disséminées quelques croûtes jaunâtres ; au-dessous des croûtes, les ulcérations se cicatrisent.

Sorti guéri le 26 février 1858.— Plus de croûtes, plus d'ulcérations ; les parties sur lesquelles on en trouvait, ont une coloration rouge violacé très-prononcé.

Obs. V. — *Syphilide gommeuse (hidrosadénite syphilitique) en groupes.*

D*** (Alexandrine), quarante et un ans, couturière, entrée à l'hôpital Saint-Louis le 2 juin 1863.

Cette femme est mariée et mère de six enfants, tous très-bien portants ; elle n'a jamais fait de fausses couches ; elle ne se rappelle pas avoir eu des boutons sur la peau avant l'éruption actuelle.

Cette éruption a débuté, il y a trois ans environ, par la face externe du pied droit et de là elle s'est étendue de proche en proche à toute la face dorsale du pied et des orteils, *à la face plantaire*, au pourtour de l'articulation tibio-tarsienne droite, à la face interne de la jambe droite. On voit à la face interne de la jambe gauche deux petites cicatrices arrondies qui témoignent de l'existence d'une affection semblable à l'autre jambe ; cette femme déclare, en effet, que la jambe gauche, en même temps que l'affection débutait à la jambe droite, a été le siége de deux petites plaies depuis longtemps cicatrisées.

État actuel.— L'affection occupe en ce moment la face dorsale du pied droit et des orteils, la face plantaire de ce même pied, le pourtour de l'articulation tibio-tarsienne droite et la face interne de la jambe droite. Les surfaces malades sont de couleur rouge foncé, saillantes, mamelonnées, comme formées par une agglomération de tumeurs arrondies, accolées, dont quelques-unes à la face plantaire atteignent le volume d'une grosse noisette ou même d'un marron.

Ces tumeurs sont rouges, en partie fluctuantes, le siége de picotements peu marqués, sans démangeaison ; la plupart présentent sur un ou plusieurs points de leur surface un pertuis arrondi assez petit d'où s'échappe un liquide séro-purulent très-clair ; d'autres, et principalement celles du pourtour de l'articulation tibio-tarsienne et de la face interne de la jambe, présentent, au lieu d'un simple pertuis, des ulcères de forme arrondie, taillés à pic, qui occupent toute l'épaisseur de la peau, et sont aussi le siége d'un suintement séreux.

Tous ces éléments affectent dans leur groupement une disposition circulaire, ils procèdent dans leur extension par voie serpigineuse, c'est-à-dire qu'ils envahissent de proche en proche les surfaces restées saines. Cette femme a bon appétit, elle digère bien et jouit d'une très-bonne santé ; elle nourrit actuellement son dernier enfant âgé de dix-sept mois, bien que né au milieu de la poussée syphilitique actuelle, qui est très-bien portant, et n'a jamais eu d'éruptions sur le corps, non plus que ses autres enfants.

Traitement. — Sirop de bi-iodure ioduré, 1 cuillerée à café matin et soir ; pansement des ulcères avec le cérat opiacé.

7 juillet. — Tous les ulcères de la jambe et du pied sont actuellement cicatrisés ; les tumeurs fluctuantes de la face plantaire sont affaissées et presque entièrement résorbées.

Exeat. — Traitement à continuer.

Cette femme, revue le 15 septembre 1863, allait très-bien ; toutes les plaies avaient disparu ; les autres tumeurs non ouvertes étaient entièrement affaissées et résorbées ; au milieu de la coloration violacée qui persistait à l'endroit des surfaces malades, on commençait à apercevoir des points cicatriciels blancs correspondant aux anciennes ulcérations.

Obs. VI. — *Syphilide gommeuse éparse (hidrosadénite syphilitique).*

T*** (Rose), âgée de cinquante-quatre ans, journalière, entrée à l'hôpital Saint-Louis le 15 septembre 1863.

Cette femme raconte qu'il y a deux ans il lui est survenu une éruption sur tout le corps, deux mois après qu'elle avait remarqué des ulcérations aux parties génitales ; cette éruption, qui s'accompagnait de maux de gorge, de douleurs de tête, d'accès de fièvre, de courbature, fut guérie en six semaines environ par des pilules de protoiodure.

La malade demeura à l'abri de nouvelles atteintes jusqu'à il y a trois mois; il parut alors à la jambe droite une nouvelle éruption qui bientôt se montra également à la gauche et qui, persistant encore aujourd'hui, nécessite l'entrée de la malade à l'hôpital.

Etat actuel. — A la jambe droite, l'éruption occupe la face antérieure de l'articulation du genou, la face externe de la jambe et la face dorsale du pied; à la jambe gauche les éléments éruptifs, moins nombreux, sont disséminés sur le pourtour de la moitié inférieure du membre et sur la face dorsale du pied. Ces éléments, qui n'affectent aucun mode régulier de groupement, se présentent sous l'aspect de petites tumeurs arrondies, violacées, saillantes et coniques sur un point de leur surface, dont le volume varie depuis celui d'un pois jusqu'à celui d'une noisette.

Ces tumeurs occupent la couche sous-cutanée et paraissent s'être développées aux dépens de cette couche en même temps qu'aux dépens des couches profondes du derme; presque toutes sont fluctuantes et entourées d'une atmosphère violacée d'une largeur de 4 à 5 millimètres; quelques-unes sont aussi entourées d'un liséré épidermique bien net.

Sur la jambe droite, plusieurs de ces tumeurs sont ouvertes et laissent exhaler un liquide séro-purulent; l'orifice, petit, arrondi, conduit dans une cavité plus large, ainsi qu'on peut s'en assurer avec le stylet; lorsque plusieurs de ces orifices se sont réunis par les progrès du travail ulcératif, ainsi que cela se voit à la face externe de la jambe droite, il en résulte des plaies irrégulières à fond grisâtre.

A la face externe de la jambe droite où les tumeurs sont nombreuses, leur atmosphère violacée se confond, et il en résulte une large plaque violacée, saillante, parsemée d'ulcérations.

On sent du gonflement à la face interne des tibias, la malade a perdu l'œil gauche il y a un an environ, par suite d'un iritis syphilitique; actuellement la membrane irienne, entièrement déformée, a contracté des adhérences avec la cornée, si bien que la chambre antérieure a disparu; surdité de l'oreille droite depuis trois mois; douleurs sourdes de la région frontale avec exacerbations nocturnes.

Traitement. — Une cuillerée à café, matin et soir, de sirop de bi-iodure ioduré; coaltar saponiné pour panser les ulcères, bains sulfureux.

27 octobre 1863. — Tous les ulcères cicatrisés; les petites tumeurs résorbées et remplacées par des macules cuivrées. Exeat.

IV

Observations de syphilides malignes précoces.

Obs. I. — *Syphilis maligne : chancre serpigineux à base molle, éruption pustulo-ulcéreuse généralisée (ecthyma et rupia) ; pas d'amélioration sous l'influence du traitement mercuriel. Guérison rapide par l'iodure de potassium.*

(Observation empruntée à la thèse de M. Dubuc.)

M. X***, exerçant une profession libérale, de taille moyenne, mais ayant le système musculaire bien développé, de tempérament lymphatico-sanguin, jouissant habituellement d'une excellente santé, eut une ulcération très-superficielle du voisinage du frein en décembre 1857 ; il habitait alors la ville de Turin.

L'ulcération fut cautérisée par un chirurgien militaire, qui prescrivit, dès le début, un traitement mercuriel que M. X*** continua pendant un mois environ. Au bout de quinze jours, l'ulcération était complétement cicatrisée ; elle ne s'accompagna d'aucun engorgement des glandes inguinales et ne fut suivie d'aucune manifestation constitutionnelle quelconque.

En avril 1858, M. X*** contracta une blennorrhagie qui dégénéra en suintement chronique et se compliqua d'orchite au commencement de novembre 1858. Vers la même époque, il eut un ictère essentiel, qui dura six semaines à peu près.

Dans le courant d'avril 1859, une nouvelle ulcération superficielle de la dimension d'une lentille parut encore sur les parties latérales du frein ; elle fut cautérisée énergiquement comme la première, et comme elle guérit dans l'espace de quinze jours. M. X*** prit de nouveau des pilules mercurielles pendant un mois. Aucune manifestation constitutionnelle. Il est probable que cette ulcération, de même que la précédente, était constituée simplement par de l'herpès ulcéré ; car, avant la cautérisation, deux inoculations avaient été pratiquées avec la sécrétion de la dernière ulcération, l'une sur le bras du malade lui-même, l'autre sur les bras d'un de ses amis, et toutes deux avaient été suivies d'un résultat absolument négatif. M. X*** habitait toujours la ville de Turin.

Jusqu'au milieu de mai 1861, M. X***, qui était venu demeurer à Paris, n'eut plus aucune maladie vénérienne. Vers le 15 mai, huit jours après le dernier coït, il remarqua l'existence, sur la partie latérale gauche du fourreau de la verge, d'une petite écorchure de la dimension d'une tête d'épingle, qui se recouvrit très-rapidement d'une croûte; les jours suivants l'écorchure alla en s'accroissant, la croûte tombait et était remplacée, au bout de quelques heures, par une autre croûte semblable.

Quand l'écorchure eut atteint les dimensions d'une pièce de 50 centimes, c'est-à-dire au bout de vingt jours à peu près, M. X*** alla consulter M. Cullerier, qui, après avoir examiné l'écorchure, déclara que c'était un chancre mou. A ce moment déjà on sentait dans l'aine gauche un ganglion lymphatique engorgé, douloureux à la pression, qui menaçait de suppurer, si bien que M. Cullerier conseilla le repos au lit et les cataplasmes; il fit panser le chancre avec de la charpie imbibée de vin aromatique.

Quand M. X*** retourna chez M. Cullerier, au bout de dix jours, l'ulcération avait fait des progrès en surface, non en profondeur; elle commençait à prendre les caractères d'un ulcère serpigineux. M. Cullerier prescrivit, comme pansement, de la poudre sèche de quinquina, et, comme il existait de l'embarras gastrique, il administra quelques purgatifs salins. Le malade commençait déjà à éprouver de la céphalée, de l'irritation à la gorge et aussi les symptômes d'un coryza qui se traduisait par un écoulement abondant de mucus transparent; ce coryza persista pendant plusieurs mois, et plus tard s'accompagna de croûtes épaisses des fosses nasales.

Il est bon de remarquer que, dans les quelques semaines qui avaient précédé l'apparition du chancre, M. X*** s'était livré à de notables excès de veilles, de femmes et de bonne chère, si bien qu'il était très-fatigué au moment où l'ulcération se déclara.

Douze jours environ après sa seconde visite à M. Cullerier, c'est-à-dire vers le 27 juin, M. X*** eut au visage, et presque en même temps au cuir chevelu, une éruption de petits boutons pleins, rouges, saillants, acuminés, qui, devenus purulents au bout de cinq ou six jours, ressemblaient entièrement à des pustules de variole, sauf qu'ils n'étaient pas ombiliqués; quelques-uns de ces boutons s'étaient développés à l'intérieur du pavillon de l'oreille. Il fut pris, en même temps, de frissons, qui apparaissaient à la fin du jour, s'accompagnaient d'un redoublement de la céphalée et étaient suivis de chaleur et de sueurs peu abondantes; l'accès durait en tout une heure et revenait tous les soirs à la même heure.

Le malade vaquait toujours à ses occupations; le chancre continuait de s'accroître en surface, non en profondeur; il avait acquis des dimensions au moins égales à celles d'une pièce de 5 francs en argent, contournait le fourreau de la verge, excepté à la partie inférieure, où il restait une bande très-étroite de peau saine.

L'ulcère, en même temps qu'il était devenu serpigineux, avait pris un mauvais aspect : il était blafard, parsemé de points gangréneux et occasionnait des douleurs extrêmement intenses ; mais, d'après le témoignage de M. Cullerier, *sa base était parfaitement molle.*

Dès l'époque de sa seconde visite à M. Cullerier, le malade avait cessé de ressentir des douleurs dans la région inguinale ; le ganglion était toujours engorgé, mais indolent ; d'autres ganglions s'étaient pris dans l'aine du même côté, de manière à former un véritable chapelet ; il n'y eut pas d'engorgement ganglionnaire dans l'aine droite.

Un détail que j'ai omis de signaler, c'est que le début de l'éruption fut accompagné des phénomènes d'anémie et d'amaigrissement qui signalent d'ordinaire l'apparition des manifestations constitutionnelles.

Aussitôt qu'il eut des boutons au visage et sur le cuir chevelu, M. X*** alla consulter M. Cullerier, qui ne reconnut pas à l'éruption les caractères d'une syphilide et se contenta de prescrire une solution de tartrate de fer et de potasse pour panser le chancre, des grands bains tièdes, le repos au lit et une bonne nourriture ; malheureusement le malade manquait alors complétement d'appétit. La solution de tartrate ferricopotassique arrêta assez vite les progrès de l'ulcération ; toutefois celle-ci demeura très-longtemps stationnaire et ne fut cicatrisée en définitive que dans les premiers jours de septembre.

Cependant les boutons purulents du visage, très-petits au moment où M. Cullerier les vit pour la première fois, s'accrurent rapidement et se recouvrirent d'épaisses croûtes bombées et verdâtres, au-dessous desquelles existaient des ulcérations profondes. Ceux du cuir chevelu suivirent absolument la même marche ; quelques jours après leur apparition, on sentait, derrière la nuque, plusieurs petits ganglions engorgés, non douloureux ; les cheveux tombaient alors en abondance.

Quinze jours après le début de l'éruption du visage et du cuir chevelu, une éruption semblable apparut du même coup sur les bras, la face antérieure et la face postérieure du tronc. Les boutons d'abord petits, rouges, pleins, devenaient, au bout de très-peu de temps, purulents à leur sommet, puis ils se recouvraient de croûtes épaisses, bombées, verdâtres, dont l'accroissement en largeur et en épaisseur suivait les progrès de l'ulcération sous-jacente. Les éléments éruptifs n'étaient pas très-nombreux, et, dans leur intervalle, on remarquait quelques petits boutons papuleux qui n'ont pas suppuré et n'ont pas laissé de cicatrices.

On était alors au commencement de juillet ; le malade gardait la chambre, il éprouvait toujours des symptômes d'angine et de coryza ;

la gorge était rouge, sans plaques opalines ; un flux continuel de mucus transparent s'échappait par l'orifice des narines.

Les accès de fièvre avaient perdu de leur régularité, mais ils revenaient encore de temps à autre, le malade ressentait une céphalée constante occipitale, qui augmentait le soir et empêchait le sommeil pendant les premières heures de la nuit.

L'éruption n'était pas douloureuse par elle-même ; mais, comme les croûtes se collaient à la chemise, elles devenaient l'occasion de souffrances assez vives.

L'appétit était nul, l'amaigrissement avait fait des progrès ; M. X*** était en proie au plus profond abattement. Il fit mander M. Cullerier, qui, cette fois, n'hésita pas à reconnaître la nature syphilitique de l'éruption et fut effrayé de son extrême malignité.

Il mit le malade à l'usage des préparations mercurielles à dose très-modérée : une cuillerée à bouche, tous les jours, d'une solution, qui renfermait 0^{gr},25 de sublimé pour 500 grammes de sirop de sucre, lui prescrivit des corps gras, pommade de concombre, huile d'amandes douces pour enduire les croûtes. Il recommanda de plus le séjour à la campagne, où M. X*** se rendit le 15 juillet.

Malgré le traitement mercuriel et le séjour à la campagne, les ulcères croûteux continuèrent de s'accroître, quelques-uns finirent par atteindre les dimensions d'une pièce de 2 francs et même d'une pièce de 5 francs, notamment sur le visage, sur le tronc et les bras. M. X*** était alors un objet d'horreur pour tous ceux qui l'approchaient ; il eut à diverses reprises l'idée de se suicider.

Vers la fin de juillet, les jambes elles-mêmes, jusque-là exemptes, devinrent le siége d'une éruption semblable à celle des autres régions : c'étaient des boutons ulcéreux recouverts d'épaisses croûtes brunâtres stratifiées en forme de patelles.

Sur le visage, les croûtes qu'aucun frottement ne venait déranger se détachaient en saillie sous forme de cônes verdâtres pointus, qui mesuraient jusqu'à 2 centimètres de hauteur ; celles du tronc et des membres étaient moins épaisses, parce que le frottement les faisait tomber de temps à autre.

Quand les croûtes se détachaient, elles laissaient à nu les ulcères profonds, arrondis, taillés à pic, dont la sécrétion purulente épaisse et plastique formait, en se desséchant, de nouvelles croûtes semblables aux premières.

Les ulcères croûteux des jambes ne tardèrent pas à devenir aussi larges que les plus larges des autres régions.

M. X*** resta à la campagne jusqu'à la fin d'août sans que l'éruption manifestât aucune tendance vers la cicatrisation ; de nouveaux boutons apparaissaient de temps à autre et suivaient la marche que nous avons décrite.

Vers la fin d'août, l'appétit reparut et le moral se releva un peu ; M. X***, revenu à Paris, fut adressé à M. E. Vidal, qui remplaçait alors momentanément M. Hillairet à l'hôpital Saint-Louis ; plus tard, il reçut les soins de M. Hillairet lui-même.

Au moment où il réclama les soins de M. Vidal, le visage, le cuir chevelu, les jambes, étaient le siége de nombreuses ulcérations larges, recouvertes d'épaisses croûtes bombées et brunâtres ; sur les bras et le tronc, les ulcères croûteux étaient moins abondants, mais ils présentaient d'ailleurs les mêmes caractères que sur les régions que nous venons d'indiquer.

Les douleurs de tête avaient beaucoup diminué, l'angine était moins forte et se bornait toujours à de la rougeur de la gorge ; le coryza persistait, d'épaisses croûtes se formaient dans les fosses nasales et gênaient la respiration, surtout pendant la nuit ; cependant la cloison n'était pas perforée.

Il restait des ganglions post-cervicaux engorgés ; pas d'exostoses ni de douleurs ostéocopes ; les glandes séminales étaient intactes, mais les désirs vénériens abolis.

Le chancre n'était pas cicatrisé, il avait alors les dimensions d'une pièce de 2 francs, mais sa surface était devenue rosée ; la base ne présentait aucune trace d'induration ; le malade avait continué l'usage de la solution de tartrate ferrico-potassique et, de temps en temps, il cautérisait l'ulcération avec du sulfate de cuivre.

L'appétit était revenu, en même temps les forces avaient augmenté ; l'état moral était meilleur.

M. Vidal prescrivit 0^{gr},50 d'iodure de potassium, en ayant soin d'augmenter la dose de 0^{gr},50 tous les jours, jusqu'à ce qu'on fût arrivé à 4 grammes par jour.

Sous l'influence de l'iodure de potassium, *l'amélioration se manifesta avec une rapidité vraiment surprenante ;* au bout de dix jours, toutes les croûtes étaient détachées et les ulcères sous-jacents marchaient vers la cicatrisation ; dix jours plus tard, les ulcères du visage, du cuir chevelu, des bras, du tronc, étaient complétement fermés et ne fournissaient plus de sécrétion ; il restait à leur place des cicatrices violacées.

Vers la même époque, le chancre se guérit aussi ; l'angine, les croûtes du nez, la céphalée, disparurent pour ne plus revenir. Les ulcères des jambes mirent beaucoup plus de temps pour arriver à la guérison ; comme le malade marchait, les croûtes se détachaient et se reformaient incessamment ; à la fin de décembre, ces ulcères s'étaient rétrécis, mais presque tous étaient devenus un peu gangréneux, ce que le malade attribue au froid très-vif qui régnait alors. La complication gangréneuse disparut par suite d'un repos de quinze jours au lit, l'iodure de potassium étant d'ailleurs continué à la dose de 4 grammes par jour.

A la fin de juin 1862, les ulcères des jambes finirent par se cicatriser complétement; toutefois, l'iodure de potassium à la dose de 4 grammes par jour fut continué jusqu'au milieu du mois d'août suivant. Les désirs vénériens avaient commencé à reparaître dès la fin de septembre 1861.

Pendant toute la durée de cette grave éruption syphilitique, il n'y eut pas d'exostoses; toutefois pendant deux mois, de janvier à mars 1862, M. X*** ressentit quelques douleurs dans les membres, notamment le long de la face interne du tibia gauche où la pression déterminait une vive souffrance dans un point très-circonscrit, non exostosé. Les détails relatifs au traitement suivi ne seraient pas complets, si je ne rapportais qu'à deux reprises-différentes M. Hillairet essaya, mais sans succès, de substituer le traitement mercuriel au traitement ioduré.

La première fois, du 5 au 20 octobre 1861, il prescrivit des frictions dans l'aisselle avec l'onguent napolitain, mais le mercure était mal supporté, les pilules de Sédillot, administrées pendant dix jours dans le courant de novembre, ne furent pas mieux supportées, et finalement on dut s'en tenir à l'iodure de potassium, secondé par les toniques et l'administration de quelques bains de sublimé.

Depuis la fin du mois d'août 1862, époque où l'on cessa le traitement ioduré, la santé de M. X*** a toujours été excellente; à deux reprises différentes, il s'est remis à l'iodure de potassium pendant un mois ou six semaines, par simple mesure de précaution.

Les forces sont progressivement revenues; toutefois, M. X*** résiste moins à la fatigue qu'avant d'être malade, il est devenu plus impressionnable au froid. Je tiens tous les détails qui précèdent de M. X*** lui-même, qui est très-instruit, très-versé dans toutes les questions de syphiliographie; il m'autorise à les publier, à condition, bien entendu, que je ne trahisse pas son incognito.

Au moment où je le vois (10 mars 1864) il est âgé de vingt-huit ans; il n'éprouve aucune espèce de malaise, il a le teint coloré, un embonpoint très-notable, le système musculaire bien développé; malheureusement l'éruption syphilitique a laissé des stigmates ineffaçables sur toutes les régions qu'elle a occupées, notamment sur le visage (1).

Ces stigmates consistent dans des cicatrices arrondies, blanches, déprimées (celles du visage atteignent jusqu'à 3 ou 4 millimètres de pro-

---

(1) Ce malade, revu par moi vers le milieu de 1865, continuait à jouir d'une excellente santé. (*Note du Rédacteur.*)

fondeur), de dimensions variant depuis une lentille jusqu'à une pièce de 1 franc et même de 2 francs ; quelques-unes très-superficielles, sont légèrement réticulées, comme de véritables cicatrices vaccinales.

Le front, la racine et les ailes du nez, la joue droite, les tempes, le cuir chevelu, sont parsemés d'un assez grand nombre de cicatrices presque toutes profondes ; sur les bras et le tronc elles sont beaucoup plus discrètes, plusieurs sont très-superficielles ; sur les jambes, les cicatrices atteignent des dimensions plus considérables que sur les autres régions : une d'elles, située à la partie postéro-interne du mollet gauche, dépasse les dimensions d'une pièce de 5 francs, presque toutes sont brunâtres, pigmenteuses à leur circonférence, blanches au centre. Sur le fourreau de la verge, il reste comme trace du chancre phagédénique, une cicatrice blanche superficielle, régulière, qui mesure 2 centimètres au moins d'avant en arrière et contourne presque entièrement le fourreau, elle est située à l'union du tiers moyen avec le tiers antérieur du fourreau.

Au niveau de chaque coude, on aperçoit trois ou quatre plaques rouges, arrondies, de la dimension d'une pièce de 20 centimes, recouvertes de squammes épidermiques, ressemblant tout à fait à des plaques de psoriasis dartreux ; ces plaques persistent depuis la disparition de l'éruption syphilitique.

Il a été impossible à M. X*** de remonter à l'origine de la syphilis, attendu que dans les jours qui ont précédé le développement du chancre il avait eu, à intervalles rapprochés, des rapports sexuels avec plusieurs femmes différentes.

Obs. II. — *Syphilis maligne ayant simulé un cas de morve aiguë :* éruption tuberculo-ulcéreuse généralisée ; *fièvre intense, convulsions épileptiformes. Guérison obtenue à l'aide de l'iodure de potassium et du sirop de bi-iodure ioduré. (Rapport présenté au Conseil de salubrité par M. Michel Lévy.)*

(Observation empruntée à la thèse de M. Dubuc.)

P*** (Bernard), maréchal, vingt et un ans, entré à l'hôpital Cochin, salle Saint-Jean, n° 6 (service de M. Mauriac), le 5 décembre 1862.

Ce jeune homme, grand, robuste, bien musclé, est malade pour la première fois. Sa maladie a débuté le 28 novembre 1862 par des frissons, de la fièvre et un mal de gorge.

Il a continué à travailler avec peine, mais la douleur de gorge augmentant, il s'est décidé à venir à l'hôpital.

Le 6 décembre, on constate les symptômes suivants : mal de gorge assez fort, gêne de la déglutition et nasonnement, rougeur et léger gonflement des parties constituant l'isthme du gosier, la contractilité du voile du palais est parfaite. Le malade se plaint vivement d'une douleur à la région postérieure du cou, surtout au niveau des attaches des muscles trapèzes. Il remue difficilement la tête, qui est renversée directement en arrière.

Il existe une fièvre modérée, une céphalalgie frontale intense. L'appétit est perdu ; pas d'autres troubles des fonctions digestives.

On diagnostique une angine simple, légère, avec rhumatisme musculaire siégeant dans les trapèzes.

Le 7 décembre, le rhumatisme musculaire est beaucoup amélioré, le malade peut remuer la tête sans beaucoup de douleurs.

L'angine persiste, les ganglions sous-maxillaires sont un peu tuméfiés.

Le 13 décembre, le rhumatisme a disparu, la fièvre a cessé, mais le mal de gorge reste le même, la déglutition est devenue plus pénible.

Le 18 décembre, la fièvre reparaît, 100 pulsations. Le 20, on constate sur toute la surface du corps la présence d'une éruption discrète de papules rouges saillantes, dont quelques-unes sont surmontées de vésicules. (Ces vésicules n'auraient-elles pas été de simples squammes épidermiques recouvrant le sommet des papules?) On croit à l'apparition d'une varioloïde, mais les jours suivants la fièvre persiste, les papules augmentent de volume, elles s'étendent en largeur, deviennent plus saillantes. Leur sommet s'ulcère, et les petites ulcérations se recouvrent de croûtes minces, jaunâtres, comme formées de sérosité citrine concrète.

En même temps que cette éruption paraît, le mal de gorge augmente, et les amygdales, les piliers et la paroi postérieure du pharynx se recouvrent de fausses membranes grisâtres.

On cautérise la gorge avec le perchlorure de fer à 30 degrés.

Le 25 décembre, on remarque que le malade mouche beaucoup, à chaque instant il est obligé de se servir de son mouchoir. S'il reste un moment sans le faire, on voit sortir par les orifices antérieurs des fosses nasales un mucus assez épais, opaque, d'un gris jaunâtre, d'une odeur nauséeuse mais non fétide. La muqueuse des fosses nasales est rouge, boursouflée, parsemée de petites ulcérations assez superficielles.

L'éruption est devenue abondante aux membres supérieurs et sur la partie postérieure du tronc. Il n'existe qu'un petit nombre de papules ulcérées sur la face, la partie antérieure du tronc et les organes génitaux. Les papules augmentent toujours de volume et les ulcérations s'étendent. Les fausses membranes de la gorge ont disparu, elles sont remplacées par des ulcérations peu profondes, à fond grisâtre, de grandeur variable. La plus considérable, égale à une pièce de 50 centimes, siége sur l'amygdale droite.

Cet appareil symptomatique fait penser à la morve aiguë, la profession du malade l'ayant mis chaque jour en contact avec un grand nombre de chevaux, parmi lesquels plusieurs lui ont paru malades.

(Il résulte des déclarations du malade lui-même, consignées dans quelques notes que M. Rigal, interne du service, a eu l'obligeance de me remettre, qu'il ne s'était trouvé en contact qu'avec des chevaux atteints de mal aux pieds, et qu'aucun d'eux n'était morveux.)

Il n'a jamais eu d'accidents syphilitiques, il est très-affirmatif sur ce point. (Je puis ajouter qu'il m'a raconté avec toute l'apparence de la bonne foi, qu'il n'avait jamais eu qu'une seule fois dans sa vie des rapports avec une jeune fille de son pays, il y avait quatre ans de cela, et depuis lors il avait vécu dans la continence la plus parfaite, il niait à l'hôpital Saint-Louis, comme il l'avait fait à l'hôpital Cochin, toute espèce d'antécédent syphilitique ou même vénérien.)

On ordonne une potion avec 1 gramme de perchlorure de fer comme antiseptique et tonique, et 100 grammes de vin de quinquina.

Du 25 décembre au 5 janvier 1863, les papules, devenues de plus en plus volumineuses, se sont toutes ulcérées : la grandeur des ulcérations varie d'une pièce de 50 centimes à une pièce de 2 francs, quelques-unes ont 1 demi-centimètre de profondeur. Les bords sont nettement limités, taillés à pic. Sous l'influence d'attouchements avec un pinceau imbibé de perchlorure de fer et de gargarismes de chlorate de potasse, les ulcérations de la gorge se sont cicatrisées peu à peu. L'amygdale droite est seule encore un peu ulcérée.

Il y a toujours beaucoup de jetage, et la muqueuse des fosses nasales paraît toujours rouge, ulcérée, surtout au niveau de la cloison ; douleurs vives dans le nez. Le malade a beaucoup pâli et maigri ; il est très-faible, peu d'appétit ; pas de diarrhée ; fièvre, 104 pulsations. Pendant la dernière quinzaine de janvier, amélioration très-sensible, les ulcérations se sont recouvertes de croûtes noirâtres, formées de pus et de sang concrétés, et le malade en souffre beaucoup moins. La gorge est complétement guérie. Le jetage a diminué peu à peu, le 31 janvier il est presque nul. L'examen des fosses nasales fait constater ce jour-là *une large perforation de la cloison;* la muqueuse est toujours rouge, mais beaucoup moins ulcérée ; la fièvre est tombée, l'appétit est revenu. Il existe seulement une céphalalgie opiniâtre, qui n'a pas cessé depuis le commencement de la maladie, et qui est beaucoup plus forte en arrière qu'en avant.

Le 1er mars, il n'existe plus que quelques larges croûtes sur les pieds, le cuir chevelu et au-devant des tibias. Partout ailleurs les croûtes sont tombées et la cicatrisation s'est faite. Les jambes du malade rappellent un ecthyma à la période de dessiccation.

On remarque que *tous les ganglions lymphatiques sont légèrement engorgés*. Cet engorgement doit être attribué aux ulcérations de la peau. Les ganglions les plus volumineux égalent tout au plus le volume d'une noisette.

La céphalalgie est devenue très-vive, le malade s'en plaint beaucoup. Il dit que depuis que son nez ne coule plus, c'est-à-dire depuis huit jours, son mal de tête est bien plus violent. L'appétit est vorace, P*** mange cinq portions, qui lui suffisent à peine. Le 14 mars, il survient une fièvre assez vive, 115 pulsations. Cette fièvre persiste les jours suivants, il est impossible de la rattacher à la lésion d'aucun organe.

Le 16 mars, on reconnaît un gonflement notable, mais sans chaleur ni rougeur à la peau, exactement limité au bras droit. Ce n'est point de l'œdème franc, c'est une simple augmentation de volume avec conservation de la couleur et de la consistance normales.

Le 21 mars, la fièvre, la céphalalgie, le gonflement du bras, restaient les mêmes. Au moment de la visite, on entend tout à coup le malade pousser un cri, et on le voit agité par des convulsions épileptiformes présentant tous les caractères habituels (perte de connaissance, convulsions générales, congestion de la face, œdème sur les lèvres, puis pâleur de la face et coma). Ces attaques d'épilepsie se répètent 22 fois dans les vingt-quatre heures.

Le 22, le malade est plongé dans un coma imparfait, en le secouant beaucoup on lui arrache quelques paroles incohérentes.

Le pouls est très-fréquent, 130 pulsations.

Le 23, le malade a repris complétement la connaissance. Il ne se rappelle point ce qui s'est passé. Il se plaint d'un mal de tête violent et d'une faim très-vive. Il a encore quelque chose de stupide dans le regard. La sensibilité et la motricité sont parfaites.

Le 25 mars, jour de ma visite à l'hôpital Cochin, P*** a repris toute son intelligence, il mange avec beaucoup d'appétit, absence de fièvre. Le gonflement du bras a disparu peu à peu. La céphalalgie est toujours très-vive. Toute la surface du corps est parsemée de larges taches d'un rouge sombre, résultant de la cicatrisation des ulcérations de la peau. Sur les jambes, le cuir chevelu et les fesses, il existe encore quelques larges croûtes d'un brun jaunâtre, recouvrant des ulcérations incomplétement cicatrisées.

Quelle est la nature de la maladie dont nous venons de retracer sommairement l'évolution et qui n'est point terminée? La profession du sujet, le jetage par les narines, l'éruption, ont pu suggérer l'idée d'un cas de morve aiguë, mais il n'est pas démontré que P*** ait été en contact ni dans l'atmosphère d'un cheval morveux. Il n'est pas démontré non plus, malgré ses dénégations, qu'il soit exempt de tout antécédent syphilitique. A première vue, l'éruption m'a paru un ecthyma cachectique, l'écoulement nasal s'explique par l'existence d'ulcérations qui ont amené depuis la perforation de la cloison. Les accès épileptiformes ne peuvent-ils pas se rattacher soit à une exostose intra-crânienne ou à d'autres lésions de nature syphilitique, et donnant lieu à des accidents de compression, d'abord intermittents?

C'est donc entre la morve et les accidents tertiaires de la syphilis que me paraît osciller le diagnostic, et notre conclusion ne dépassera pas jusqu'à plus ample information la limite de cette réserve.

Toute cette première partie de l'observation est extraite textuellement du rapport fait par M. Michel Lévy au Conseil de salubrité, à qui l'on avait signalé P*** comme un malade atteint de morve aiguë; les renseignements avaient été transmis à M. Michel Lévy par M. Rigal, interne du service, et c'est grâce à une lettre très-bienveillante de M. Lévy que j'ai pu obtenir l'autorisation de prendre copie de son rapport à la préfecture de police, je me suis borné à ajouter dans les pages qui précèdent quelques renseignements complémentaires que je tenais du malade lui-même, mais j'ai eu soin de les placer entre parenthèses. Le reste de l'observation est la reproduction des notes que j'ai recueillies moi-même à l'hôpital Saint-Louis, où P*** vint réclamer nos soins dans le courant d'août 1865.

Le 25 mars, sur les conseils de M. Michel Lévy, qui, en voyant ce malade à titre de rapporteur du Conseil de salubrité, soupçonna l'existence d'une affection syphilitique tertiaire, on donna l'iodure de potassium à la dose de 2 grammes par jour en même temps qu'on continuait l'usage des toniques : quinquina, vin de Bagnols, vin de Bordeaux. L'*administration de l'iodure de potassium fut suivie, au bout de très-peu de jours, d'une amélioration véritablement surprenante;* le malade, suivant son expression, se sentit renaître; les douleurs de tête diminuèrent rapidement d'intensité, en même temps que les forces reparaissaient peu à peu et que les ulcères marchaient vers la cicatrisation. Pendant la première quinzaine d'avril, P*** eut encore quelques accès de fièvre de courte durée; à partir du 15 avril, la fièvre et les douleurs de tête cessèrent complétement.

Le 9 mai, les forces étant à peu près revenues, et les ulcères étant fermés depuis quelque temps déjà, P*** fut envoyé à l'asile de Vincennes. Il avait alors le corps parsemé de cicatrices rouge brun très-foncé, recouvertes d'une production extrêmement abondante de squammes blanchâtres, foliacées, analogues à celles du psoriasis dartreux. L'usage de l'iodure de potassium fut continué jusqu'au jour de la sortie du malade.

Le 26 mai, P*** fut obligé de rentrer à l'hôpital Cochin ; l'état général s'était considérablement amélioré, le système musculaire avait repris son développement normal, l'embonpoint et les forces étaient revenus. Seulement, comme il avait beaucoup marché à Vincennes, les ulcères des jambes, à peine cicatrisés, s'étaient rouverts dès les premiers jours de son arrivée à l'asile, et avaient fini par acquérir des dimensions assez considérables ; le malade faisait des pansements avec de la charpie imbibée d'eau-de-vie camphrée.

Les cicatrices des autres régions continuaient d'être le siége d'une desquammation abondante.

P*** séjourna à l'hôpital Cochin jusqu'au 6 juillet; il prit tous les jours 1 gramme d'iodure de potassium et fut envoyé de nouveau à Vincennes, sans être complétement guéri.

Le malade s'étant présenté à l'hôpital Saint-Louis, le 28 juillet, fut admis au pavillon Saint-Mathieu, n° 55, par M. Bazin. Les lésions qu'il portait alors étaient tellement caractéristiques, que, quand il parut dans la salle de consultation, tous les assistants s'écrièrent : *Le beau cas de syphilis !*

Etat au moment de l'entrée à l'hôpital Saint-Louis. — Toute la partie postérieure du tronc, les membres supérieurs, les membres inférieurs, différents points du cuir chevelu, les sourcils sont recouverts de cicatrices régulières, arrondies, déprimées, de dimension variable, depuis celle d'une lentille jusqu'à celle d'une pièce de deux francs, et même de cinq francs en argent. Ces cicatrices sont presque toutes blanches à leur partie centrale, cependant quelques-unes plus récentes conservent une couleur violacée.

A leur circonférence, bon nombre des cicatrices du dos et des membres présentent un bourrelet saillant, cuivré, *tuberculeux*, d'une largeur de 2 à 3 millimètres ; ce bourrelet tuberculeux, qui a paru il y a six semaines ou deux mois, au dire du malade, est le siége d'une abondante production de ces croûtes minces, blanchâtres, foliacées, dont il a déjà été question dans le cours de l'observation, et qui feraient ressembler l'éruption à un psoriasis dartreux, n'était la présence des cicatrices centrales. Au niveau des coudes, il existe de larges saillies tuberculeuses, cuivrées, recouvertes des mêmes écailles foliacées d'un blanc nacré.

Sur les pieds (plante et face dorsale), sur le pourtour des articulations tibio-tarsiennes, sur la partie inférieure des jambes existent des boutons bulleux, noirâtres, du volume d'un pois ou même d'une noisette, constitués par une mince enveloppe épidermique, qui renferme un mélange sanieux de pus et de sang.

A côté de ces boutons, on en aperçoit d'autres qui sont recouverts de larges croûtes noires et épaisses, et qui représentent probablement une phase plus avancée de la même lésion.

Sur les jambes, presque toutes les cicatrices conservent une couleur cuivrée, rouge très-foncée ou même brunâtre, tandis que celles des autres régions sont blanches au centre.

Pas d'exostoses ni de lésions des testicules.

Rien sur la gorge, à l'exception d'une rougeur cuivrée des amygdales et du pharynx.

Perforation de la cloison des fosses nasales, mais le jetage a depuis longtemps cessé.

Les ganglions post-cervicaux présentent le volume normal, ceux des régions inguinales ne sont plus engorgés.

Les douleurs de tête, si intenses pendant les premiers mois de la maladie, ont totalement disparu.

Il n'existe aucune cicatrice apparente sur la verge.

L'état général est satisfaisant. P*** est un grand garçon très-robuste, qui présente un système musculaire très-développé et un certain embonpoint.

Traitement. — Vin de quinquina, 125 grammes ; vin de Bordeaux, 150 ; une cuillerée à café, matin et soir, de sirop de bi-iodure ioduré; bains alcalins.

11 août. — Le malade ayant éprouvé, peu de jours après son entrée, les symptômes d'un embarras gastrique, on a dû cesser le traitement mercuriel. On a administré un vomitif et un purgatif. Actuellement l'appétit est revenu, ce qui permet de prescrire de nouveau le sirop de bi-iodure ioduré.

L'éruption présente les mêmes caractères qu'au moment de l'entrée du malade.

Le 25, l'éruption tuberculo-squammeuse, qui bordait les anciennes cicatrices, est en grande partie affaissée et les squammes ont beaucoup diminué de quantité.

La santé générale est excellente ; les forces sont complètement revenues.

On continue le sirop de bi-iodure ioduré et les bains alcalins.

Le 4 octobre, l'éruption syphilitique se réduit actuellement aux cicatrices, qui sont blanches à leur partie centrale et continuent de présenter une coloration violacée à leur circonférence, mais sans aucune saillie appréciable.

Aux jambes, il existe encore des ulcérations arrondies ; mais de profondes et grisâtres qu'elles étaient, elles sont devenues superficielles et recouvertes de bourgeons charnus rosés.

On panse les ulcères avec la pommade au minium et au cinabre.

Etat général excellent.

On continue le sirop de bi-iodure ioduré à la dose de 30 grammes par jour ; bains alcalins et bains sulfureux.

Le 21, le malade sort complétement guéri des lésions pour lesquelles il était entré à l'hôpital.

Obs. III. — *Syphilis maligne; blennorrhagie accompagnée d'un bubon suppuré de l'aine droite ; syphilide tuberculo-ulcérante gangréneuse. Guérison par le sirop de bi-iodure ioduré ; récidive avec complication serpigineuse; plusieurs autres récidives.*

(Observation empruntée à la thèse de M. Dubuc et recueillie dans le service de M. Bazin.)

C*** (Nicolas), vingt-neuf ans, homme de peine au chemin de fer du Nord, entré à l'hôpital Saint-Louis, pavillon Saint-Mathieu, 17 (service de M. Bazin), le 12 mai 1863.

Voici les renseignements qui nous sont fournis par le malade :

En 1855, il eut une blennorrhagie à Brest, qui le força de séjourner six semaines dans l'hôpital de cette ville.

Il partit à la fin de 1856 pour la Guadeloupe, et y demeura jusqu'en juin 1861 ; dès son arrivée à la Pointe-à-Pitre, il eut du gonflement des glandes inguinales à droite, à la suite d'efforts qu'il avait faits en déchargeant les colis d'un navire. Cet engorgement ganglionnaire se termina par résolution, et C*** n'eut consécutivement aucune manifestation quelconque à la peau.

Dans le courant de l'année 1861, avant son retour en France, il fut pris d'une angine inflammatoire, qui dura sept semaines environ.

En mai 1862, il eut une éruption discrète de furoncles sur le dos et les épaules.

Rentré en France, il fit, à Nancy, la connaissance d'une femme avec laquelle il eut des rapports suivis pendant environ cinq mois, d'août 1862 à janvier 1863. Au commencement de janvier il contracta avec elle une nouvelle blennorrhagie, et au bout de six semaines à peu près, il s'aperçut que plusieurs ganglions de la région inguinale droite étaient devenus gonflés et douloureux. Il quitta Nancy, le 11 avril 1863, pour venir à Paris, où il entra comme homme de peine au chemin de fer du Nord. Il affirme qu'il n'avait à ce moment-là aucune écorchure à la verge, ni au pourtour de l'anus, et qu'il n'en avait jamais eu antérieurement ;

seulement, l'écoulement persistait encore ; peu à peu un des ganglions enflammés se ramollit et devint le siége d'un abcès qui fut ouvert, le 18 ou le 30 avril, par le médecin du chemin de fer du Nord. Cet abcès ne s'est refermé que deux ou trois jours avant l'entrée du malade à l'hôpital. Pendant la dernière quinzaine d'avril, le malade avait été en proie à une courbature excessive, accompagnée d'inappétence, de malaise général ; il avait été forcé de se mettre au lit ; et, outre un mouvement fébrile continu, il lui revenait tous les deux jours, dans la soirée, des accès de fièvre extrêmement intenses qui duraient sept ou huit heures, et présentaient les trois stades de frisson, chaleur et sueur.

Le 1er mai, une éruption se déclara ; elle était disséminée sur toute la surface du corps, quoique discrète et composée de boutons pleins, assez petits, qui acquirent bientôt le volume d'une lentille.

Les symptômes généraux ayant persisté après comme avant la sortie de l'éruption, le malade se décide à entrer à l'hôpital le 12 mai.

État au moment de l'entrée. — Il existe dans l'aine droite plusieurs ganglions lymphatiques engorgés, durs et indolents, gros comme des noisettes ou des amandes, parallèles à la direction du pli de l'aine. L'un d'eux, situé à la partie la plus interne de la région inguinale, à un travers de doigt au-dessous de l'arcade de Fallope, et dirigé dans le sens de cette arcade, a le volume d'une grosse noix : c'est à sa surface que repose la cicatrice linéaire de l'incision, à l'aide de laquelle on a donné issue au pus de l'abcès qui s'y était développé. Dans l'aine gauche il existe également plusieurs ganglions engorgés, durs, indolents ; mais leur volume ne dépasse pas celui d'un gros pois.

La *verge*, le *pourtour de l'anus*, les *lèvres*, les *amygdales*, examinés avec le plus grand soin, n'offrent ni *écorchures*, ni *cicatrices apparentes*, on ne sent aucune nodosité sur le trajet de l'urèthre, et l'écoulement est maintenant guéri.

Les amygdales, surtout celles de gauche, sont volumineuses, saillantes, mais sans aucune autre altération appréciable ; le malade déclare que, depuis son angine de 1861, il n'a jamais ressenti de mal à la gorge.

Quelques ganglions post-cervicaux sont engorgés, durs, indolents.

Si maintenant nous passons à l'examen des caractères fournis par l'éruption cutanée, nous y rencontrons des particularités très-dignes de fixer l'attention.

L'éruption se compose de boutons papulo-tuberculeux, disséminés sur toute la surface du corps, y compris le visage ; sur le front, ils présentent une certaine confluence ; partout ailleurs ils sont discrets : sur les membres inférieurs et les avant-bras, il en existe à peine quelques-uns.

Ces boutons, du volume d'une lentille, sont arrondis, durs, de couleur rouge sombre, saillants au-dessus de la peau, mais aplatis à leur extrémité libre qui est recouverte d'une petite croûte jaunâtre ; on constate, en détachant cette croûte, qu'elle repose sur une surface exulcérée et suintante : les boutons n'excitent aucun symptôme de réaction locale.

Jusqu'ici rien d'extraordinaire, l'éruption ressemble assez bien à une syphilide papulo-tuberculeuse exanthématique discrète ; mais on trouve mélangée avec elle une autre forme éruptive qui lui donne son cachet spécial, et que nous verrons plus tard n'être qu'une phase plus avancée de la lésion que nous venons de décrire.

Au beau milieu du thorax, sur la ligne médiane, existe une plaque rouge étalée, de la dimension totale d'une pièce de 5 centimes. Cette plaque, légèrement saillante au-dessus des téguments voisins, est constituée à son centre par une large eschare noire, sèche, arrondie, encadrée par un bourrelet circonférentiel induré avec lequel elle fait corps, et fortement déprimée en cupule, en godet, comme dans le favus urcéolaire type.

L'atmosphère cuivrée et la saillie circonférentielle se confondent insensiblement avec la peau environnante.

Il existe en différents points d'autres plaques absolument semblables à celle dont nous venons de donner la description ; on en voit une à la face interne du bras droit de même dimension que la précédente, mais dont l'eschare centrale, détachée du bourrelet circonférentiel et recourbée vers le centre, présente une disposition en cupule encore plus accentuée ; on voit encore d'autres plaques gangréneuses avec eschares déprimées sur la face antérieure de l'avant-bras gauche, au voisinage du pli du coude, sur la partie externe de la hanche gauche, etc.

Il existe de même, sur la partie postérieure des épaules, plusieurs plaques larges et saillantes, avec atmosphère d'un rouge intense et eschare centrale noire non déprimée en cupule.

Le malade, dont la constitution est bonne, la santé habituelle satisfaisante, se plaint de ressentir, depuis un mois à peu près, une courbature excessive qui l'oblige à garder le lit presque continuellement ; il a tous les deux jours des accès intermittents, qui reviennent le soir, durent six ou sept heures, et présentent d'une façon très-accentuée les trois stades de frisson, de chaleur et sueur ; son appétit a presque entièrement disparu, et il a sensiblement maigri.

Il ignore complétement ce qu'est devenue son ancienne maîtresse. — Salsepareille, sirop sudorifique ; une cuillerée à café, matin et soir, de bi-iodure ioduré ; vin de quinquina, 125 grammes.

Le 19. — Plusieurs éléments papulo-tuberculeux qui, au moment de l'entrée du malade, étaient durs, pleins, sans trace de gangrène, présentent actuellement les caractères suivants :

Quelques-uns, aplatis à leur sommet, sont recouverts d'une mince croûte jaunâtre, entourée d'un liséré épidermique des plus nets ; si on exerce une pression un peu forte sur la croûte, on fait sourdre au-dessous d'elle une gouttelette de pus jaunâtre.

D'autres boutons présentent un degré plus avancé de la même lésion ; la croûte qui les recouvre, au lieu d'être jaunâtre, est brunâtre ; elle est plus épaisse et manifestement constituée par les parties superficielles du derme mortifiées. Cette croûte, aplatie comme la précédente, renferme au-dessous d'elle de l'humeur sanieuse, purulente ; elle est entourée d'un liséré épidermique.

D'autres boutons, enfin, offrent à leur centre une eschare épaisse, sèche, tout à fait noire, excavée, présentant en un mot tous les caractères que nous avons déjà signalés. Quand on examine l'eschare avec une certaine attention, on ne tarde pas à s'apercevoir qu'elle est formée de zones concentriques accolées les unes aux autres, dont la trace est parfaitement visible à sa surface ; c'est qu'en effet l'eschare s'agrandit par l'addition successive de nouvelles zones mortifiées à son pourtour ; on remarque un beau liséré épidermique à la surface du bourrelet circulaire induré qui l'encadre.

A côté de ces éléments papulo-tuberculeux qui existaient au moment de l'entrée du malade, mais avec des caractères différents de ceux qu'ils présentent aujourd'hui, il s'en est développé de nouveaux sur le visage, le tronc et les membres, qui sont pleins, durs, saillants, de couleur rouge sombre, c'est-à-dire qui représentent le premier degré de la lésion.

Quant aux eschares déjà formées au moment où nous avons vu le malade la première fois, elles sont séparées du derme environnant par un sillon éliminateur, et bientôt elles tomberont ; ajoutons que les boutons ainsi frappés de gangrène sont le siège de douleurs assez vives. L'état général est meilleur ; les accès de fièvre ont cessé ; C*** commence à se lever. — On continue le même traitement.

Le 22. — Plusieurs des eschares se sont détachées, notamment celles de la face antérieure de la poitrine, de la partie interne du bras et quelques autres encore ; elles sont constituées par un tissu dense, feutré, racorni, qui représente une bonne partie de l'épaisseur des téguments.

Les ulcères qui leur succèdent sont d'une médiocre profondeur, arrondis, à bords taillés à pic, à fond grisâtre, peu suintants.

Sur les autres boutons frappés de gangrène, le travail de mortification s'est arrêté, et l'eschare commence à se détacher de la circonférence au centre. Pansement avec la charpie trempée dans le coaltar saponiné. — Même traitement général.

9 juin. — La nouvelle poussée tuberculeuse, dont j'ai signalé l'apparition le 19 mai, sur le visage, le tronc et les membres, est maintenant

dans son complet développement ; aucun des boutons qui la composent n'a été frappé jusqu'ici de gangrène, ce qu'il faut sans doute attribuer au traitement mercuriel et ioduré suivi par le malade.

Les tubercules de cette poussée sont très-volumineux, presque tous atteignent le volume d'un gros pois, quelques-uns même celui d'une noisette ; ils sont durs, saillants, coniques, d'un rouge sombre cuivré, chacun d'eux pourvu à sa base d'une belle collerette épidermique, et presque tous surmontés d'une petite croûte jaune. Aux membres inférieurs, quelques-uns sont étalés et recouverts de croûtes jaune verdâtre assez épaisses. Ces tubercules sont surtout nombreux sur le visage, les membres supérieurs et le dos : ils n'affectent aucun mode régulier de groupement.

Quant aux anciens tubercules frappés de gangrène, ils sont actuellement cicatrisés, et se présentent sous l'aspect de larges plaques cuivrées, saillantes sur les bords, déprimées et cicatricielles au centre : deux ou trois atteignent la dimension d'une pièce de 5 centimes. Ce sont celles que nous avons déjà signalées sur la face antérieure du thorax et à la partie interne du bras gauche ; quelques autres, situées sur le dos et la face externe des bras, présentent des dimensions moindres.

Chose digne de remarque, quand on presse ces plaques entre les doigts, on éprouve la même *sensation de dureté* que donnerait *un chancre induré type*.

Au cuir chevelu, il existe de *larges plaques cuivrées* à peine saillantes, et recouvertes de lamelles épidermiques blanches.

L'engorgement des ganglions post-cervicaux persiste, mais ceux de l'aine droite ont notablement diminué de volume.

Les amygdales restent grosses, sans plaques muqueuses.

Le sentiment de faiblesse et de courbature a disparu, le malade a repris de l'embonpoint et des couleurs. —Continuation du sirop de bi-iodure ioduré à la dose de 45 grammes par jour ; vin de quinquina.

Le 14. — Le malade, sorti en permission hier, n'a pas été revu.

Rentré le 19 juin. — L'éruption présente sensiblement le même aspect que le 9 juin ; les tubercules de la seconde poussée, extrêmement nombreux sur le front, le dos, les membres supérieurs, très-discrets sur la face antérieure du thorax et les membres inférieurs, commencent à entrer en résolution, ceux de la première poussée continuent de se montrer sous forme de larges plaques cuivrées (quelques-unes de la dimension d'une pièce de 5 centimes), étalées, saillantes, relevées sur les bords, déprimées, cicatricielles au centre, donnant, quand on les presse entre deux doigts, une sensation de dureté bien manifeste, et recouvertes, surtout à la circonférence, de squammes foliacées, blanchâtres, assez abondantes. L'état général du malade est bon. — On reprend le sirop de biiodure ioduré, à la dose de deux cuillerées à café par jour, et le vin de quinquina.

17 juillet. — Tous les éléments éruptifs sont maintenant en complète résolution ; ceux qui, frappés d'abord de gangrène, s'étaient ensuite transformés en larges plaques cuivrées, entourées d'une atmosphère indurée, sont redevenus souples ; les croûtes blanchâtres qui les recouvraient en dernier lieu ont disparu ; ils conservent à la vérité une teinte violacée ; mais le centre, qui est légèrement déprimé, commence à blanchir.

Les tubercules de la seconde poussée sont actuellement à l'état de macules brunâtres et violacées.

L'état général est excellent, l'embonpoint revenu ; le malade demande à sortir, on lui donne son exeat, en l'engageant à continuer le traitement chez lui.

Le 2 novembre 1863. — Cet individu réclame de nouveau son admission au pavillon Saint-Mathieu. Son état de santé est devenu des plus misérables ; il porte, sur différents points du corps, des ulcères syphilitiques à marche serpigineuse.

Voici, du reste, ce qu'il nous raconte :

Vingt-cinq jours après sa sortie de l'hôpital, il lui était revenu sur l'épaule droite un tubercule qui, frappé consécutivement de gangrène, avait acquis les dimensions d'une pièce de 5 francs. Le médecin du chemin de fer du Nord lui prescrivit alors du sirop de salsepareille et de l'iodure de potassium, et, au bout de six semaines de ce traitement, la cicatrisation était obtenue.

C*** se rendit à la campagne dans les premiers jours de septembre, et vers le 10 du même mois, il eut sur la verge et sur les bourses une éruption ulcéreuse superficielle très-suintante. En même temps que cette éruption, des symptômes généraux assez intenses se montrèrent de nouveau : faiblesse, courbature, inappétence, accès de fièvre revenant tous les soirs avec frisson, chaleur et sueur ; néanmoins le malade put continuer à se lever.

Au bout de quelques jours de cet état de malaise, une éruption tuberculeuse se montra sur le tronc et les membres. Les boutons d'abord pleins, durs, saillants, ne tardèrent pas à être frappés de gangrène, absolument comme ceux de la première poussée éruptive, et les ulcérations qui leur succédèrent, au lieu de marcher vers la guérison, allèrent toujours en grandissant, et devinrent le siège de douleurs assez vives. Le malade fut alors obligé de garder le lit du 15 au 25 octobre. Il revint à Paris le 31 octobre. Son état de faiblesse était devenu tel que, dans la dernière semaine qui précéda sa rentrée à l'hôpital, il fut pris quatre fois de défaillances, la première fois avec perte complète de connaissance.

BAZIN. — *Syph.*, 2ᵉ éd. 29

Le 2 novembre 1863, nous trouvons cet homme dans l'état suivant : il est pâle, amaigri, découragé ; il se plaint de battements de cœur, d'essoufflements, d'un sentiment de faiblesse générale ; son appétit a complétement disparu, et depuis quelque temps, il ne dort plus du tout ; sa fièvre intermittente quotidienne l'a quitté depuis quatre ou cinq jours environ.

L'examen des viscères, face, poumon, cœur, ne fait découvrir aucune lésion matérielle appréciable ; les urines ne sont pas albumineuses.

On entend dans la carotide droite un soufle continu avec redoublement, intermittent simple dans la carotide gauche.

Nulle part d'exostoses, pas de douleurs ostéocopes ; intégrité des glandes séminales, mais les désirs vénériens sont nuls.

On sent dans l'aine droite plusieurs ganglions volumineux, indolents ; on aperçoit à la surface de celle de ces glandes qui a suppuré la cicatrice linéaire dont j'ai déjà parlé.

Si maintenant nous passons à l'examen des téguments cutanés, nous rencontrons deux vastes ulcères sur la face postérieure du tronc.

L'un est situé à droite, sur la face postérieure de l'épaule ; l'autre à gauche, sur la partie postérieure de l'aisselle correspondante.

Ces deux ulcères irréguliers ont leur circonférence constituée par des segments de cercles, ce qui semble indiquer que chacun d'eux répond à plusieurs tubercules ulcérés.

L'un, celui de droite, occupe une surface ovalaire qui mesure 20 centimètres environ, dans son grand diamètre dirigé en bas et en dehors.

L'autre, celui de gauche, est irrégulièrement arrondi et présente un diamètre de 6 centimètres environ. A la face interne de la cuisse droite existe un troisième ulcère semblable aux deux précédents, qui ne dépasse pas les dimensions d'une pièce de 5 francs.

Ces trois ulcères paraissent avoir débuté par des boutons tuberculeux frappés consécutivement de gangrène. Les plaies consécutives à la chute des eschares auraient envahi de proche en proche les surfaces voisines par suite de ce travail ulcératif, qui constitue le serpiginisme.

Quoi qu'il en soit, les surfaces malades déjà cicatrisées dans leur partie centrale, présentent sur leurs limites des ulcérations en forme de segments de cercle, assez superficielles, grisâtres, qui laissent échapper un pus séreux, mal lié, fétide. Entre les surfaces ulcérées, qui revêtent ainsi la forme de bandes arquées plus ou moins étroites, existent des îlots de peau saine ou de tissu cicatriciel.

Les plaies sont très-douloureuses.

Le malade présente en outre, à la surface interne du bras droit, au voisinage de l'épitrochlée, un bouton gangréneux tout à fait semblable à ceux que nous avons observés pendant son premier séjour à l'hôpital.

Sur le front se voient deux larges boutons pleins, cuivrés, du diamètre d'une pièce de 50 centimes, saillants, durs au toucher, situés côte à côte; celui de gauche recouvert d'une petite escarre brunâtre, très-mince.

Partout ailleurs, on voit sur le corps la trace des premières poussées éruptives. Ce sont de simples taches cuivrées, ou bien des cicatrices superficielles arrondies, lisses, déjà blanches au centre, et encore cuivrées à la circonférence.

Traitement. — Vin de quinquina, 125 grammes, sirop de biiodure ioduré, 1 cuillerée à café matin et soir. Pour panser les ulcères, pommade au sulfate de fer, et charpie imbibée de coaltar saponiné.

20 novembre. — Les ulcères sont presque entièrement cicatrisés, le tubercule gangréneux du bras droit est guéri, les tubercules cuivrés du front commencent à s'affaisser. L'état général a encore une fois éprouvé une amélioration très-sensible; la faiblesse a presque entièrement disparu. Cet individu mange, dort, et commence à reprendre de l'embonpoint. Plus de fièvre.

Le 1er décembre. — Toutes les plaies sont guéries et remplacées par des cicatrices de couleur cuivre rouge foncé. On continue le même traitement.

18 décembre. — Depuis quatre ou cinq jours l'affection a subi une nouvelle recrudescence.

Les plaques cuivrées du front se sont élargies, et maintenant elles atteignent les dimensions d'une pièce de deux francs. Quelques autres tubercules cuivrés, plus petits, sont apparus sur différents points du visage.

Enfin, de nouveaux boutons aplatis, peu saillants, arrondis, recouverts d'une mince croûte noirâtre, non suintants, se sont montrés sur la limite droite et inférieure de la cicatrice du vaste ulcère serpigineux du dos, ainsi qu'à l'entour de quelques larges plaques cicatricielles, qui existent sur le front, sur le cuir chevelu, sur les bras, sur la partie antéro-supérieure des cuisses.

Le malade se plaint de bouffées de chaleur à la tête, de céphalalgie gravative, de faiblesse générale qui l'oblige à garder le lit, de fièvre qui revient tous les soirs.

Il a perdu complétement l'appétit; sa langue est sale, recouverte d'un enduit jaunâtre.

Vomitif; suspension du sirop de biiodure ioduré.

30 décembre 1863. — Sur tous les points indiqués à la date du 18 décembre dernier, comme étant devenus le siége de nouvelles plaques gangréneuses, se sont produits depuis quelques jours des ulcères assez

superficiels, grisâtres, suintants, douloureux, qu'on panse avec le coaltar saponiné.

L'état général continue d'être très-précaire. On revient au sirop de biiodure ioduré, suspendu pendant quelques jours.

23 février 1864. — Je retrouve le malade à l'hôpital Saint-Louis dans l'état suivant : Il a le corps parsemé de cicatrices arrondies, non déprimées, lisses ou légèrement réticulées comme celles qui succèdent aux pustules vaccinales ; ces cicatrices blanches, avec une bordure à peine cuivrée, répondent à la première poussée éruptive ; les plus larges mesurent 2 centimètres de diamètre, les autres mesurent 1 centimètre, ou même moins.

Mais ces cicatrices ne sont pas les seules altérations qu'on remarque à la surface de la peau.

Le large ulcère serpigineux de la face postérieure à l'épaule droite, quoique cicatrisé, conserve une teinte cuivrée rouge des plus prononcées ; la peau à ce niveau est dure et épaissie ; sur les limites de la cicatrice, qui mesure 25 centimètres environ dans son plus grand diamètre, on aperçoit quelques plaques cuivrées, saillantes, arrondies, recouvertes de croûtes jaunâtres plus épaisses.

La cicatrice elle-même est recouverte d'une mince lamelle épidermique, blanchâtre, à travers laquelle on distingue parfaitement sa couleur cuivrée.

L'autre ulcère serpigineux, situé sur la paroi postérieure de l'aisselle gauche, est également cicatrisé ; son centre déprimé commence à blanchir ; mais sa circonférence est renflée, très-dure, de couleur rouge sombre ; de circulaire qu'il était, il est devenu ovale, et son grand diamètre oblique en bas et en avant mesure 7 centimètres, tandis que le diamètre vertical n'en mesure que 3 ou 4.

Le troisième ulcère, situé à la partie supérieure et interne, cicatrisé aussi, se présente sous forme d'une plaque saillante, dure, cicatricielle, de couleur violacée, qui mesure 5 centimètres dans son plus grand diamètre oblique en bas et en dedans, et 4 centimètres dans son diamètre vertical.

Indépendamment de ces lésions, il existe d'autres plaques saillantes, cicatricielles, de couleur cuivre rouge très-foncé sur différentes régions du corps. On en voit une sur la partie latérale gauche du thorax, qui, de forme ovale, mesure 4 centimètres dans son diamètre transversal, et 2 centimètres dans son diamètre vertical ; deux autres, de la dimension d'une pièce de cinquante centimes sur la partie externe de l'épaule gauche, une semblable aux deux précédentes au niveau du mamelon droit.

On en aperçoit encore une très-large (6 centimètres de hauteur sur 3 de largeur) au niveau de l'épine iliaque droite antéro-supérieure; quelques autres, enfin, sont disséminées sur les cuisses, sur les avant-bras. Vers le milieu de la hauteur de la jambe droite existe, au niveau de la face interne du tibia, une cicatrice brunâtre, pigmenteuse, très-étendue, qui a 8 centimètres de hauteur sur 3 ou 4 de largeur; elle se compose de deux plaques arrondies situées l'une au-dessus de l'autre; d'autres cicatrices semblables, mais plus petites, se voient en assez grand nombre à la surface des deux jambes. Sur les bourses existent des exulcérations irrégulières, humides, recouvertes d'une production blanchâtre peu épaisse. L'extrémité du gland est un peu gonflée et le siége d'une exulcération semblable.

Mais de toutes les parties du corps, le visage et le cuir chevelu sont les régions où l'éruption se montre le plus confluente.

Le front, les sourcils, la partie la plus reculée des joues, les faces latérales du nez, les lèvres, le menton, la région sus-hyoïdienne, les pavillons des oreilles, le cuir chevelu dans la plus grande partie de son étendue, sont le siége de larges plaques cuivrées, épaisses, parsemées de points cicatriciels déprimés et recouvertes par places de minces croûtes jaunâtres, de sorte que le malheureux est devenu presque méconnaissable.

Les altérations que nous venons de signaler, à part les plaques cicatricielles développées au niveau des ulcères serpigineux anciennement décrits, répondent à de nouvelles poussées tuberculeuses qui se sont faites depuis la fin de décembre 1863, mais sans présenter le caractère gangréneux.

L'éruption ne s'accompagne d'aucun phénomène de réaction locale; pas de douleurs ni de démangeaisons; les accès de fièvre n'ont pas non plus reparu.

Dans le courant de janvier, C*** a eu un érysipèle étendu à tout le visage, qui a duré trois semaines à peu près, mais ne s'est accompagné de fièvre que pendant quelques jours.

A la suite de cet érysipèle le nez est demeuré gonflé, et il sort de temps en temps des croûtes par la narine droite.

J'ai constaté que la cloison n'était pas perforée. Les amygdales sont rouges et hypertrophiées, sans plaques muqueuses; plusieurs ganglions post-cervicaux sont engorgés, surtout à droite. Nulle part je n'ai pu découvrir d'exostoses; il n'existe pas non plus de lésions viscérales appréciables. Les testicules sont sains, et il existe des désirs vénériens à d'assez rares intervalles. L'appétit est peu développé, l'embonpoint n'est pas revenu, sans que pour cela la maigreur soit extrême; le sommeil est assez bon.

Depuis six semaines environ le malade a été mis à l'usage de l'iodure de potassium, dont on a élevé progressivement la dose à 6 grammes par jour.

M. Bazin a prescrit de plus du sirop d'iodure de fer, du vin de Bordeaux et des bains d'amidon.

7 janvier 1865. — Ce malade est encore au pavillon Saint-Mathieu. Les seules lésions syphilitiques qui persistent chez lui occupent le visage et le cuir chevelu. Au visage, les lèvres, le menton, les parties internes des joues sont recouvertes de plaques rouges superficielles, assez semblables à des plaques eczémateuses. Le cuir chevelu est parsemé de gros tubercules rouges, cuivrés, en voie d'affaissement, à la surface desquels on aperçoit une perte de substance et du tissu cicatriciel.

Partout ailleurs, les cicatrices sont devenues blanches; presque toutes sont superficielles, quelques-unes pourtant sont saillantes, kéloïdiennes; la cloison des fosses nasales est intacte.

L'état général est assez bon; le malade prend de l'iodure de potassium et des toniques.

1er juillet 1865. — Le malade est guéri encore une fois des lésions syphilitiques nouvelles pour lesquelles il était entré à l'hôpital. Il a pris de l'embonpoint et jouit en ce moment d'une excellente santé générale.

FIN.

Leçons sur les Syphilides. Pl. 3.

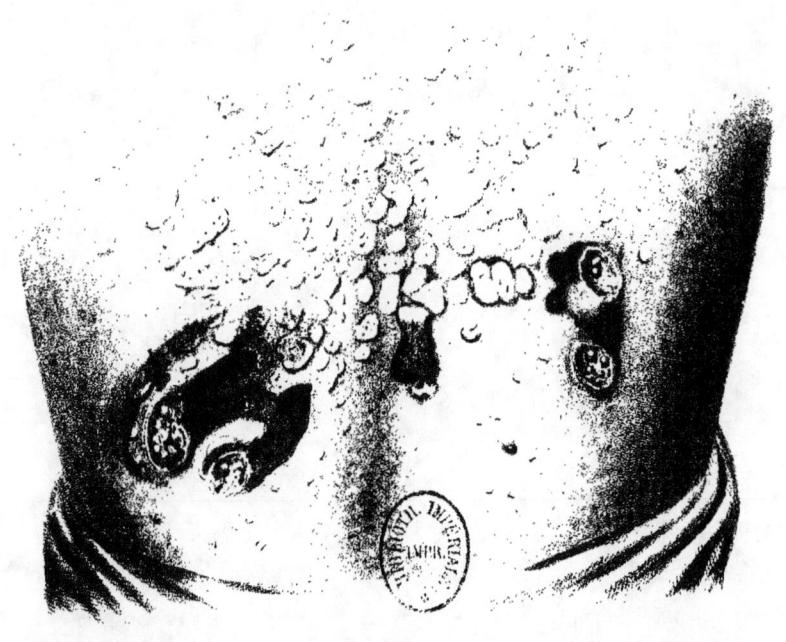

Bion del. Oudet sc.

Delahaye, édit. A. Salmon imp. Paris

Leçons sur les Syphilides. Pl. 2.

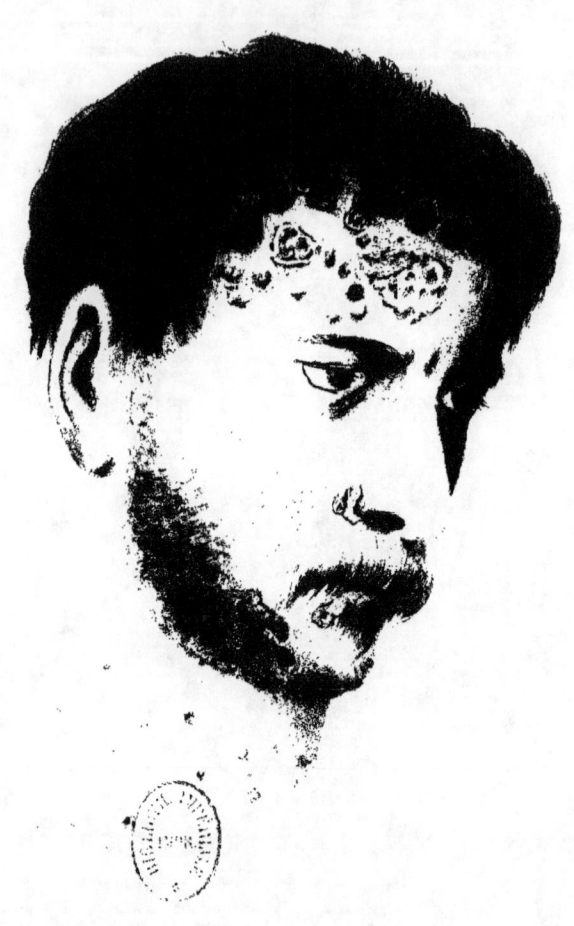

Bion del. Oudet sc.

Delahaye, édit. J. Salmon imp. Paris.

Leçons sur les Syphilides. Pl. 1.

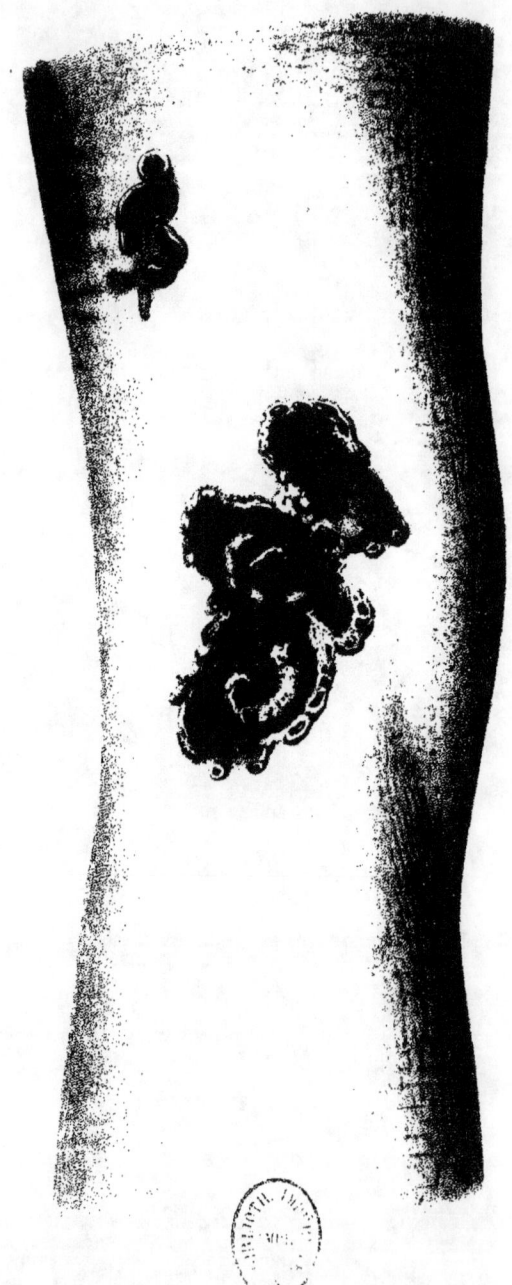

EXPLICATION DES PLANCHES COLORIÉES [1].

Les planches 1 et 2 sont destinées à représenter la lésion que j'ai décrite plus haut, avec beaucoup de soin (voir p. 227 et suiv.), sous le nom de *plaque syphilitique cutanée* ou *plaque muqueuse de la peau*, la considérant comme l'analogue de la plaque muqueuse proprement dite.

EXPLICATION DE LA PLANCHE 1.

La planche 1 nous montre des plaques syphilitiques du creux du jarret; elles sont agglomérées en cet endroit et plus ou moins confondues ensemble ; toutefois il est facile d'y retrouver les principales particularités que nous avons signalées à propos de la plaque syphilitique cutanée, à savoir la disposition arrondie, le bourrelet circonférentiel et la dépression centrale avec croûte. En haut et à gauche du groupe principal existent des maculatures foncées marquant la place d'un autre groupe de plaques syphilitiques dont la guérison est récente.

EXPLICATION DE LA PLANCHE 2.

Sur la planche 2, les plaques syphilitiques occupent le cou et le visage. Celles du cou n'ayant pas atteint leur entier développement, nous les passerons sous silence pour nous occuper seulement de celles du visage, dont quelques-unes notamment sur le menton et sur le bas du front peuvent servir de type à la description. Elles se présentent, en effet, avec l'aspect de plaques arrondies, faiblement déprimées au centre et relevées à la circonférence ; leur partie centrale est occupé par l'épiderme desséché qui forme une croûte jaunâtre. Celles qui avoisinent le cuir chevelu, tout en offrant le caractère de disques arrondis, relevés à la circonférence, sont recouvertes de croûtes saillantes et verdâtres, ressemblant assez bien à des croûtes d'impétigo; mais cette exagération des croûtes s'explique ici par l'état de lymphatisme prononcé du sujet sur lequel on a pris le dessin.

Une plaque syphilitique ulcérée occupe la commissure naso-labiale.

EXPLICATION DE LA PLANCHE 3.

Cette planche représente un exemple de syphilide pustulo-ulcéreuse circonscrite à forme d'acné, située dans la région dorsale et dont le début remonte à plusieurs années.

L'éruption a suivi dans ce cas la marche qu'elle suit dans presque tous les cas de syphilide circonscrite et tardive, c'est-à-dire que, constituée à l'origine par quelques ulcérations seulement, elle a pris de l'extension par suite de l'apparition successive, faute d'un traitement approprié, de nouvelles ulcérations au fur et à mesure que les plus anciennes se cicatrisaient ; toutes ces ulcérations ont eu pour siége primitif les glandes sébacées, ainsi que l'indiquent nettement les poils qu'on remarque au centre des cicatrices.

[1] Sur les planches à la sépia, on ne retrouve pas certaines particularités de coloration indiquées dans cette explication qui s'applique aux planches coloriées; c'est là d'ailleurs la seule différence qui existe entre les planches à la sépia et les planches coloriées.

La plaque éruptive nous présente donc à considérer un grand nombre de petites cicatrices déjà anciennes qui sont irrégulièrement arrondies, blanches, lisses, et presque toutes traversées par un ou plusieurs poils ; d'autres plus récentes qui sont entourées d'une auréole cuivrée bien manifeste ; d'autres plus récentes encore qui conservent sur toute leur surface la teinte cuivre rouge propre aux altérations syphilitiques. Enfin on aperçoit au bas du groupe quatre ulcérations, taillées à pic, mamelonnées, de couleur jaunâtre, qui répondaient chacune dans le principe, à un petit groupe de pustules acnéiques très-rapprochées les unes des autres mais pourtant distinctes. C'est par suite du progrès du travail ulcératif de chaque petite pustule du groupe que la plaie unique répondant au groupe s'est trouvée constituée ; les mamelons qu'on remarque au fond des ulcérations témoignent de ce mode de formation.

Sur la limite des deux ulcères de gauche, on voit quelques pustules d'acné isolées et commençantes [1].

EXPLICATION DE LA PLANCHE 4.

Ce dessin, d'une très-grande exactitude, est destiné à fournir un spécimen de la syphilide maligne précoce, que j'ai désignée sous le nom de *tuberculo-ulcérante gangréneuse* et dont la description n'existait pas jusqu'alors dans la science.

On peut suivre sur le dessin la lésion à ses différents degrés d'évolution : Sur le moignon de l'épaule et la partie supérieure du bras, on voit un certain nombre de tubercules cuivrés, d'apparition récente, qui n'ont pas encore été frappés de gangrène ; plus bas, vers la partie externe du bras, un tubercule commence à subir le travail de mortification ; à sa partie centrale existe une petite escarre entourée d'une auréole cuivrée ; vers la partie interne trois tubercules nous présentent la même lésion à un degré plus avancé ; enfin, sur les deux boutons qui occupent la face antérieure du thorax, la lésion est arrivée à son entier développement : elle est constituée par une large escarre noirâtre, excavée en forme de cupule, à la surface de laquelle on peut découvrir un grand nombre de zones concentriques, indiquant que la mortification, limitée d'abord au centre de l'élément éruptif, a procédé par zones successives dans son travail de destruction. Autour de chaque escarre, on remarque un beau liséré blanchâtre festonné, et plus en dehors une large auréole cuivrée.

Au point de contact du bras et du tronc, existe une cicatrice récente qui a succédé à la chute d'une escarre.

(Voir pour plus de détails la description de la syphilide tuberculo-ulcérante gangréneuse, page 385, et l'observation III, page 444, qui est celle du malade sur lequel on a pris le dessin.)

[1] La syphilide pustulo-ulcéreuse circonscrite à forme d'acné rentre à titre de variété dans la syphilide pustulo-ulcéreuse circonscrite, décrite p. 344 et suiv.; or, il se trouve qu'en rédigeant l'histoire de cette forme de syphilide, j'ai précisément oublié de signaler l'acné ulcéreuse au nombre des variétés qui la constituent, omission que j'ai essayé de réparer de mon mieux en donnant l'explication circonstanciée de la planche III. Je dois ajouter que cette année même (1866), M. Bazin a observé, dans son service à l'hôpital Saint-Louis, un cas très-grave de syphilide pustulo-ulcéreuse *généralisée* et *précoce* à forme d'acné qui rentre ainsi dans la première des trois formes de syphilides malignes précoces décrites plus haut, voir p. 373 et suiv. (*Note du Rédacteur.*)

Leçons sur les Syphilides. Pl. 4.

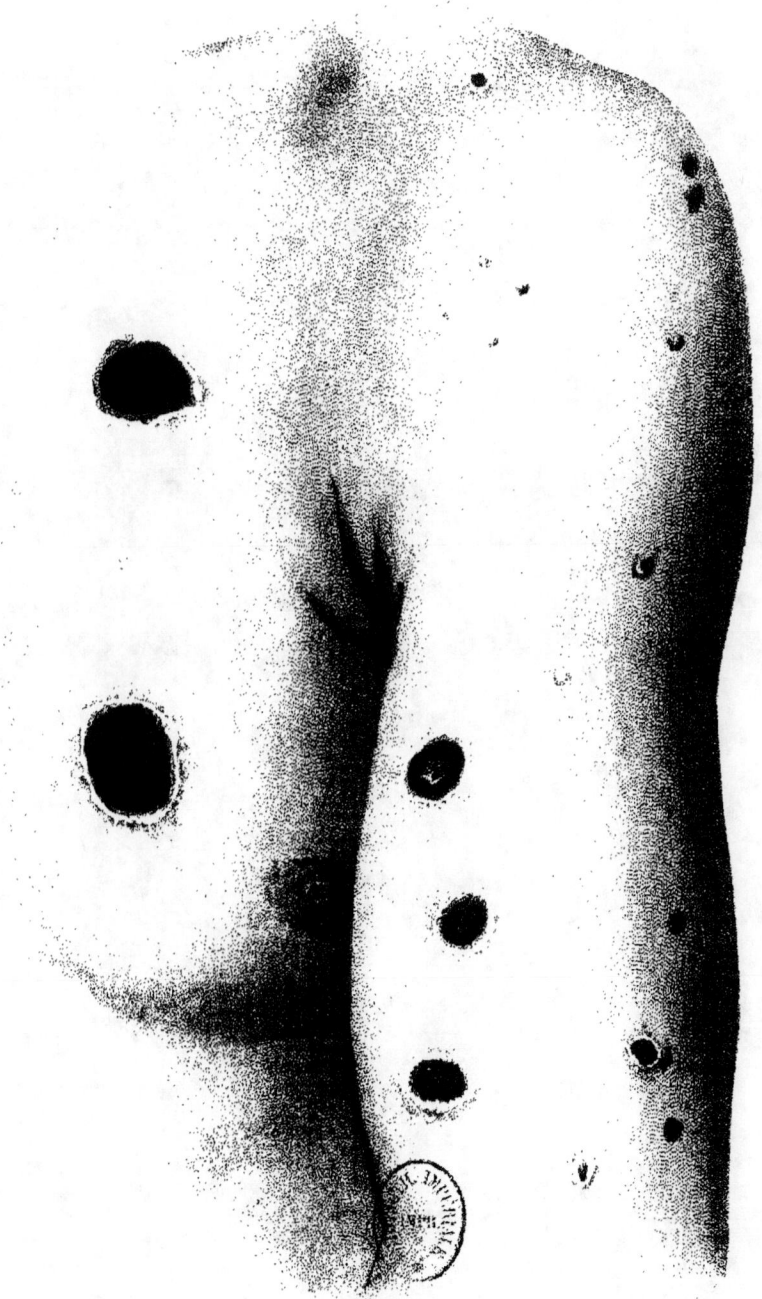

Bion del. Oudet sc.

Delahaye, édit. A. Salmon, imp. Paris

TABLE DES MATIÈRES.

	Pages.
Préface de la première édition	v
Préface de la deuxième édition	xiii
Introduction	1
Considérations générales	15

PREMIÈRE PARTIE.

DE LA SYPHILIS CONSIDÉRÉE COMME UNITÉ PATHOLOGIQUE.

CHAPITRE I. — **Historique**	24
CHAPITRE II. — **Nosographie**	31
§ I. Définition de la syphilis	31
§ II. Évolution de la syphilis	35
A. Syphilis primitive	46
a. Début de la syphilis normale	47
1° Évolution du chancre induré	47
2° Évolution de la plaque muqueuse ou plaque syphilitique initiale	49
b. Début de la syphilis irrégulière	53
B. Période secondaire	62
1° Accidents secondaires de la syphilis sur le tégument externe	63
2° Accidents secondaires de la syphilis sur le tégument interne	67
3° Des affections du système lymphatique	68
4° Iritis syphilitique	69
5° Albuginite syphilitique	72
C. Troisième période. — Syphilis tertiaire	75
1° Affections des os	75
2° Affections du tissu cellulaire : les gommes profondes et les abcès gommeux	79
3° Syphilis tertiaire des ganglions lymphatiques	81

	Pages.
4° Syphilis musculaire.	82
5° Syphilis des parties fibreuses, tendineuses et ligamenteuses.	84
6° Accidents de transition : gommes de la langue et du testicule, phthisie laryngée syphilitique.	85
D. Quatrième période. — Syphilis viscérale.	91
a. Encéphalopathie syphilitique.	96
b. Phthisie syphilitique.	97
c. Syphilis abdominale.	100
§ III. Symptômes communs ou état général du malade.	112
§ IV. Marche, durée, terminaisons.	116
§ V. Des formes de la syphilis.	121
§ VI. Syphilis héréditaire.	131
a. Première forme. — Syphilis héréditaire précoce.	132
1° Coryza.	133
2° Plaques muqueuses.	134
3° Éruptions pustuleuses.	135
4° Pemphigus neo-natorum.	136
5° Affections tertiaires.	138
6° Affections viscérales.	138
b. Deuxième forme de la syphilis héréditaire. — Forme tardive.	139
§ VII. Syphilis acquise chez l'enfant.	143
CHAPITRE III.— Anatomie pathologique générale de la syphilis.	145
CHAPITRE IV. — De l'étiologie de la syphilis	147
§ I. Contagion.	147
§ II. Hérédité.	160
§ III. Transmissibilité de la syphilis congénitale.	166
§ IV. Des conditions extérieures ou propres à l'individu qui favorisent le développement de la syphilis.	167
a. Influences physiologiques.	168
b. Influences physiques et hygiéniques.	169
§ V. Pathogénie.	170
CHAPITRE V. — Séméiotique.	172
§ I. Diagnostic.	172
1° Diagnostic des accidents de la première période.	174
2° Diagnostic des accidents de succession.	184
3° Diagnostic des accidents secondaires.	185
4° Diagnostic des accidents de la troisième période.	187
5° Diagnostic des accidents de la quatrième période.	190
6° Diagnostic de la syphilis latente.	192
§ II Pronostic.	196

	Pages.
CHAPITRE VI. — **Thérapeutique**.	200

§ I. Traitement curatif. 200
    1° Indications tirées de l'unité pathologique. 200
        A. Spécifiques. 200
        B. Syphilisation curative. 202
        C. Syphilisation préventive. 203
    2° Indications tirées des affections. 204
        a. Blennorrhagie. 204
        b. Chancre. 204
        c. Végétations. 204
        d. Affections osseuses. 205
        e. Complications. 205
    3° Indications tirées des périodes. 206
    4° Indications tirées des formes. 207
§ II. Traitement palliatif. 207
§ III. Traitement préservatif. 207

DEUXIÈME PARTIE.

DE LA SYPHILIS TÉGUMENTAIRE.

Considérations générales. 211
§ I. Classifications. 213
    Classifications de Gaspard Torella, d'Antoine Beniveni, de Gabriel Fallope, etc. 213
    Classification de Fernel. 214
    Classification de Plenck. 214
    Classification de Cullerier l'Ancien. 215
    Classification de M. Lagneau. 217
    Classification d'Alibert. 219
    Classification de Biett. 220
    La plaque muqueuse ne rentre dans aucune des classes admises par Willan. 226
    Évolution de la plaque muqueuse ou plaque syphilitique. . . 227
        Observation I. 234
        Observation II. 236
    Classification de l'auteur. 242
§ II. Caractères communs et différentiels des éruptions syphilitiques. 248
§ III. Caractères propres. 251
    A. Syphilides exanthématiques ou généralisées. 251
    B. Syphilides circonscrites résolutives. 252
    C. Syphylides circonscrites ulcéreuses. 253

TROISIÈME PARTIE.

DES AFFECTIONS SYPHILITIQUES DE LA PEAU EN PARTICULIER.

Pages.
SECTION I. — Affections propres et accidents spéciaux.. 255

CHAPITRE I. — Des plaques syphilitiques. 255
   § I. Nosographie. 256
   § II. Étiologie. 261
   § III. Séméiotique. 262

CHAPITRE II. — Végétations.. 265
   § I. Nosographie. 265
   § II. Étiologie. 266
   § III. Séméiotique. 266

CHAPITRE III. — Vitiligo syphilitique. 268
   § I. Nosographie. 268
   § II. Séméiotique. 270

SECTION II. — Des syphilides en particulier 274

**CHAPITRE I. — Des syphilides exanthématiques ou générali-
   sées.** 274
   § I. Première forme. — Syphilide érythémateuse. 277
      A. Nosographie. 277
         a. Roséole commune ou vulgaire 281
         b. Roséole granulée ou piquetée.. 282
         c. Roséole papuleuse. 282
      B. Séméiotique. 284
         1º Diagnostic. 284
         2º Pronostic. 285
   § II. Deuxième forme. — Syphilide papulo-tuberculeuse. 285
      A. Nosographie. 285
         a. Première variété.— Syphilide papuleuse lenticulaire. . . . 286
         b. Deuxième variété.— Syphilide papuleuse miliaire. 288
      B. Séméiotique. 289
         1º Diagnostic. 289
         2º Pronostic. 291
   § III. Troisième forme. — Syphilide pustuleuse 291
      A. Nosographie. 291
         a. Première variété. — Syphilide pustuleuse lenticulaire, ou
            acné syphilitique.. 293
         b. Deuxième variété.— Syphilide pustuleuse miliaire. 294

Pages.
   c. Troisième variété. — Syphilide pustuleuse phlyzaciée (variole syphilitique 295

  B. Séméiotique. 297
     1° Diagnostic. 297
     2° Pronostic. 298

§ IV. Quatrième forme. — Syphilide vésiculeuse. 299

  A. Nosographie. 300
   a. Première variété. — Varicèle syphilitique 300
   b. Deuxième variété. — Herpès syphilitique 300
   c. Troisième variété. — Eczéma syphilitique 301

  B. Séméiotique. 302
     1° Diagnostic. 302
     2° Pronostic. 304

CHAPITRE II. — **Des syphilides circonscrites résolutives**. . . . 305

Considérations générales 305
  A. Nosographie. 307
  B. Séméiotique. 313
     1° Diagnostic. 313
     2° Pronostic. 314

§ I. Première forme. — Syphilide tuberculeuse circonscrite . . . 314

  A. Nosographie. 314
  B. Séméiotique. 319
     1° Diagnostic. 319
     2° Pronostic. 325

§ II. Deuxième forme. — Syphilide pustulo-crustacée circonscrite . . 325

  A. Nosographie. 325
  B. Séméiotique. 327
     1° Diagnostic. 327
     2° Pronostic. 331

§ III. Troisième forme. — Syphilide papulo-vésiculeuse circonscrite. . 331

  A. Nosographie. 331
   a. Première variété. — Syphilide papulo-vésiculeuse cerclée. . 332
   b. Deuxième variété. — Syphilide papulo-vésiculeuse en corymbes. 333
   c. Troisième variété. — Syphilide papulo-vésiculeuse en groupes. 334

  B. Séméiotique. 335
     1° Diagnostic. 335
     2° Pronostic. 335

	Pages.
CHAPITRE III. — **Syphilides circonscrites ulcéreuses**.	336
A. Nosographie	336
B. Séméiotique	339
1° Diagnostic	339
2° Pronostic	340
§ I. Première forme. — Syphilide pustulo-ulcéreuse	344
A. Nosographie	344
B. Séméiotique	347
1° Diagnostic	347
2° Pronostic	349
§ II. Deuxième forme. — Syphilide tuberculo-ulcéreuse	349
A. Nosographie	349
a. Première variété. — Syphilide tuberculo-ulcéreuse phagédénique	349
b. Deuxième variété. — Syphilide tuberculo-ulcéreuse serpigineuse	352
B. Séméiotique	354
1° Diagnostic	354
2° Pronostic	359
§ III. Troisième forme. — Syphilide gommeuse (hydrosadénite syphilitique)	359
A. Nosographie	359
B. Séméiotique	362
1° Diagnostic	362
2° Pronostic	366
CHAPITRE IV. — **Des syphilides malignes précoces**.	367
A. Nosographie	367
B. Séméiotique	371
1° Diagnostic	371
2° Pronostic	372
§ I. Première forme. — Syphilide puro-vésiculeuse ou pustulo-ulcéreuse	373
A. Nosographie	373
B. Séméiotique	378
1° Diagnostic	378
2° Pronostic	380
§ II. Deuxième forme. — Syphilide tuberculo-ulcéreuse	380
§ III. Troisième forme. — Syphilide tuberculo-ulcérante gangréneuse	385
A. Nosographie	385

TABLE DES MATIÈRES.

	Pages.
B. Séméiotique.	392
1° Diagnostic.	392
2° Pronostic.	395

CHAPITRE V. — Étiologie des syphilides. 396

    A. Influences physiologiques. 396

      1° Age. 396
      2° Sexe. 396
      3° Tempérament. 397
      4° Constitution. 397

    B. Influences physiques. 397

      1° Température. 397
      2° Influences climatériques. 398
      3° Ingesta. 398

    C. Influences pathologiques. 398

CHAPITRE VI. — Thérapeutique 400

    A. Mercure. 401
    B. Iodure de potassium. 404

QUATRIÈME PARTIE.

OBSERVATIONS.

I. Observations de syphilides exanthématiques ou généralisées.	407
II. Observations de syphilides circonscrites résolutives.	420
III. Observations de syphilides circonscrites ulcéreuses.	423
IV. Observations de syphilides malignes précoces.	431
Explication des planches.	455
Planches.	

FIN DE LA TABLE DES MATIÈRES.

Paris. — Typographie HENNUYER ET FILS, rue du Boulevard, 7.

www.ingramcontent.com/pod-product-compliance
Lightning Source LLC
Chambersburg PA
CBHW050243230426
43664CB00012B/1810